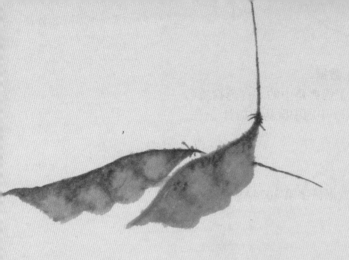

食药本草

《本草纲目》等典籍中的『食药物质』

罗彦慧　周波——主编

全国百佳图书出版单位

中国中医药出版社

·北京·

图书在版编目（CIP）数据

食药本草：《本草纲目》等典籍中的"食药物质"/
罗彦慧，周波主编 . -- 北京：中国中医药出版社，
2024.12

ISBN 978-7-5132-9055-5

Ⅰ . R281.5

中国国家版本馆 CIP 数据核字第 2024A9C650 号

中国中医药出版社出版

北京经济技术开发区科创十三街 31 号院二区 8 号楼

邮政编码　100176

传真　010-64405721

三河市同力彩印有限公司印刷

各地新华书店经销

开本 710×1000　1/16　印张 18.5　字数 247 千字

2024 年 12 月第 1 版　2024 年 12 月第 1 次印刷

书号　ISBN 978 - 7 - 5132 - 9055 - 5

定价　98.00 元

网址　www.cptcm.com

服 务 热 线　010-64405510

购 书 热 线　010-89535836

维 权 打 假　010-64405753

微信服务号　zgzyycbs

微商城网址　https://kdt.im/LIdUGr

官 方 微 博　http://e.weibo.com/cptcm

天猫旗舰店网址　https://zgzyycbs.tmall.com

如有印装质量问题请与本社出版部联系（010-64405510）

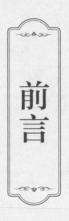

前言

　　"药食同源"是悠久的中医药传统理论之一，但"药食同源"物质的标准从未固定，界限也并不明确，故学界和大众都无明确的"食药物质"名录。"食药物质"亦食亦药，既然有药物的功效，那就有其偏性和用法用量限制，无法完全按照食物对待，如果没有科学的"食药物质"使用指南，大众在使用"食药物质"时就会有安全隐患。2021年国家卫生健康委员会发布《按照传统既是食品又是中药材的物质目录管理规定》，提出"食药物质"的概念，即"食药物质是指传统作为食品，且列入《中华人民共和国药典》（以下简称《中国药典》）的物质"。据此，我们梳理了国家卫生管理部门历年发布的"食药物质"，最终确定包含106种"食药物质"的名录。我们根据《中国药典》《本草纲目》等中医药典籍，编写了106种"食药物质"简介，拍摄了相关图片，并收录了中医典籍中的一些"食药物质"相关方剂，以期对广大民众的养生健康提供一定的指导。"食药物质"与人们的物质生活和精神文化息息相关，除了饮食与医疗作用外，"食药物质"也衍生出许多文化的元素，比如诗词、歌赋、绘画等，据此我们收录了与"食药物质"相关的古诗词八十余首。这106种"食药物质"中，《本草纲目》收录了101种，《本草纲目拾遗》收录了4种，故我们将书名定位为《食药本草：〈本草纲目〉等典籍中的"食药物质"》。

本书编委会

2024 年 10 月于宁夏银川

"食药物质"目录整理说明

2021 年国家卫生健康委员会发布《按照传统既是食品又是中药材的物质目录管理规定》，提出"食药物质"的概念，即"食药物质是指传统作为食品，且列入《中华人民共和国药典》（以下简称《中国药典》）的物质"。据此，我们梳理了国家卫生管理部门历年发布的"食药物质"，最终确定包含 106 种"食药物质"的名录。我们根据《中国药典》和《本草纲目》等中医药典籍，编写了 106 种"食药物质"简介，拍摄了相关图片，整理了相关诗词，并收录了中医典籍中的一些"食药物质"相关方剂，以期对广大民众的养生健康提供一定的指导，这些"食药物质"方剂主要来源于《本草纲目》，也有一部分来源于《温病条辨》。这 106 种"食药物质"中，《本草纲目》和《本草纲目拾遗》收录了 105 种，故我们将书名定为《食药本草:〈本草纲目〉等典籍中的"食药物质"》。

特别说明：因为古今度量衡标准的变化，中医古籍中的 1 两不等同于现今的 1 两，而且古籍中记录的方剂药量很多都大于现今《中国药典》的规定，我们收录的附方参考古籍原文，所以附方中的药量为古代度量衡标准，且不符合《中国药典》最高用药量标准。另外，本书收录的含有"食药物质"的方剂，方中除了"食药物质"外，还有非食药物质，有些甚至为有毒药物。本书收录相关方剂和单味药物为古代医籍摘录，仅供科普及专业人士参考使用，切勿自行服用相关方药，疾病的治疗和养生服用请遵医嘱。

截至 2024 年 8 月 26 日，国家卫生管理部门公布"食药物质"106 种。

2002 年公布 87 种［（1. 丁香、2. 八角茴香、3. 刀豆、4. 小茴香、5. 小蓟、6. 山药、7. 山楂、8. 马齿苋、9. 乌梢蛇、10. 乌梅、11. 木瓜、12. 火麻仁、13. 代代花、14. 玉竹、15. 甘草、16. 白芷、17. 白果、18. 白扁豆、19. 白扁豆花、20. 龙眼肉（桂圆）、21. 决明子、22. 百合、23. 肉豆蔻、24. 肉桂、25. 余甘子、26. 佛手、27. 杏仁（甜、苦）、28.沙棘、29.牡蛎、30.芡实、31.花椒、32.赤小豆、33.阿胶、34.鸡内金、35.麦芽、36.昆布、37.枣（大枣、酸枣、黑枣）、38.罗汉果、39.郁李仁、40.金银花、41.青果、42.鱼腥草、43.姜（生姜、干姜）、44.枳椇子、45.枸杞子、46.栀子、47.砂仁、48.胖大海、49.茯苓、50.香橼、51.香薷、52.桃仁、53.桑叶、54.桑椹、55.橘红、56.桔梗、57.益智仁、58.荷叶、59.莱菔子、60.莲子、61.高良姜、62.淡竹叶、63.淡豆豉、64.菊花、65.菊苣、66.黄芥子、67.黄精、68.紫苏、69.紫苏子、70.葛根、71.黑芝麻、72.黑胡椒、73.槐米、74.槐花、75.蒲公英、76.蜂蜜、77.榧子、78.酸枣仁、79.鲜白茅根、80.鲜芦根、81.蝮蛇、82.橘皮、83.薄荷、84.薏苡仁、85.薤白、86.覆盆子、87.藿香）]。

2020 年公布 6 种（1.当归、2.山奈、3.西红花、4.草果、5.姜黄、6.荜茇）。

2023 年公布 9 种 [1.党参（党参、素花党参、川党参）、2.肉苁蓉（荒漠）、3.铁皮石斛、4.西洋参、5.黄芪（蒙古黄芪、膜荚黄芪）、6.灵芝（赤芝、紫芝）、7.天麻、8.山茱萸、9.杜仲叶]。

2024 年公布 4 种（1.地黄、2.麦冬、3.天冬、4.化橘红）。

本书编委会

2024 年 10 月于宁夏银川

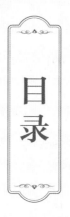

目 录

第五章　《本草纲目》"谷部"中的"食药物质"⋯⋯⋯⋯⋯⋯213

第六章　《本草纲目》虫鳞介禽兽部的"食药物质"⋯⋯⋯⋯239

第七章　《本草纲目拾遗》中的"食药物质"⋯⋯⋯⋯⋯⋯255

第八章　其他典籍中的"食药物质"⋯⋯⋯⋯⋯⋯⋯⋯⋯263

第九章　《温病条辨》中的"食药物质"⋯⋯⋯⋯⋯⋯⋯265

绪论

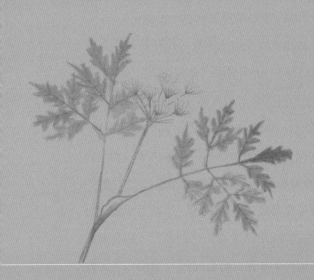

"食药物质"
目录溯源与整理研究

"药食同源"历史悠久，而"食药物质"则是在继承药食同源的基础上发展而来的新概念。在 2021 年国家卫生健康委员会发布文件正式提出"食药物质"的概念以前，"药食同源"的概念运用更广，近年来，一份"药食同源"目录被整理了出来，且影响广泛，但我们溯源历年国家卫生管理部门分批发布的"食药物质"后，发现目前流传的"药食同源"目录与国家卫生管理部门历次发布的"食药物质"存在差异。针对目前流传的"食药物质"目录存在的问题，我们追本溯源，梳理了国家卫生管理部门官网发布的原始文件，整理出一份新的"食药物质"目录，共计 106 种"食药物质"。同时，以《本草纲目》和《中华人民共和国药典》（以下简称《中国药典》）为标准，按照《本草纲目》的编目顺序，对这 106 种"食药物质"的药用部位、性味归经、功能主治、用法用量予以整理，以期为人们健康生活及学界研究"食药物质"提供一份依据。

2021 年 11 月，由国家卫生健康委员会发布《关于印发〈按照传统既是食品又是中药材的物质目录管理规定〉的通知》，正式提出"食药物质"概念，即指传统作为食品，且列入《中华人民共和国药典》的物质[1]。此"食药物质"概念与传统的"药食同源"的理念相契合。目前"药食同源"和"食药物质"的理念借助各类媒介迅速传播，且衍生出了许多不准确的"食药物质"和"药食同源"目录。这些"药食同源"目录大多源于予辑 2017 年发表于《口腔护理用品工业》上的一篇文章《药食同源原料目录（2017 版）》，这篇文章梳理出 101 种"药食同源"物质。2020 年《口腔护理用品工业》又发表了《药食同源目录大全（2020 年最新版）》一文，梳理出 110 种"药食同源"物质。我们梳理了国家卫生管理部门历年发布的文件后发现，无论是 2017 年的"药食同源"目录，还是 2020 年的"药食同源"目录，都存在误差。我们追溯发现，至今国家卫生管理部门历年发布的"药食同源"物质共计 106 种，而非 110 种。孙思邈言"人命至重，有贵千金，一方济之，德逾于此"[2]，学界和大众都需要一份准确的"食药物质"目录。据此，我们通过检索国家卫生管理部门官网，以其公布的历次文件为准，整理出一份共计 106 种的"食药物质"目录，并对照

《中华人民共和国药典》和《本草纲目》等古籍，对其使用规范进行说明，为"食药物质"目录提供依据。

❶ 现代对"食药物质"的研究

目前，学界对药食同源展开了丰富的研究，以"药食同源"与"食药物质"为关键词在中国知网中检索 2023 年 12 月 30 日以前相关论文，获得 1486 篇。通过分析可见，近几年药食同源相关的发文数量在不断增加，提示"食药物质"研究具有广泛的前景及重要的意义，见图 1。

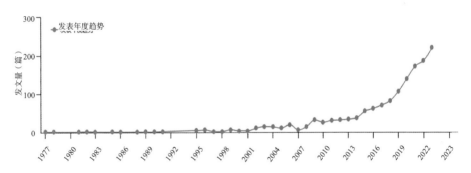

图 1　截至 2023 年 12 月 30 日有关"药食同源"和"食药物质"的论文

当前有关"食药物质"的研究主要分为以下五类。

（1）对药食同源的现代药理学研究：如苏圆锦等[3]通过梳理党参的现代药理学研究、应用现状，为党参的可持续发展、药食同源开发和综合利用提供了理论基础。

（2）依托药食同源的产品开发：如汪学猛等[4]通过对已批准注册的桔梗保健食品的保健功能、主要原料及配伍、剂型、功效成分和标志性成分，以及国内近 20 年桔梗相关专利情况进行综合分析，为桔梗保健食品的开发提供参考。

（3）药食同源理论对疾病的防治研究：如王梦婕等[5]对药食同源中药多糖进行基于多组学与交叉组学机制的系统归纳和分析，为糖尿病的防治提供重要理论依据。

（4）有关药食同源的产业发展项目：如史艳财等[6]通过剖析广西药食同源产业创新发展的基础、不足及优势，针对性地提出广西药食同源产业创新发展的战略和具体路径，旨在为广西药食同源资源保护和产业发展壮大提供参考依据。

（5）对药食同源物质的考证：如王永刚等[7]通过溯源考证"化橘红"的历史源流，为"化橘红"是一种具有良好保健作用的药食同源中药材提供了历史文献及理论支持。

然而，目前学界对于"药食同源"及"食药物质"的研究主要集中在对单味食药物质，缺乏对"药食同源"与"食药物质"发展及名录的梳理，因此亟需对此进行梳理。

❷ 从"药食同源"到"食药物质"

（1）"药食同源"理念的萌芽时期：药物与食物本是同源，在上古时期始有区分。《淮南子·修务训》中记载神农氏教导先民耕种，定五谷为食，尝百草而分毒，记载如下："古者，民茹草饮水……时多疾病毒伤之害，于是神农乃始教民播种五谷……尝百草之滋味，水泉之甘苦，令民知所辟就。"[8]这成为了药食区分的起源，也是"药食同源"的雏形。

（2）"药食同源"理念的成长期：春秋战国时期的《周礼·天官》中已有食医一职的记载，《周礼·天官》称食医"掌和王之六食、六饮、六膳、百羞（馐）、百酱、八珍之齐（剂）"，疾医则是"掌养万民之疾病"[9]。基于现实存在，冠以神话色彩的先秦古籍《山海经》中也有"药食同源"的相关记载。如《山海经·南山经》中记载了甘薯除拥有饱腹的作用外，还可以缓解疲劳。其记载如下："有木焉，其状如谷而赤理，其汗如漆，其味如饴，食者不饥，可以释劳，其名曰白䓘，可以血玉。"[10]

汉代《黄帝内经》为"药食同源"的发展提供了理论基础，认为药物祛邪而食物养正，是治病养生的主要方法。其记载如下："毒药攻邪，五谷为养，五果为助，五畜为益，五菜为充，气味合而服之，以补益精气。"[11]东汉时期，《神农本草经》中添加了米谷类药物的功效，如粟米、黍米等，促进了药食之间的转化。其记载如下："味咸微寒。主养肾气，去胃脾中热，益气。陈者，味苦，主胃热，消渴，利小便。"[12]

在这一阶段，人们对食物和药物的认知已经达到一定高度，食物的药用价值不断被发现。汉代多部中医药典籍的问世，也推动了"药食同源"的发展。

（3）"药食同源"理念的充实期：魏晋时期，陶弘景提出"食以药用，药以食用"，其《名医别录》在丰富了《神农本草经》食药物质记载的同时，进一步促进了"药食同源"的发展。如薯蓣，既可充作为粮食，又可作为良药，记载如下："薯蓣……东山、南江皆多掘取食之以充粮……平，无毒。主治头面游风、风头、眼眩，下气，止腰痛，补虚劳、羸瘦，充五脏，除烦热，强阴"[13]。此外《名医别录》中还记载了"芋""乌头"等68种药食同源的物质[14]，足以见得此时期随着理论和实践经验的积累，食物被不断赋予了药效，"药食同源"的理念不断得到丰富。

隋唐时期，杨上善在其著作《黄帝内经太素》中记载了五谷之类，药与食的"身份"取决于使用的目的，即"充饥则为食，疗疾则为药"，其本质亦是药食同源的思维。其记载如下："五谷、五畜、五果、五菜，用之充饥则谓之食，以其疗病则谓之药。"[15]

唐代孙思邈在其著作《备急千金要方》中设立"食治"专篇，提倡治病在明确病因后先以食疗继以药治的理念。其记载如下："夫为医者，当须先洞晓病源，知其所犯，以食治之，食疗不愈，然后命药。"[2]其后，唐代孟诜发扬孙思邈的食疗思想，在其著作《食疗本草》中以日常生活中食用的瓜果、菜蔬、草木、动物、米谷等为主要药用来源，阐述其药用价值、服用方法、服用禁忌等，并强调因时、因地、因人的三因制宜思想，食物药用的理念被充分发扬，中国传统的食疗学也因此形成。[16]

宋代唐慎微在《证类本草》中归纳总结了果部、米谷部、菜部等的药食，丰富了"药食同源"的内容，并为此时期的医家运用药食提供了一定的指导。此时期的医家还积累了丰富的食方用于治疗疾病，如《太平圣惠方》载有方319首，《圣济总录》中载有食方308首[17]，这反映了在实践和经验的积累下，人们对于药物和食物的广泛使用。

元代忽思慧的《饮膳正要》[18-19]是我国乃至世界上最早的饮食卫生与营养学专著，其在满足口腹之欲的基础上，兼顾疗养医疾之需要，言明病证相应的饮食宜忌，促进了民族药食文化交融，进一步丰富了"药食同源"的内容。

明代李时珍的《本草纲目》[20-22]中包含了丰富的药食两用物质与食疗方剂，如草木部中记载了甘草、黄芪、桔梗、黄精等100种"药食同源"物质，极大丰富了"药食同源"的内容并且做到了理论与实践结合，药物具有完整性及自身的系统性。

清代赵学敏的《本草纲目拾遗》[23]中也收录了党参、西洋参、化橘红、胖大海等四味"食药物质"。

民国时期中医药在艰难下发展。1912年11月，北洋政府颁布的《中华民国教育新法令》未将中医列入"医药学教育规程"；1929年2月南京国民政府颁布《废止旧医以扫除医事卫生之障碍案》；余云岫在《请明令废止旧医学校》中提出：明令禁其传习，废其学校。[24]在此历史背景下，民国时期未有重要的药食同源成果。

（4）"药食同源"到"食药物质"的转变：中华人民共和国成立后，中医药焕发新生。中医的地位得到提高、从事研究的专家学者不断涌现、中医药书籍也层出不穷。在食疗方面，《中医食疗学》《名医食疗方》《儿童食疗》《肾脏病饮食疗法》等书籍的出现标志着"食疗文化"开始作为一门独立学科发展，其对不同年龄阶段、不同疾病的针对性也更强。在现代药品和食品制度的不断完善下，为更好地继承古代经验及适应当前食品安全需要，2021年11月，由国家卫生健康委员会发布《关于印发〈按照传统既是食品又是中药材的物质目录管理规定〉的通知》，至此，"食药物质"的概念在继承"药食同源"的基础上正式被提出，即指传统作为食品，且列入《中华人民共和国药典》的物质。

❸ 国家卫生管理部门历年公布的"食药物质"名录

"药食同源"历史悠久，一直是中医药的优良传统，也是中华民族饮食文化的一部分，学界和大众都需要一份准确的"食药物质"目录。予辑[25]2017年发表于《口腔护理用品工业》上的文章《药食同源原料目录（2017版）》梳理出101种"药食同源"物质。这份名录影响广泛，但我们梳理国家卫生管理部门官网历年发布的"食药物质"文件后发现，这份目录存在疏漏和失误。例如目录中显示2012年发布既是食品又是药品的中药86种，但国家卫生管理部门官网在2002年就已发布此文件，且数量为 87 种；另外，予辑认为 2014 年新增 15 种"食药物质"，但我们核实国家卫生管理部门官网后发现新增的这 15 种包括人参在内的"食药物质"只是将其作为新资源食品，未纳入"食药物质"的行列。我们从国家卫生管理部门官网发布的原始文件入手，梳理了历年发布的"食药物质"名单，逐一考订，最终确定包含 106 种"食药物质"的名录，总结并列表如下（见表 1）。

表 1　国家卫生管理部门历年公布的"食药物质"文件汇总表①

发布时间	文件名称	具体食药物质
2002-03-11	《卫生部关于进一步规范保健食品原料管理的通知》	1. 丁香 2. 八角茴香 3. 刀豆 4. 小茴香 5. 小蓟 6. 山药 7. 山楂 8. 马齿苋 9. 乌梢蛇 10. 乌梅 11. 木瓜 12. 火麻仁 13. 代代花 14. 玉竹 15. 甘草 16. 白芷 17. 白果 18. 白扁豆 19. 白扁豆花 20. 龙眼肉（桂圆）21. 决明子 22. 百合 23. 肉豆蔻 24. 肉桂 25. 余甘子 26. 佛手 27. 杏仁（甜、苦）28. 沙棘 29. 牡蛎 30. 芡实 31. 花椒 32. 赤小豆 33. 阿胶 34. 鸡内金 35. 麦芽 36. 昆布 37. 枣（大枣、酸枣、黑枣）38. 罗汉果 39. 郁李仁 40. 金银花 41. 青果 42. 鱼腥草 43. 姜（生姜、干姜）44. 枳椇子 45. 枸杞子 46. 栀子 47. 砂仁 48. 胖大海 49. 茯苓 50. 香橼 51. 香薷 52. 桃仁 53. 桑叶 54. 桑椹 55. 橘红 56. 桔梗 57. 益智仁 58. 荷叶 59. 莱菔子 60. 莲子 61. 高良姜 62. 淡竹叶 63. 淡豆豉 64. 菊花 65. 菊苣 66. 黄芥子 67. 黄精 68. 紫苏 69. 紫苏子 70. 葛根 71. 黑芝麻 72. 黑胡椒 73. 槐米 74. 槐花 75. 蒲公英 76. 蜂蜜 77. 榧子 78. 酸枣仁 79. 鲜白茅根 80. 鲜芦根 81. 蝮蛇 82. 橘皮 83. 薄荷 84. 薏苡仁 85. 薤白 86. 覆盆子 87. 藿香
2013-07-12	国家卫生计生委办公厅关于征求《按照传统既是食品又是中药材的物质目录（2013 版）》（征求意见稿）意见的函	1. 除去乌梢蛇、牡蛎、郁李仁、益智仁、黄芥子、蝮蛇、青果 2. 增加山根花 3. 将白扁豆和白扁豆花及槐花和槐米各合为一种；将苦杏仁和甜杏仁分为两种；将枣类中的酸枣和酸枣仁合为一种

① 2002 年公布的"食药物质"共计 87 种，而在 2013 年提出修改意见，更改为 80 种。但由于 2013 的征求意见稿最终未明确公示，所以本次"食药物质"名单以 2002 年公布的 87 种为准（表 1 中附 2013 年修改意见及具体修改内容）。

续表

发布时间	文件名称	具体食药物质
2020-01-06	《关于当归等6种新增按照传统既是食品又是中药材的物质公告》	1.当归 2.山柰 3.西红花 4.草果 5.姜黄 6.荜茇
2020-01-07	《关于对党参等9种物质开展按照传统既是食品又是中药材的物质管理试点工作的通知》	1.党参（党参、素花党参、川党参）2.肉苁蓉（荒漠）3.铁皮石斛 4.西洋参 5.黄芪（蒙古黄芪、膜荚黄芪）6.灵芝（赤芝、紫芝）7.天麻 8.山茱萸 9.杜仲叶
2023-11-17	《关于党参等9种新增按照传统既是食品又是中药材的物质公告》	1.党参（党参、素花党参、川党参）2.肉苁蓉（荒漠）3.铁皮石斛 4.西洋参 5.黄芪（蒙古黄芪、膜荚黄芪）6.灵芝（赤芝、紫芝）7.天麻 8.山茱萸 9.杜仲叶
2024-8-26	《关于地黄等4种按照传统既是食品又是中药材的物质的公告》	1.地黄 2.麦冬 3.天冬 4.化橘红

❹ "食药物质"功效梳理——以《本草纲目》和《中华人民共和国药典》为据

  《本草纲目》是明代及明代以前本草学的集大成之作，蕴含丰富的药食两用物质，而"食药物质"的概念为传统作为食品，且列入《中华人民共和国药典》的物质。据此，我们以《本草纲目》和《中国药典》为据进行梳理。梳理后发现，《中国药典》收录102种"食药物质"，《本草纲目》收录101种"食药物质"，《本草纲目拾遗》收录4种"食药物质"。因此，我们依据2004年人民卫生出版社《本草纲目》（校点本上、下）和2015年版《中国药典》的记载，按照《本草纲目》的编目顺序，对106种"食药物质"的药用部位、性味与归经、功能与主治做了梳理，具体见表2。

表2 "食药物质"归纳表

编号	名称[①]	《本草纲目》[②]	2015版《中国药典》[③]	药用部位	性味与归经	功能与主治
1	甘草	甘草：草部第十二卷第一	P86（甘草）	根茎	甘，平，归心、肺、脾、胃经	补脾益气，清热解毒，祛痰止咳，缓急止痛，调和诸药
2	黄芪（蒙古黄芪、膜荚黄芪）	黄耆：草部第十二卷第二	P302（黄芪）	根	甘，微温，归肺、脾经	补气升阳，固表止汗，利水消肿，生津养血，行滞通痹，托毒排脓，敛疮生肌
3	桔梗	桔梗：草部第十二卷第六	P277（桔梗）	根	苦，辛，平，归肺经	宣肺，利咽，祛痰，排脓
4	黄精	黄精：草部第十二卷第八	P306（黄精）	根茎	甘，平，归脾、肺、肾经	补气养阴，健脾，润肺，益肾
5	肉苁蓉（荒漠）	肉苁蓉：草部第十二卷第十一	P135（肉苁蓉）	肉质茎	甘，咸，温，归肾、大肠经	补肾阳，益精血，润肠通便
6	天麻	天麻：草部第十二卷第十四	P58（天麻）	块茎	甘，平，归肝经	息风止痉，平抑肝阳，祛风通络
7	白茅根	白茅：草部第十三卷第十四	P107（白茅根）	根茎	甘，寒，归肺、胃、膀胱经	凉血止血，清热利尿
8	当归	当归：草部第十四卷第一	P133（当归）	根	甘，辛，温，归肝、心、脾经	补血活血，调经止痛，润肠通便

① "食药物质"目录中的枳椇子、蝮蛇、代代花、白扁豆花未收录于《中国药典》，其功效依据《本草纲目》和《中华本草》；"食药物质"目录中"枣"包含的黑枣和酸枣，"杏仁"包含的甜杏仁，也未收录在《中国药典》中，其功效依据《中华本草》。本表参考《中华本草》版本为：国家中医药管理局《中华本草》编委会编，上海科学技术出版社1999年版《中华本草》。

② 此列格式为"《本草纲目》中药物的名称+该药物在《本草纲目》中的卷数与序数"，不同版本可能略有差异，本表参照人民卫生出版社2004年版《本草纲目》（校点本上下）。个别药物在《本草纲目》中无记载，则注明了参考的书名。

③ 本表参考中国医药科技出版社2015年版《中国药典》。此列页数后括号为《中国药典》药物名称。个别药物因《中国药典》未收录，故而参考《中华本草》。

续表

编号	名称	《本草纲目》	2015 版《中国药典》	药用部位	性味与归经	功能与主治
9	白芷	白芷：草部第十四卷第七	P105（当归）	根	辛，温，归胃、大肠、肺经	解表散寒，祛风止痛，宣通鼻窍，燥湿止带，消肿排脓
10	山柰	山柰：草部第十四卷第十二	P29（山柰）	根茎	辛，温，归胃经	行气温中，消食，止痛
11	高良姜	高良姜：草部第十四卷第十六	P287（高良姜）	根茎	辛，热，归脾、胃经	温胃止呕，散寒止痛
12	草果	草果：草部第十四卷第十七	P239（草果）	果实	辛，温，归脾、胃经	燥湿温中，截疟除痰
13	砂仁	缩砂密：草部第十四卷第十九	P253（砂仁）	果实	辛，温，归脾、胃、肾经	化湿开胃，温脾止泻，理气安胎
14	益智仁	益智子：草部第十四卷第二十	P291（益智）	果实	辛，温，归脾、肾经	暖肾固精缩尿，温脾止泻摄唾
15	荜茇	荜茇：草部第十四卷第二十一	P235（荜茇）	果穗	辛，热，归胃、大肠经	温中散寒，下气止痛
16	肉豆蔻	肉苁蓉：草部第十四卷第二十二	P136（肉苁蓉）	种仁	辛，温，归脾、胃、大肠经	温中行气，涩肠止泻
17	姜黄	姜黄：草部第十四卷第二十四	P264（姜黄）	根茎	辛，苦，温，归脾、肝经	破血行气，通经止痛
18	藿香	藿香：草部第十四卷第三十六	P45（广藿香）	地上部分	辛，微温，归脾、胃、肺经	芳香化浊，和中止呕，发表解暑
19	香薷	香薷：草部第十四卷第四十一	P259（香薷）	地上部分	辛，微温，归肺、胃经	发汗解表，化湿和中
20	薄荷	薄荷：草部第十四卷第四十六	P377（薄荷）	地上部分	辛，凉，归肺、肝经	疏散风热，清利头目，利咽，透疹，疏肝行气

续表

编号	名称	《本草纲目》	2015版《中国药典》	药用部位	性味与归经	功能与主治
21	紫苏	苏：草部第十四卷第四十八	P339（紫苏叶）	干燥叶	辛，温，归肺、脾经	解表散寒，行气和胃
22	紫苏子	苏：草部第十四卷第四十八	P338（紫苏子）	果实	辛，温，归肺经	降气化痰，止咳平喘，润肠通便
23	菊花	菊：草部第十五卷第一	P310（菊花）	花序	甘，苦，微寒，归肺、肝经	散风清热，平肝明目，清热解毒
24	西红花	番红花：草部第十五卷第二十八	P129（西红花）	柱头	甘，平，归心、肝经	活血化瘀，凉血解毒，解郁安神
25	小蓟	蓟：草部第十五卷第三十	P48（小蓟）	地上部分	甘，苦，凉，归心、肝经	凉血止血，散瘀解毒，消痈
26	芦根	芦：草部第十五卷第四十六	P164（芦）	根茎	甘，寒，归肺、胃经	清热泻火，生津止渴，除烦，止呕，利尿
27	地黄	地黄：草部第十六卷草之五	P124（地黄）	块根	甘，寒，归心、肝、肾经	清热凉血，养阴生津
28	麦冬	麦门冬：草部第十六卷草之五	P155（麦冬）	块根	甘，微苦，微寒，归心、肺、胃经	养阴生津，润肺清心
29	淡竹叶	淡竹叶：草部第十六卷第八	P328（淡竹叶）	茎叶	甘，淡，寒，归心、胃、小肠经	清热泻火，除烦止渴，利尿通淋
30	决明子	决明：草部第十六卷第二十三	P145（决明子）	种子	甘，苦，咸，微寒，归肝、大肠经	清热明目，润肠通便
31	覆盆子	覆盆子：草部第十八卷第四	P382（覆盆子）	果实	甘，酸，温，归肝、肾、膀胱经	益肾固精缩尿，养肝明目

续表

编号	名称	《本草纲目》	2015版《中国药典》	药用部位	性味与归经	功能与主治
32	天冬	天门冬：草部第十八卷草之七	P55（天冬）	块根	甘，苦，寒，归肺、肾经	养阴润燥，清肺生津
33	葛根	葛：草部第十八卷第二十	P333（葛根）	根	甘，辛，凉，归脾、胃、肺经	解肌退热，生津止渴，透疹，升阳止泻，通经活络，解酒毒
34	玉竹	女萎：草部第十八卷第二十九	P84（玉竹）	根茎	甘，微寒，归肺、胃经	养阴润燥，生津止渴
35	金银花	忍冬：草部第十八卷第六十三	P221（金银花）	花	甘，寒，归肺、心、胃经	清热解毒，疏散风热
36	昆布	昆布：草部第十九卷第二十	P209（昆布）	叶状体	咸，寒，归肝、胃、肾经	消痰软坚散结，利水消肿
37	铁皮石斛	石斛：草部第二十卷第一	P282（铁皮石斛）	茎	甘，微寒，归胃、肾经	益胃生津，滋阴清热
38	黑芝麻	胡麻：谷部第二十二卷第一	P344（黑芝麻）	种子	甘，平，归肝、肾、大肠经	补肝肾，益精血，润肠燥
39	火麻仁	大麻：谷部第二十二卷第三	P80（大麻）	果实	甘，平，归脾、胃、大肠经	润肠通便
40	麦芽	大麦：谷部第二十二卷第五	P156（大麦）	发芽的颖果	甘，平，归脾、胃经	行气消食，健脾开胃，回乳消胀
41	薏苡仁	薏苡：谷部第二十三卷第十六	P376（薏苡仁）	种仁	甘，淡，凉，归脾、胃、肺经	利水渗湿，健脾止泻，除痹，排脓，解毒散结
42	赤小豆	赤小豆：谷部第二十四卷第四	P157（赤小豆）	种子	甘，酸，平，归心、小肠经	利水消肿，解毒排脓
43	白扁豆	藊豆：谷部第二十四卷第十二	P110（白扁豆）	种子	甘，微温，归脾、胃经	健脾化湿，和中消暑

续表

编号	名称	《本草纲目》	2015版《中国药典》	药用部位	性味与归经	功能与主治
44	白扁豆花	藊豆：谷部第二十四卷第十二	P460《中华本草》第四册（扁豆花）	花	甘、平、归脾、胃、大肠经	健脾化湿，和中消暑
45	刀豆	刀豆：谷部第二十四卷第十三	P11（刀豆）	种子	甘、温、归胃、肾经	温中，下气，止呃
46	淡豆豉	大豆豉：谷部第二十五卷第一	P328（淡豆豉）	种子	苦、辛、凉、归肺、胃经	解表，除烦，宣发郁热
47	薤白	薤：菜部第二十六卷第六	P376（薤白）	鳞茎	辛、苦、温、归心、肺、胃、大肠经	通阳散结，行气导滞
48	黄芥子	芥：菜部第二十六卷第十三	P160（芥子）	种子	辛、温、归肺经	温肺豁痰利气，散结通络止痛
49	莱菔子	莱菔：菜部第二十六卷第十六	P272（莱菔子）	种子	辛、甘、平、归肺、脾、胃经	消食除胀，降气化痰
50	姜	姜：菜部第二十六卷第十七	P14（干姜）P101（生姜）	根茎	（干姜）辛、热、归脾、胃、肾、心、肺经；（生姜）辛、微温、归肺、脾、胃经	（干姜）温中散寒，回阳通脉，温肺化饮；（生姜）解表散寒，温中止呕，化痰止咳，解鱼蟹毒
51	八角茴香	蘹香：菜部第二十六卷第二十七	P4（八角茴香）	果实	辛、温、归肝、肾、脾、胃经	温阳散寒，理气止痛
52	小茴香	蒔萝：菜部第二十六卷第二十八	P47（小茴香）	果实	辛、温、归肝、肾、脾、胃经	散寒止痛，理气和胃
53	马齿苋	马齿苋：菜部第二十七卷第十一	P49（马齿苋）	地上部分	酸、寒、归肝、大肠经	清热解毒，凉血止血，止痢
54	菊苣	苦菜：菜部第二十七卷第十二	P310（菊苣）	地上部分或根	微苦、咸、凉、归肝、胆、胃经	清肝利胆，健胃消食，利尿消肿

续表

编号	名称	《本草纲目》	2015版《中国药典》	药用部位	性味与归经	功能与主治
55	蒲公英	蒲公英：菜部第二十七卷第十八	P352（蒲公英）	干燥全草	苦，甘，寒，归肝、胃经	清热解毒，消肿散结，利尿通淋
56	鱼腥草	蕺菜：菜部第二十七卷第二十二	P224（鱼腥草）	全草或地上部分	辛，微寒，归肺经	清热解毒，消痈排脓，利尿通淋
57	山药	薯蓣：菜部第二十七卷第三十五	P28（山药）	根茎	甘，平，归脾、肺、肾经	补脾养胃，生津益肺，补肾涩精
58	百合	百合：菜部第二十七卷第三十八	P132（百合）	肉质鳞叶	甘，寒，归心、肺经	养阴润肺，清心安神
59	灵芝（赤芝、紫芝）	芝：菜部第二十八卷第十八	P188（灵芝）	干燥子实体	甘，平，归心、肺、肝、肾经	补气安神，止咳平喘
60	杏仁（甜杏仁、苦杏仁）	杏：果部第二十九卷第二	P201（苦杏仁）	种子	（苦杏仁）苦，微温，有小毒，归肺、大肠经；（甜杏仁）平，甘，无毒，归肺、大肠经	（苦杏仁）降气止咳平喘，润肠通便；（甜杏仁）润肺，平喘
61	乌梅	梅：果部第二十九卷第四	P79（乌梅）	果实	酸，涩，平，归肝、脾、肺、大肠经	敛肺，涩肠，生津，安蛔
62	桃仁	桃：果部第二十九卷第六	P277（桃仁）	种子	苦，甘，平，归心、肝、大肠经	活血祛瘀，润肠通便，止咳平喘
63	枣（大枣、酸枣、黑枣）	枣：果部第二十九卷第九	P22（大枣）	果实	（大枣）甘，温，归脾、胃、心经；（酸枣）酸，甘，平，归脾、胃、心经；（黑枣）甘，涩，平，归脾、胃、心经	（大枣）补中益气，养血安神；（酸枣）止血止泻；（黑枣）止渴，除痰

续表

编号	名称	《本草纲目》	2015版《中国药典》	药用部位	性味与归经	功能与主治
64	木瓜	木瓜：果部第三十卷第五	P61（木瓜）	果实	酸，温，归肝、脾经	舒筋活络，和胃化湿
65	山楂	山楂：果部第三十卷第九	P31（山楂）	果实	酸，甘，微温，归脾、胃、肝经	消食健胃，行气散瘀，化浊降脂
66	橘皮	橘：果部第三十卷第十七	P191（陈皮）	果皮	苦，辛，温，归肺、脾经	理气健脾，燥湿化痰
67	橘红	橘：果部第三十卷第十七	P378（橘红）	果皮	辛，苦，温，归肺、脾经	理气宽中，燥湿化痰
68	香橼	枸橼：果部第三十卷第二十一	P258（香橼）	果实	辛，苦，酸，温，归肝、脾、肺经	疏肝理气，宽中，化痰
69	佛手	枸橼：果部第三十卷第二十一	P178（佛手）	果实	辛，苦，酸，温，归肝、脾、胃、肺经	疏肝理气，和胃止痛，燥湿化痰
70	白果	银杏：果部第三十卷第二十七	P108（白果）	种子	甘，苦，涩，平，有毒，归肺、肾经	敛肺定喘，止带缩尿
71	龙眼肉（桂圆）	龙眼：果部第三十一卷第二	P96（龙眼肉）	假种皮	甘，温，归心、脾经	补益心脾，养血安神
72	青果	橄榄：果部第三十一卷第四	P197（青果）	果实	甘，酸，平，归肺、胃经	清热解毒，利咽，生津
73	余甘子	庵摩勒：果部第三十一卷第六	P179（鱼甘子）	果实	甘，酸，涩，凉，归肺、胃经	清热凉血，消食健胃，生津止咳
74	榧子	榧实：果部第三十一卷第十一	P364（榧子）	种子	甘，平，归肺、胃、大肠经	杀虫消积，润肺止咳，润燥通便

续表

编号	名称	《本草纲目》	2015版《中国药典》	药用部位	性味与归经	功能与主治
75	枳椇子	枳椇：果部第三十一卷第三十一	P238《中华本草》第五册（枳椇子）	种子、带花序轴的果实	甘，平，无毒	头风，小腹拘急
76	花椒	秦椒：果部第三十二卷第一	P159（花椒）	果皮	辛，温，归脾、胃、肾经	温中止痛，杀虫止痒
77	黑胡椒	胡椒：果部第三十二卷第六	P243（胡椒）	果实	辛，热，归胃、大肠经	温中散寒，下气，消痰
78	沙棘	醋林子：果部第三十二卷第十一	P184（沙棘）	果实	酸，涩，温，归脾、胃、肺、心经	健脾消食，止咳祛痰，活血散瘀
79	荷叶	莲藕：果部第三十三卷第十	P275（荷叶）	干燥叶	苦，平，归肝、脾、胃经	清暑化湿，升发清阳，凉血止血
80	莲子	莲藕：果部第三十三卷第十	P273（莲子）	种子	甘，涩，平，归脾、肾、心经	补脾止泻，止带，益肾涩精，养心安神
81	芡实	芡实：果部第三十三卷第十	P163（芡实）	种仁	甘，涩，平，归脾、肾经	益肾固精，补脾止泻，除湿止带
82	肉桂	桂：木部第三十四卷第四	P136（肉桂）	树皮	辛，甘，大热，归肾、脾、心、肝经	补火助阳，引火归元，散寒止痛，温通经脉
83	丁香	丁香：木部第三十四卷第十二	P4（丁香）	花蕾	辛，温，归脾、胃、肺、肾经	温中降逆，补肾助阳
84	杜仲叶	杜仲：木部第三十五卷第六	P173《中国药典（2020版）》（杜仲叶）	干燥叶	微辛，温，归肝、肾经	补肝肾，强筋骨

续表

编号	名称	《本草纲目》	2015版《中国药典》	药用部位	性味与归经	功能与主治
85	槐花	槐：木部第三十五卷第十六	P354（槐花）	花	苦，微寒，归肝、大肠经	凉血止血，清肝泻火
86	槐米	槐：木部第三十五卷第十六	P354（槐花）	花蕾	苦，微寒，归肝、大肠经	凉血止血，清肝泻火
87	桑叶	桑：木部第三十六卷第一	P297（桑叶）	干燥叶	甘，苦，寒，归肺、肝经	疏散风热，清肺润燥，清肝明目
88	桑椹	桑：木部第三十六卷第一	P300（桑椹）	果穗	甘，酸，寒，归心、肝、肾经	滋阴补血，生津润燥
89	代代花	枳：木部第三十六卷	P884《中华本草》第四册（代代花）	花蕾	甘，微苦，平	理气宽中，开胃止呕
90	栀子	栀子：木部第三十六卷第八	P248（栀子）	果实	苦，寒，归心、肺、三焦经	泻火除烦，清热利湿，凉血解毒；外用消肿止痛
91	酸枣仁	酸枣：木部第三十六卷第八	P366（酸枣仁）	种子	甘，酸，平，归肝、胆、心经	养心补肝，宁心安神，敛汗，生津
92	山茱萸	山茱萸：木部第三十六卷第十一	P27（山茱萸）	果肉	酸，涩，微温，归肝、肾经	补益肝肾，收涩固脱
93	郁李仁	郁李：木部第三十六卷第十四	P207（郁李仁）	种子	辛，苦，甘，平，归脾、大肠、小肠经	润肠通便，下气利水
94	枸杞子	枸杞、地骨皮：木部第三十六卷第二十四	P249（枸杞子）	果实	甘，平，归肝、肾经	滋补肝肾，益精明目
95	茯苓	茯苓：木部第三十七卷第一	P240（茯苓）	菌核	甘，淡，平，归心、肺、脾、肾经	利水渗湿，健脾，宁心

续表

编号	名称	《本草纲目》	2015 版《中国药典》	药用部位	性味与归经	功能与主治
96	蜂蜜	蜂蜜：虫部第三十九卷第一	P359（蜂蜜）	蜜	甘，平，归肺、脾、大肠经	补中，润燥，止痛，解毒；外用生肌敛疮
97	乌梢蛇	乌蛇：鳞部第四十三卷第十四	P78（乌梢蛇）	干燥体	甘，平，归肝经	祛风，通络，止痉
98	蝮蛇	蝮蛇：鳞部第四十三卷第十九	P434《中华本草》第九册（蝮蛇）	干燥体	甘，温，有毒	酿作酒，疗癫疾诸瘘，心腹痛，下结气，除蛊毒
99	牡蛎	牡蛎：介部第四十六卷第一	P173（牡蛎）	贝壳	咸，微寒，归肝、胆、肾经	重镇安神，潜阳补阴，软坚散结
100	鸡内金	鸡：禽部第四十八卷第一	P193（鸡内金）	沙囊内壁	甘，平，归脾、胃、小肠、膀胱经	健胃消食，涩精止遗，通淋化石
101	阿胶	阿胶：兽部第五十卷第十四	P189（阿胶）	皮、固体胶	甘，平，归肺、肝、肾经	补血滋阴，润燥，止血
102	党参（党参、素花党参、川党参）	党参：《本草纲目拾遗》第三卷	P281（党参）	干燥根	甘，平，归脾、肺经	健脾益肺，养血生津
103	西洋参	西洋参：《本草纲目拾遗》第三卷	P131（西洋参）	干燥根	甘，微苦，凉，归心、肺、肾经	补气养阴，清热生津
104	胖大海	胖大海：《本草纲目拾遗》第七卷	P261（胖大海）	种子	甘，寒，归肺、大肠经	清热润肺，利咽开音，润肠通便
105	化橘红	橘红：《本草纲目拾遗》第七卷	P74（化橘红）	外层果皮	辛，苦，温，归肺、脾经	理气宽中，燥湿化痰
106	罗汉果	罗汉果：《中国药典》	P212（罗汉果）	果实	甘，凉，归肺、大肠经	清热润肺，利咽开音，滑肠通便

❺小结

从食品与药物相伴而生的那一刻，"药食同源"的历史便开启了，经过起源、奠基、充实，历经千年促成当前"食药物质"概念的产生，其本质是为了维护人们的生命健康。人命至重，有贵千金。为此，我们将国家卫生管理部门官网发布的原始文件逐一核对，共整理出106种"食药物质"。同时，为了使人们在了解药物的基础上明晓其作用、发挥其功效，我们将官方网站公布的"食药物质"名录与《本草纲目》《中国药典》《中华本草》结合，摘录其出处、性味与归经、部分功能与主治等，便于读者查询，为人们健康生活及学界研究"食药物质"提供依据。

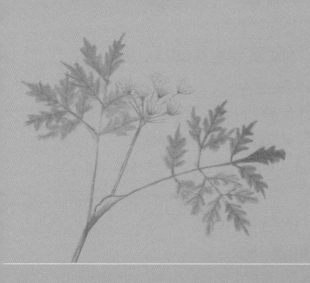

食药本草

SHI
YAO
BEN
CAO

第一章

《本草纲目》
"草部"中的"食药物质"

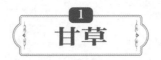

甘草

甘草真国老，盐梅乃良弼。

——宋·度正《步自玉局会饮于判院涂丈廨舍正得日字》

本品为豆科植物甘草 *Glycyrrhiza uralensis* Fisch.、胀果甘草 *Glycyrrhiza inflata* Bat. 或光果甘草 *Glycyrrhiza glabra* L. 的干燥根和根茎。春、秋二季采挖，除去须根，晒干。

关键词：补脾益气，清热解毒，祛痰止咳，缓急止痛，调和诸药。

【释名】蜜甘（《别录》）、蜜草（《别录》）、美草（《别录》）、蕗草（《别录》）、灵通（《记事珠》）、国老（《别录》）。

弘景曰：此草最为众药之主，经方少有不用者，犹如香中有沉香也。国老即帝师之称，虽非君而为君所宗，是以能安和草石而解诸毒也。

甄权曰：诸药中甘草为君，治七十二种乳石毒，解一千二百般草木毒，调和众药有功，故有国老之号。

【炮制】除去杂质，洗净，润透，切厚片，干燥。

【性味与归经】甘，平。归心、肺、脾、胃经。

【功能与主治】补脾益气，清热解毒，祛痰止咳，缓急止痛，调和诸药。用于脾胃虚弱，倦怠乏力，心悸气短，咳嗽痰多，脘腹、四肢挛急疼痛，痈肿疮毒，缓解药物毒性、烈性。

【用量】2～10g。

【注意】不宜与海藻、京大戟、红大戟、甘遂、芫花同用。

【贮藏】置通风干燥处，防蛀。

【附方】（1）伤寒心悸：脉结代者。甘草二两。水三升，煮一半，服七合。日一服。（《伤寒类要》）

（2）伤寒咽痛：少阴证，甘草汤主之。用甘草二两（蜜水炙），水二升，煮一升半，服五合，日二服。（张仲景《伤寒论》）

（3）肺热喉痛：有痰热者，甘草（炒）二两，桔梗（米泔浸一夜）一两。每服五钱，水一钟半，入阿胶半片，煎服。（钱乙《小儿药证直诀》）

（4）肺痿多涎：肺痿吐涎沫，头眩，小便数而不咳者，肺中冷也，甘草干姜汤温之。甘草（炙）四两，干姜（炮）二两。水三升，煮一升五合，分服。（张仲景《金匮要略》）

（5）肺痿久嗽：涕唾多，骨节烦闷，寒热。以甘草三两（炙），捣为末。每日取小便三合，调甘草末一钱，服之。（《贞元集要广利方》）

（6）小儿热嗽：甘草二两，猪胆汁浸五宿，炙，研末，蜜丸绿豆大。食后薄荷汤下十丸。名凉膈丸。（《太平圣惠方》）

（7）初生解毒：小儿初生，未可便与朱砂、蜜。只以甘草一指节长，炙碎，以水二合，煮取一合，以绵染点儿口中，可为一蚬壳，当吐出胸中恶汁。此后待儿饥渴，更与之。令儿智慧无病，出痘稀少。（王璆《是斋百一选方》）

（8）初生便闭：甘草、枳壳（煨）各一钱。水半盏，煎服。（《全幼心鉴》）

（9）小儿撮口：发噤，用生甘草二钱半，水一盏，煎六分，温服，令吐痰涎，后以乳汁点儿口中。（《金匮玉函》）

（10）婴儿目涩：月内目闭不开，或肿羞明，或出血者，名慢肝风。用甘草一截，以猪胆汁炙，为末。每用米泔调少许，灌之。（《幼幼新书》）

（11）小儿遗尿：大甘草头，煎汤，夜夜服之。（危氏《世医得效方》）

（12）小儿尿血：甘草一两二钱，水六合，煎二合，一岁儿一日服尽。（姚和众《至宝方》）

（13）小儿赢瘦：甘草三两，炙焦为末，蜜丸绿豆大。每温水下五丸，

日二服。(《金匮玉函》)

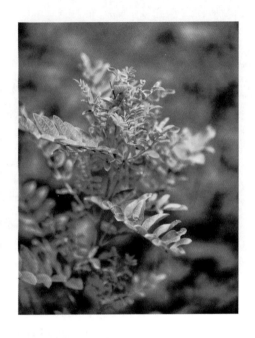

（14）大人羸瘦：甘草三两（炙）。每旦以小便煮三四沸，顿服之，良。(《外台秘要》)

（15）赤白痢下：崔宣州衍所传方用甘草一尺，炙，劈破，以淡浆水蘸三二度，又以慢火炙之，后用生姜去皮半两，二味以浆水一升半，煎取八合，服之立效。《梅师方》用甘草一两（炙），肉豆蔻七个（煨、锉）。以水三升，煎一升，分服。

（16）舌肿塞口：不治杀人。甘草，煎浓汤，热漱频吐。(《圣济总录》)

（17）太阴口疮：甘草二寸，白矾一粟大，同嚼咽汁。(《素问病机气宜保命集》)

（18）发背痈疽：崔元亮《海上集验方》云：李北海言，此方乃神授，极奇秘。用甘草三大两（生捣筛末），大麦面九两，和匀，取好酥少许入内，下沸水搜如饼状，方圆大于疮一分，热敷肿上，以绸片及故纸隔，令通风，冷则换之。已成者脓水自出，未成者肿便内消，仍当吃黄芪粥为妙。又一法：甘草一大两，水炙，捣碎，水一大升浸之，器上横一小刀子，露一宿，平明以物搅，令沫出，去沫服之。但是疮肿发背，皆甚效。(苏颂《本草图经》)

（19）诸般痈疽：甘草三两，微炙、切，以酒一斗，同浸瓶中，用黑铅一片溶成汁，投酒中取出，如此九度。令病者饮酒至醉，寝后即愈也。(《经验方》)

（20）一切痈疽：诸发，预期服之，能消肿逐毒，使毒不内攻，功效不可具述。用大横纹粉草二斤捶碎，河水浸一宿，揉取浓汁，再以密绢过，银石器内慢火熬成膏，以瓷罐收之。每服一二匙，无灰酒或白汤下。曾服丹药者，亦解之，或微利无妨，名国老膏。(《外科精要方》)

(21) 痈疽秘塞：生甘草二钱半，井水煎服，能疏导下恶物。(《仁斋直指方》)

(22) 乳痈初起：炙甘草二钱，新水煎服，仍令人呷之。(《仁斋直指方》)

(23) 些小痈疖：发热时，即用粉草节，晒干为末，热酒服一二钱，连进数服，痛热皆止。(《外科精要方》)

(24) 痘疮烦渴：粉甘草(炙)、栝蒌根等分，水煎服之。甘草能通血脉、发疮痘也。(《仁斋直指方》)

(25) 阴下悬痈：生于谷道前后，初发如松子大，渐如莲子，数十日后，赤肿如桃李，成脓即破，破则难愈也。用横纹甘草一两，四寸截断，以溪涧长流水一碗，河水、井水不用，以文武火慢慢蘸水炙之，自早至午，令水尽为度，劈开视之，中心水润乃止。细锉，用无灰好酒二小碗，煎至一碗，温服，次日再服，便可保无虞。此药不能急消，过二十日，方得消尽。兴化守康朝病已破，众医拱手，服此两剂即合口，乃韶州刘从周方也。(李迅《集验背疽方》)

(26) 阴头生疮：蜜煎甘草末，频频涂之，神效。(《千金方》)

(27) 阴下湿痒：甘草煎汤，日洗三五度。(《古今录验方》)

(28) 代指肿痛：甘草煎汤渍之。(《千金方》)

(29) 冻疮发裂：甘草煎汤洗之。次以黄连、黄檗、黄芩末，入轻粉、麻油调敷。(《谈野翁试验方》)

(30) 汤火灼疮：甘草，煎蜜涂。(李楼《怪证奇方》)

(31) 蛊毒药毒：甘草节，以真麻油浸之，年久愈妙。每用嚼咽，或水

煎服，神妙。(《仁斋直指方》)

（32）小儿中蛊：欲死者，甘草半两，水一盏，煎五分，服。当吐出。(《金匮玉函》)

（33）牛马肉毒：甘草，煮浓汁，饮一二升，或煎酒服，取吐或下。如渴，不可饮水，饮之即死。(《千金方》)

（34）饮馔中毒：未审何物，猝急无药。只煎甘草荠苨汤，入口便活。(《金匮玉函方》)

（35）水莨菪毒：菜中有水莨菪，叶圆而光，有毒，误食令人狂乱，状若中风，或作吐。以甘草煮汁服之，即解。(《金匮玉函妙方》)

2 黄芪（黄耆）

白发欹簪羞彩胜，黄耆煮粥荐春盘。

——宋·苏轼《立春日病中邀安国仍请率禹功同来仆虽不能饮》

本品为豆科植物蒙古黄苗*Astragalus membranaceus* (Fisch.)Bge var. *mongholicus* (Bge.) Hsiao 或膜荚黄芪 *Astragalus membranaceus*(Fisch.)Bge. 的干燥根。春、秋二季采挖，除去须根和根头，晒干。

关键词：补气升阳，固表止汗，利水消肿，生津养血，行滞通痹，托毒排脓，敛疮生肌。

【释名】黄芪（《纲目》）、戴糁（《本经》）、戴椹（《别录》，又名独椹）、芰草（《别录》，又名蜀脂）、百本（《别录》）、王孙（《药性论》）。

时珍曰：耆，长也。黄耆色黄，为补药之长，故名。今俗通作黄芪，或作蓍者，非矣。蓍，乃蓍龟之蓍，音尸。王孙与牡蒙同名异物。

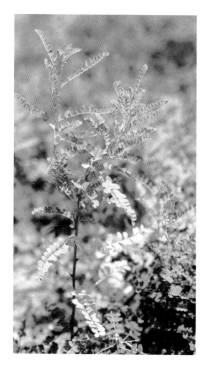

【炮制】除去杂质，大小分开，洗净，润透，切厚片，干燥。

【性味与归经】甘，微温。归肺、脾经。

【功能与主治】补气升阳，固表止汗，利水消肿，生津养血，行滞通痹，托毒排脓，敛疮生肌。用于气虚乏力，食少便溏，中气下陷，久泻脱肛，便血崩漏，表虚自汗，气虚水肿，内热消渴，血虚萎黄，半身不遂，痹痛麻木，痈疽难溃，久溃不敛。

【用量】9～30g。

【贮藏】置通风干燥处，防潮，防蛀。

【附方】（1）小便不通：绵黄芪二钱，水二盏，煎一盏，温服。小儿减半。（《小儿卫生总微论》）

（2）酒疸黄疾：心下懊痛，足胫满，小便黄，饮酒发赤黑黄斑，由大醉当风，入水所致。黄芪二两，木兰一两，为末。酒服方寸匕，日三服。（《肘后备急方》）

（3）气虚白浊：黄芪（盐炒）半两，茯苓一两。为末。每服一钱，白汤下。（《经验良方》）

（4）治渴补虚：男子、妇人诸虚不足，烦悸焦渴，面色萎黄，不能饮食，或先渴而后发疮疖，或先痈疽而后发渴，并宜常服此药，平补气血，安和脏腑，终身可免痈疽之疾。用绵黄芪（箭杆者，去芦）六两（一半生焙，一半以盐水润湿，饭上蒸三次，焙，锉），粉甘草一两（一半生用，一半炙黄为末）。每服二钱，白汤点服，早晨、日午各一服，亦可煎服，名黄芪六一汤。（《外科精要》）

（5）老人秘塞：绵黄芪、陈皮（去白）各半两。为末。每服三钱，用大麻子一合，研烂，以水滤浆，煎至乳起，入白蜜一匙，再煎沸，调药空心服，甚者不过二服。此药不冷不热，常服无秘塞之患，其效如神。（《太平惠民和剂局方》）

（6）肠风泻血：黄芪、黄连等分为末。面糊丸绿豆大。每服三十丸，米饮下。（孙用和《传家秘宝方》）

（7）尿血沙淋：痛不可忍。黄芪、人参等分为末，以大萝卜一个，切一指厚大，四五片，蜜二两，淹炙令尽，不令焦，点末，食无时，以盐汤下。（《永类钤方》）

（8）吐血不止：黄芪二钱半，紫背浮萍五钱。为末。每服一钱，姜蜜水下。（《圣济总录》）

（9）咳嗽脓血：咽干，乃虚中有热，不可服凉药。以好黄芪四两，甘草一两，为末。每服二钱，点汤服。（席延赏方）

（10）肺痈得吐：黄芪二两，为末。每服二钱，水一中盏，煎至六分，温服，日三四服。（《太平圣惠方》）

（11）甲疽疮脓：生足趾甲边，赤肉突出，时常举发者。黄芪二两，蔄茹一两。醋浸一宿，以猪脂五合，微火上煎取二合，绞去滓，以封疮口上，日三度，其肉自消。（《外台秘要》）

（12）胎动不安：腹痛，下黄汁。黄芪、川芎䓖各一两，糯米一合。水一升，煎半升，分服。（《妇人大全良方》）

（13）阴汗湿痒：绵黄芪，酒炒为末，以熟猪心点吃妙。（赵真人《济

急方》)

（14）痈疽内固：黄芪、人参各一两。为末，入真龙脑一钱，用生藕汁和丸绿豆大。每服二十，温水下，日三服。(《普济方》)

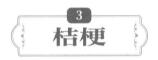

桔梗

鸡壅桔梗一称帝，堇也虽尊等臣仆。

——宋·苏轼《周教授索枸杞因以诗赠录呈广倅萧大夫》

本品为桔梗科植物桔梗 *Platycodon grandiflorum* (Jacq.) A.DC. 春、秋二季采挖，洗净，除去须根，趁鲜剥去外皮或不去外皮，干燥。

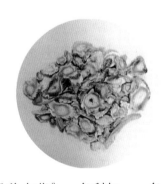

关键词：宣肺，利咽，祛痰，排脓。

【释名】白药（《别录》）、梗草（《别录》）、荠苨（《本经》）。

时珍曰：此草之根结实而梗直，故名。《吴普本草》一名利如，一名符扈，一名房图，方书并无见，盖亦庚辞尔。桔梗、荠苨乃一类，有甜、苦二种，故《本经》桔梗一名荠苨，而今俗呼荠苨为甜桔梗也。至《别录》始出荠苨条，分为二物，然其性味功用皆不同，当以《别录》为是。

【炮制】除去杂质，洗净，润透，切厚片，干燥。

【性味与归经】苦、辛，平。归肺经。

【功能与主治】宣肺，利咽，祛痰，排脓。用于咳嗽痰多，胸闷不畅，咽痛音哑，肺痈吐脓。

【用量】3～10g。

【贮藏】置通风干燥处，防蛀。

【附方】（1）胸满不痛：桔梗、枳壳等分。水二钟，煎一钟，温服。（《南阳活人书》）

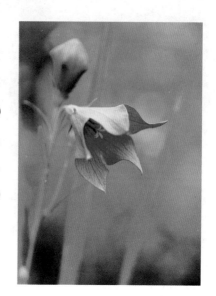

（2）伤寒腹胀：阴阳不和也，桔梗半夏汤主之。桔梗、半夏、陈皮各三钱，姜五片。水二钟，煎一钟服。（《南阳活人书》）

（3）痰嗽喘急：桔梗一两半。为末。用童子小便半升，煎四合，去滓，温服。（《简要济众方》）

（4）肺痈咳嗽：胸满振寒，脉数咽干，不渴，时出浊唾腥臭，久久吐脓如粳米粥者，桔梗汤主之。桔梗一两，甘草二两。水三升，煮一升，分温再服。朝暮吐脓血则瘥。（张仲景《金匮玉函方》）

（5）喉痹毒气：桔梗二两。水三升，煎一升，顿服。（《千金方》）

（6）少阴咽痛：少阴证，二三日，咽痛者，可与甘草汤；不瘥者，与桔梗汤主之。桔梗一两，甘草二两，水三升，煮一升，分服。（张仲景《伤寒论》）

（7）口舌生疮：方同上。

（8）齿䘌肿痛：桔梗、薏苡仁等分。为末服。（《永类钤方》）

（9）骨槽风痛，牙根肿痛：桔梗为末，枣瓤和丸皂子大，绵裹咬之，仍以荆芥汤漱之。（《经验方》）

（10）牙疳臭烂：桔梗、茴香等分，烧研，敷之。（《卫生易简方》）

（11）肝风眼黑：目睛痛，肝风盛也，桔梗丸主之。桔梗一斤，黑牵牛（头末）三两，为末，蜜丸梧子大。每服四十丸，温水下，日二服。（《保命集》）

（12）鼻出衄血：桔梗为末，水服方寸匕，日四服。一加生犀角屑。（《普济方》）

（13）吐血下血：方同上。

（14）打击瘀血在肠内，久不消，时发动者。桔梗为末，米汤下一刀圭。（《肘后要方》）

（15）中蛊下血如鸡肝，昼夜出血石余，四脏皆损，惟心未毁，或鼻破将死者。苦桔梗为末，以酒服方寸匕，日三服。不能下药，以物拗口灌之。心中当烦，须臾自定，七日止。当食猪肝臛以补之。神良。一方加犀角等分。（《古今录验方》）

（16）妊娠中恶，心腹疼痛：桔梗一两（锉），水一钟，生姜三片，煎六分，温服。（《太平圣惠方》）

（17）小儿客忤，死不能言：桔梗（烧研）三钱，米汤服之。仍吞麝香少许。（张文仲《备急方》）

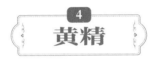

4 黄精

白鹤翠微里，黄精幽涧滨。

——唐·李颀《寄焦炼师》

本品为百合科植物滇黄精 *Polygonatum kingianum* Coll.et Hemsl.、黄精 *Polygonatum sibiricum* Red. 或多花黄精 *Polygonatum cyrtonema* Hua 的干燥根茎。按形状不同，习称"大黄精""鸡头黄精""姜形黄精"。春、秋二季采挖，除去须根，洗净，置沸水中略烫或蒸至透心，干燥。

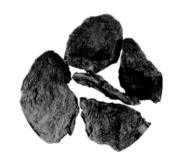

关键词：补气养阴，健脾润肺，益肾。

【释名】黄芝（《瑞草经》）、戊己芝（《五符经》）、菟竹（《别录》）、鹿竹（《别录》）、仙人余粮（弘景）、救穷草（《别录》）、米铺（《蒙荃》）、野生姜（《蒙荃》）、重楼（《别录》）、鸡格（《别录》）、龙衔（《广雅》）、垂珠。

颂曰：隋时羊公服黄精法云，黄精是芝草之精也，一名葳蕤，一名白及，一名仙人余粮，一名苟格，一名马箭，一名垂珠，一名菟竹。

时珍曰：黄精为服食要药，故《别录》列于草部之首，仙家以为芝草之类，以其得坤土之精粹，故谓之黄精。《五符经》云：黄精获天地之淳精，故名为戊己芝，是此义也。余粮、救穷，以功名也；鹿竹、菟竹，因叶似竹，而鹿兔食之也。垂珠，以子形也。陈氏《拾遗》救荒草即此也，今并为一。

嘉谟曰：根如嫩姜，俗名野生姜。九蒸九曝，可以代粮，又名米铺。

【性味与归经】甘，平。归脾、肺、肾经。

【功能与主治】补气养阴，健脾，润肺，益肾。用于脾胃气虚，体倦乏力，胃阴不足，口干食少，肺虚燥咳，劳嗽咳血，精血不足，腰膝酸软，须发早白，内热消渴。

【用量】9 ～ 15g。

【贮藏】置通风干燥处，防霉，防蛀。

【附方】（1）服食法：《圣惠方》用黄精根茎不限多少，细锉阴干捣末。每日水调末服，任多少。一年内变老为少，久久成地仙。《臞仙神隐书》以黄精细切一石，用水二石五斗煮之，自旦至夕，候冷，以手挼碎，布袋榨取汁煎之。渣焙干为末，同入釜中，煎至可丸，丸如鸡子大。每服一丸，日三服。绝粮轻身，除百病。渴则饮水。

（2）补肝明目：黄精二斤，蔓菁子一斤（淘），同和，九蒸九晒，为末。空心每米饮下二钱，日二服，延年益寿。（《太平圣惠方》）

（3）大风癞疮：营气不清，久风入脉，因而成癞，鼻坏色败，皮肤痒溃。用黄精根，去皮，洁净溪水洗，二斤，暴，纳粟米饭中，蒸至米熟，时时食之。（《圣济总录》）

（4）补虚精气：黄精、枸杞子等分，捣作饼，日干为末，炼蜜丸梧子大。每汤下五十丸。（《奇效良方》）

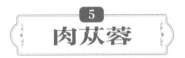

5 肉苁蓉

老子当归兴已浓，令君何事寄苁蓉。

——宋·王十朋《丁惠安赠肉苁蓉》

本品为列当科植物肉苁蓉 *Cistanche deserticola* Y.C.Ma 或管花肉苁蓉 *Cistanche tubulosa* (Schenk) Wight 的干燥带鳞叶的肉质茎。春季苗刚出土时或秋季冻土之前采挖，除去茎尖。切段，晒干。

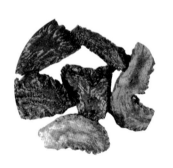

关键词：补肾阳，益精血，润肠通便。

【释名】肉松容（《吴普》）、黑司命（《吴普》）。

时珍曰：此物补而不峻，故有从容之号。从容，和缓之貌。

【炮制】肉苁蓉片除去杂质，洗净，润透，切厚片，干燥。

【性味与归经】甘、咸，温。归肾、大肠经。

【功能与主治】补肾阳，益精血，润肠通便。用于肾阳不足，精血亏虚，阳痿不孕，腰膝酸软，筋骨无力，肠燥便秘。

【用量】6～10g。

【贮藏】置通风干燥处，防蛀。

【附方】（1）补益劳伤，精败面黑：用苁蓉四两，水煮令烂，薄切细研精羊肉，分为四度，下五味，以米煮粥空心食。（《药性论》）

（2）肾虚白浊：肉苁蓉、鹿茸、山药、白茯苓等分为末，米糊丸梧子大，每枣汤下三十丸。（《圣济总录》）

（3）汗多便秘，老人虚人皆可用。肉苁蓉（酒浸，焙）二两，研沉香末一两。为末，麻子仁汁打糊，丸梧子大。每服七十丸，白汤下。（《济生方》）

（4）消中易饥：肉苁蓉、山茱萸、五味子为末，蜜丸梧子大，每盐酒下二十丸。（《医学指南》）

（5）破伤风病，口噤身强：肉苁蓉切片晒干，用一小盏，底上穿定，烧烟于疮上熏之，累效。（《卫生总微》）

6 天麻

故旧相逢如问我，为言多病服天麻。

——宋·王十朋《乡人项服善宰鄱阳有政声人惜其去用郡圃栽花韵作诗数篇叙别遂和以送之（其三）》

本品为兰科植物天麻 *Gastrodia elata* Bl. 干燥块茎，立冬后至次年清明前采挖，立即洗净，蒸透，敞开低温干燥。

关键词：息风止痉，平抑肝阳，祛风通络。

【释名】赤箭芝（《药性》）、独摇芝（《抱朴子》）、定风草（《药性》）、离母（《本经》）、合离草（《抱朴子》）、神草

（《吴普》）、鬼督邮（《本经》）。

弘景曰：赤箭，亦是芝类。其茎如箭杆，赤色，叶生其端。根如大魁，又云如芋，有十二子为卫。有风不动，无风自摇。如此，亦非俗所见。而徐长卿亦名鬼督邮。又有鬼箭，茎有羽，其主疗并相似，而益大乖异，并非此赤箭也。

【炮制】洗净，润透或蒸软，切薄片，干燥。

【性味与归经】甘，平。归肝经。

【功能与主治】息风止痉，平抑肝阳，祛风通络。用于小儿惊风，癫痫抽搐，破伤风，头痛眩晕，手足不遂，肢体麻木，风湿痹痛。

【用量】3 ～ 10g。

【贮藏】置通风干燥处，防蛀。

【附方】（1）偏正头痛，首风攻注，眼目肿疼昏暗，头目旋运，起坐不能：天麻一两半，附子（炮制，去皮、脐）一两，半夏（汤洗七遍，去滑）一两，荆芥穗半两，木香半两，桂（去粗皮）一分，芎䓖半两。上七味，捣罗为末，入乳香匀和，滴水为丸如梧桐子大。每服五丸，渐加至十丸，茶清下，日三。（摘录自《圣济总录》天麻丸）

（2）消风化痰，清利头目，宽胸利膈，治心忪烦闷，头运欲倒，项急，肩背拘倦，神昏多睡，肢节烦痛，皮肤瘙痒，偏正头痛，鼻齆，面目虚浮，并宜服之。天麻半两，芎䓖二两，为末，炼蜜丸如芡子大。每食后嚼一丸，茶酒任下。（《普济方》）

（3）中风手足不遂，筋骨疼痛，行步艰难，腰膝沉重：天麻二两，地榆一两，没药三分（研），玄参、乌头（炮制，去皮，脐）各一两，麝香一分（研）。上六味，除麝香、没药细研外，同捣罗为末，与研药拌匀，炼蜜和丸如梧桐子大。每服二十丸，温酒下，空心晚食前服。（摘录自《圣济总录》天麻丸）

（4）妇人风痹，手足不遂：天麻（切）、牛膝、附子、杜仲各二两。上药细锉，以生绢袋盛，用好酒一斗五升，浸经七日，每服温饮下一小盏。（摘录自《十便良方》天麻酒）

（5）风湿脚气，筋骨疼痛，皮肤不仁：天麻（生用）五两，麻黄（去根、节）十两，草乌头（炮，去皮）、藿香叶、半夏（炮黄色）、白面（炒）各五两。上六味，捣罗为细末，滴水丸如鸡头大，丹砂为衣。每服一丸，茶酒嚼下，日三服，不拘时。（摘录自《圣济总录》天麻丸）

（6）小儿风痰搐搦，急慢惊风，风痫：天麻曲两（酒洗，炒），胆星三两，僵蚕二两（俱炒），天竺黄一两，明雄黄五钱。俱研细，总和匀，半夏曲二两，为末，打糊，丸如弹子大。用薄荷、生姜泡浓汤，调化一丸，或二三丸。（摘录自《本草汇言》）

（7）小儿诸惊：天麻半两，全蝎（去毒，炒）一两，天南星（炮，去皮）半两，白僵蚕（炒，去丝）二钱，共为细末，酒煮面糊为丸，如天麻子大。一岁每服十丸至十五丸，荆芥汤下，此药性温，可以常服。（摘录自《魏氏家藏方》天麻丸）

7 白茅根

十里无人烟，白茅如人长。

——明末清初·彭孙贻《白茅汇》

本品为禾本科植物白茅 *Imperata cylindrica* Beauv. var. *major* (Nees) C.E.Hubb. 的干燥根茎。春、秋二季采挖，洗净，晒干，除去须根和膜质叶鞘，捆成小把。

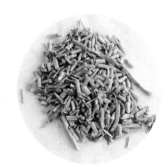

关键词：凉血止血，清热利尿。

【释名】根名茹根（《本经》）、兰根（《本经》）、地筋（《别录》）。

时珍曰：茅叶如矛，故谓之茅。其根牵连，故谓之茹。《易》曰：拔茅连茹，是也。有数种：夏花者，为茅；秋花者，为菅，二物功用相近，而名谓不同。《诗》云：白华菅兮，白茅束兮，是也。《别录》不分茅、菅乃二种，谓茅根一名地菅，一名地筋，而有名未用又出地筋，一名菅根。盖二物之根状皆如筋，可通名地筋，不可并名菅也，正之。

【炮制】白茅根洗净，微润，切段，干燥，除去碎屑。

【性味与归经】甘，寒。归肺、胃、膀胱经。

【功能与主治】凉血止血，清热利尿。用于血热吐血、衄血、尿血，热病烦渴，湿热黄疸，水肿尿少，热淋涩痛。

【用量】9 ～ 30g。

【贮藏】置干燥处。

【附方】（1）山中辟谷：凡辟难无人之境，取白茅根洗净，咀嚼，或石上晒焦捣末，水服方寸匕，可辟谷不饥。
（《肘后备急方》）

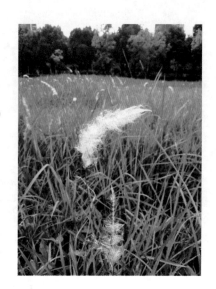

（2）温病冷哕：因热甚饮水成暴冷哕者。茅根（切）、枇杷叶（拭去毛，炙香）各半斤。水四升，煎二升，去滓，稍热饮之。（庞安常《伤寒总病论》）

（3）温病热哕：乃伏热在胃，令人胸满则气逆，逆则哕，或大下后，胃中虚冷，亦致哕也。茅根（切）、葛根（切）各半斤。水三升，煎一升半，每温饮一盏，哕止即停。（庞安常《伤寒总病论》）

（4）反胃上气，食入即吐。茅根、芦根二两。水四升，煮二升，顿服得下，良。（《圣济总录》）

（5）肺热气喘：生茅根一握。呚咀，水二盏，煎一盏，食后温服。甚者三服止，名如神汤。（《太平圣惠方》）

（6）虚后水肿：因饮水多，小便不利。用白茅根一大把，小豆三升，水三升，煮干，去茅食豆，水随小便下也。（《肘后备急方》）

（7）五种黄病：黄疸、谷疸、酒疸、女疸、劳疸也。黄汗者，乃大汗出入水所致，身体微肿，汗出如黄柏汁。用生茅根一把，细切，以猪肉一斤，合作羹食。（《肘后备急方》）

（8）解中酒毒，恐烂五脏：茅根汁，饮一升。（《千金方》）

（9）小便热淋：白茅根四升，水一斗五升，煮取五升，适冷暖饮之，日三服。（《肘后备急方》）

（10）小便出血：茅根煎汤，频饮为佳。（《谈野翁试验方》）

（11）劳伤溺血：茅根、干姜等分，入蜜一匙，水二钟，煎一钟，日一服。

（12）鼻衄不止：茅根为末，米泔水服二钱。（《太平圣惠方》）

（13）吐血不止：《千金翼》用白茅根一握，水煎服之。《妇人良方》用根洗捣汁，日饮一合。

（14）竹木入肉：白茅根烧末，猪脂和涂之。风入成肿者，亦良。（《肘后备急方》）

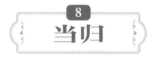

8 当归

何药能医肠九回，榴莲不似蜀当归。

——宋·王质《浣溪沙》

本品为伞形科植物当归 *Angelica sinensis*(Oliv.) Diels 的干燥根。秋末采挖，除去须根和泥沙，待水分稍蒸发后，捆成小把，上棚，用烟火慢慢熏干。

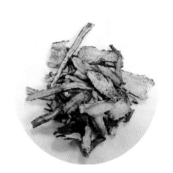

关键词：补血活血，调经止痛，润肠通便。

【释名】乾归（《本经》）、山蕲（《尔雅》）、白蕲（《尔雅》）、文无（《纲目》）。

时珍曰：当归本非芹类，特以花叶似芹，故得芹名。古人娶妻为嗣续也，当归调血为女人要药，有思夫之意，故有当归之名，正与唐诗"胡麻好种无人种，正是归时又不归"之旨相同。

【炮制】除去杂质，洗净，润透，切薄片，晒干或低温干燥。

【性味与归经】甘、辛，温。归肝、心、脾经。

【功能与主治】补血活血，调经止痛，润肠通便。用于血虚萎黄，眩晕心悸，月经不调，经闭痛经，虚寒腹痛，风湿痹痛，跌仆损伤，痈疽疮疡，肠燥便秘。酒当归活血通经，用于经闭痛经，风湿痹痛，跌仆损伤。

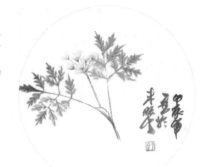

【用量】6～12g。

【贮藏】置阴凉干燥处，防潮，防蛀。

【附方】（1）血虚发热：当归补血汤，治肌热燥热，目赤面红，烦渴引饮，昼夜不息，其脉洪大而虚，重按全无力，此血虚之候也。得于饥困劳役，证象白虎，但脉不长实为异耳。若误服白虎汤即死，宜此主之。当归身（酒洗）二钱，绵黄芪（蜜炙）一两，作一服。水二钟，煎一钟，空心温服，日再服。（东垣《兰室秘藏》）

（2）失血眩运：凡伤胎去血，产后去血，崩中去血，金疮去血，拔牙去血，一切去血过多，心烦眩运，闷绝不省人事。当归二两，芎䓖一两。每用五钱，水七分，酒三分，煎七分，热服，日再。（《妇人大全良方》）

（3）衄血不止：当归（焙）研末，每服一钱，米饮调下。（《圣济总录》）

（4）小便出血：当归四两（锉），酒三升，煮取一升，顿服。（《肘后备急方》）

（5）头痛欲裂：当归二两，酒一升，煎取六合，饮之，日再服。（《外台秘要》方）

（6）内虚目暗：补气养血。用当归（生晒）六两，附子（火炮）一两，为末，炼蜜丸梧子大。每服三十丸，温酒下，名六一丸。（《圣济总录》）

（7）心下痛刺：当归为末，酒服方寸匕。（《必效方》）

（8）手臂疼痛：当归三两（切），酒浸三日，温饮之。饮尽，别以三两再浸，以瘥为度。（《事林广记》）

（9）温疟不止：当归一两，水煎饮，日一服。（《圣济总录》）

（10）久痢不止：当归二两，吴茱萸一两，同炒香，去萸不用，为末，蜜丸梧子大，每服三十丸，米饮下，名胜金丸。（《普济方》）

（11）大便不通：当归、白芷等分为末，每服二钱，米汤下。（《圣济总录》）

（12）妇人百病，诸虚不足者：当归四两，地黄二两，为末，蜜丸梧子大。每食前，米饮下十五丸。（《太医支法存方》）

（13）月经逆行，从口鼻出：先以京墨磨汁服，止之。次用当归尾、红花各三钱，水一钟半，煎八分，温服，其经即通。（《简便方》）

（14）室女经闭：当归尾、没药各一钱，为末，红花浸酒，面北饮之，一日一服。（《普济方》）

（15）妇人血气，脐下气胀，月经不利，血气上攻欲呕，不得睡：当归四钱，干漆（烧存性）二钱，为末，炼蜜丸梧子大。每服十五丸，温酒下。（《永类钤方》）

（16）堕胎下血不止：当归（焙）一两，葱白一握。每服五钱，酒一盏半，煎八分，温服。（《圣济总录》）

（17）妊娠胎动，神妙：佛手散治妇人妊娠伤动，或子死腹中，血下疼痛，口噤欲死。服此探之，不损则痛止，已损便立下，此乃徐王神验方也。当归二两，芎䓖一两。为粗末，每服三钱，水一盏，煎令泣泣欲干，投酒一盏，再煎一沸，温服，或灌之。如人行五里，再服。不过三五服便效。（张文仲《备急方》）

（18）产难胎死，横生倒生：用当归三两，芎䓖一两，为末，先以大黑豆炒焦，入流水一盏，童便一盏，煎至一盏，分为二服。未效再服。（《妇人大全良方》）

（19）倒产子死不出：当归末，酒服方寸匕。（《子母秘录》）

（20）产后血胀，腹痛引胁：当归二钱，干姜（炮）五分，为末，每服

三钱，水一盏，煎八分，入盐、酢少许，热服。(《妇人大全良方》)

（21）产后腹痛如绞：当归末五钱，白蜜一合，水一盏，煎一盏，分为二服。未效再服。(《妇人大全良方》)

（22）产后自汗：壮热，气短，腰脚痛不可转。当归三钱，黄芪、白芍药（酒炒）各二钱，生姜五片。水一盏半，煎七分，温服。(《太平惠民和剂局方》)

（23）产后中风：不省人事，口吐涎沫，手足瘛疭。当归、荆芥穗等分为末，每服二钱，水一盏，酒少许，童尿少许，煎七分，灌之，下咽即有生意，神效。(《太平圣惠方》)

（24）小儿胎寒好啼，昼夜不止，因此成痫：当归末一小豆大，以乳汁灌之，日夜三四度。(《肘后备急方》)

（25）小儿脐湿不早治，成脐风。或肿赤，或出水。用当归末敷之：一方，入麝香少许。一方，用胡粉等分。试之最验。若愈后因尿入复作，再敷即愈。(《太平圣惠方》)

（26）汤火伤疮，焮赤溃烂，用此生肌，拔热止痛：当归、黄蜡各一两，麻油四两，以油煎当归焦黄，去滓，纳蜡搅成膏，出火毒，摊贴之。(《太平惠民和剂局方》)

（27）白黄色枯：舌缩、恍惚，若语乱者死。当归、白术二两，水煎，入生苄汁、蜜和服。(三十六黄方)

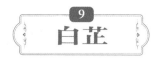

白芷

白芷花开绕屋香，一时秋思入江乡。

——明·德祥《闻芷》

本品为伞形科植物白芷 *Angelica dahurica* (Fisch. ex Hoffm.) Benth.et Hook.f. 或杭白芷 *Angelica dahurica* (Fisch.ex Hoffm.)Benth.et Hook. f. var. *formosana* (Boiss.) Shan et Yuan 的干燥根。夏、秋间叶黄时采挖，除去须根和泥沙，晒干或低温干燥。

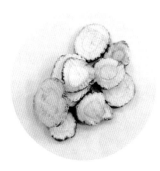

关键词：解表散寒，祛风止痛，宣通鼻窍，燥湿止带，消肿排脓。

【释名】白茝（音止，又昌海切）、芳香（《本经》）、泽芬（《别录》）、苻蓠（《别录》）、蘺（许骄切）、莞（音官），叶名蒚麻（音力）、药（音约）。

时珍曰：徐锴云，初生根干为芷，则白芷之义取乎此也。王安石《字说》云：茝香可以养鼻，又可养体，故茝字从臣。茝音怡，养也。许慎《说文》云：晋谓之蘺，齐谓之茝，楚谓之蓠，又谓之药。生于下泽，芬芳与兰同德，故骚人以兰茝为咏，而本草有芬香、泽芬之名，古人谓之香白芷云。

【炮制】除去杂质，大小分开，略浸，润透，切厚片，干燥。

【性味与归经】辛，温。归胃、大肠、肺经。

【功能与主治】解表散寒，祛风止痛，宣通鼻窍，燥湿止带，消肿排脓。用于感冒头痛，眉棱骨痛，鼻塞流涕，鼻衄，鼻渊，牙痛，带下，疮疡肿痛。

【用量】3～10g。

【贮藏】置阴凉干燥处，防蛀。

【附方】（1）一切伤寒：神白散，又名圣僧散，治时行一切伤寒，不问阴阳轻重、老少、男女、孕妇，皆可服之。用白芷一两，生甘草半两，姜三片，葱白三寸，枣一枚，豉五十粒，水二碗，煎服取汗，不汗再服。病至十余日未得汗者，皆可服之。（《卫生家宝方》）

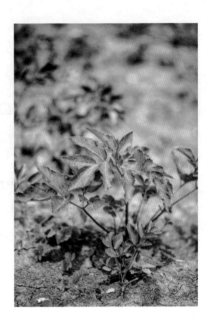

（2）一切风邪：方同上。

（3）风寒流涕：香白芷一两，荆芥穗一钱，为末，蜡茶点服二钱。（《是斋百一选方》）

（4）小儿流涕，是风寒也：白芷末、葱白，捣丸小豆大，每茶下二十丸。仍以白芷末，姜汁调，涂太阳穴，乃食热葱粥取汗。（《太平圣惠方》）

（5）小儿身热：白芷煮汤浴之，取汗避风。（《子母秘录》）

（6）头面诸风：香白芷切，以萝卜汁浸透，晒干为末。每服二钱，白汤下。或以搐鼻。（《仁斋直指方》）

（7）偏正头风：百药不治，一服便可，天下第一方也。香白芷（炒）二两五钱，川芎（炒）、甘草（炒）、川乌头（半生半熟）各一两，为末。每服一钱，细茶、薄荷汤调下。（《谈野翁试验方》）

（8）眉棱骨痛：属风热与痰。白芷、片芩（酒炒）等分为末，每服二钱，茶清调下。（《丹溪纂要》）

（9）风热牙痛：香白芷一钱，朱砂五分，为末，蜜丸芡子大，频用擦牙。此乃濠州一村妇以医人者，庐州郭医云，绝胜他药也。或以白芷、吴茱萸等分，浸水漱涎。（《医林类证集要》）

（10）一切眼疾：白芷、雄黄为末，炼蜜丸龙眼大，朱砂为衣，每服一

丸，食后茶下，日二服，名还睛丸。(《普济方》)

（11）口齿气臭：《百一选方》用香白芷七钱，为末，食后井水服一钱。《济生方》用白芷、川芎等分为末，蜜丸芡子大，日嚼之。

（12）盗汗不止：太平白芷一两，辰砂半两，为末。每服二钱，温酒下，屡验。(《朱氏集验方》)

（13）血风反胃：香白芷一两（切片，瓦炒黄），为末，用猪血七片，沸汤泡七次，蘸末食之，日一次。(《妇人大全良方》)

（14）脚气肿痛：白芷、芥子等分为末，姜汁和，涂之效。(《医方摘要》)

（15）妇人白带：白芷四两，以石灰半斤，淹三宿，去灰切片，炒研末。酒服二钱，日二服。(《医学集成》)

（16）妇人难产：白芷五钱，水煎服之。(唐瑶《经验方》)

（17）胎前产后：乌金散治胎前产后虚损，月经不调，崩漏及横生逆产。用白芷、百草霜等分为末，以沸汤入童子小便，同醋调服二钱。丹溪加滑石，以芎归汤调之。(《普济方》)

（18）大便风秘：香白芷，炒为末。每服二钱，米饮入蜜少许，连进二服。(《十便良方》)

（19）小便气淋，结涩不通：白芷（醋浸焙干）二两，为末。煎木通、甘草，酒调下一钱，连进二服。(《普济方》)

（20）鼻衄不止：就以所出血调白芷末，涂山根，立止。(《简便方》)

（21）小便出血：白芷、当归等分为末，米饮，每服二钱。(《经验方》)

（22）肠风下血：香白芷为末，每服二钱，米饮下，神效。(余居士《选奇方》)

（23）痔漏出血：方同上，并煎汤熏洗。(《仁斋直指方》)

（24）痔疮肿痛：先以皂角烟熏之，后以鹅胆汁调白芷末涂之，即消。(《医方摘要》)

（25）肿毒热痛：醋调白芷末敷之。(《卫生易简方》)

（26）乳痈初起：白芷、贝母各二钱，为末，温酒服之。（《秘传外科方》）

（27）疔疮初起：白芷一钱，生姜一两，擂酒一盏，温服取汗，即散。此陈指挥方也。（《袖珍方》）

（28）痈疽赤肿：白芷、大黄等分为末，米饮服二钱。（《经验方》）

（29）小儿丹瘤，游走入腹必死。初发，急以截风散截之。白芷、寒水石为末，生葱汁调涂。（《全幼心鉴》）

（30）刀箭伤疮：香白芷嚼烂涂之。（《李时珍濒湖集简方》）

（31）解砒石毒：白芷末，井水服二钱。（《事林广记》）

（32）诸骨哽咽：白芷、半夏等分为末，水服一钱，即呕出。（《普济方》）

（33）毒蛇蜇伤：临川有人被蝮伤，即昏死，一臂如股，少顷遍身皮胀，黄黑色。一道人以新汲水调香白芷末一斤，灌之。觉脐中掯掯然，黄水自口出，腥秽逆人，良久消缩如故，云以麦门冬汤调尤妙，仍以末搽之。又经山寺僧为蛇伤，一脚溃烂，百药不愈。一游僧以新水数洗净腐败，见白筋，挹干，以白芷末，入胆矾、麝香少许掺之，恶水涌出。日日如此，一月平复。（洪迈《夷坚志》）

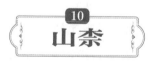

10 山奈

本品为姜科植物山奈 *Kaempferia galanga* L. 的干燥根茎。冬季采挖，洗净，除去须根，切片，晒干。

关键词：行气温中，消食，止痛。

【释名】山辣（《纲目》）、三奈。

时珍曰：山奈俗讹为三奈，又讹为三赖，皆土音也。或云：本名山辣，南人舌音呼"山"为"三"，呼"辣"如"赖"，故致谬误。其说甚通。

【性味与归经】辛，温。归胃经。

【功能与主治】行气温中，消食，止痛。用于胸膈胀满，脘腹冷痛，饮食不消。

【用量】6～9g。

【贮藏】置阴凉干燥处。

【附方】（1）一切牙痛：三奈子一钱（面包煨熟），入麝香二字，为末，随左右嗜一字入鼻内，口含温水漱去，神效。名海上一字散。（《普济方》）

（2）风虫牙痛：《仁存方》用山奈为末，铺纸上卷作筒，烧灯吹灭，乘热和药吹入鼻内，痛即止。《摄生方》用肥皂一个（去瓤），入山奈、甘松各三分，花椒、食盐不拘多少，填满，面包煅红，取研，日用擦牙漱去。

（3）面上雀斑：三奈子、鹰粪、密陀僧、蓖麻子等分，研匀，以乳汁调之，夜涂，旦洗去。醒头去屑：三奈、甘松香、零陵香一钱，樟脑二分，滑石半两，为末，夜擦，旦篦去。（《水云录》）

（4）心腹冷痛：三奈、丁香、当归、甘草等分为末，醋糊丸梧子大。每服三十丸，酒下。（《李时珍濒湖集简方》）

11
高良姜

本品为姜科植物高良姜 *Alpinia officinarum* Hance 的干燥根茎。夏末秋初采挖，除去须根和残留的鳞片，洗净，切段，晒干。

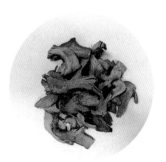

关键词：温中止呕，散寒止痛。

【释名】蛮姜（《纲目》），子名红豆蔻。

时珍曰：陶隐居言此姜始出高良郡，故得

此名。按高良，即今高州也。汉为高凉县，吴改为郡。其山高而稍凉，因以为名，则"高良"当作"高凉"也。

【炮制】除去杂质，洗净，润透，切薄片，晒干。

【性味与归经】辛，热。归脾、胃经。

【功能与主治】温胃止呕，散寒止痛。用于脘腹冷痛，胃寒呕吐，嗳气吞酸。

【用量】3～6g。

【贮藏】置阴凉干燥处。

【附方】（1）霍乱吐利：火炙高良姜令焦香，每用五两，以酒一升，煮三四沸，顿服，亦治腹痛中恶。（《外台秘要》）

（2）霍乱腹痛：高良姜一两（锉），以水三大盏，煎二盏半，去滓，入粳米一合，煮粥食之，便止。（《太平圣惠方》）

（3）霍乱呕甚不止：用高良姜（生锉）二钱，大枣一枚。水煎冷服，立定。名冰壶汤。（《普济方》）

（4）脚气欲吐：苏恭曰，凡患脚气人，每旦饱食，午后少食，日晚不食。若饥，可食豉粥。若觉不消，欲致霍乱者，即以高良姜一两，水三升，煮一升，顿服尽，即消。若猝无者，以母姜一两代之，清酒煎服。虽不及高良姜，亦甚效也。

（5）心脾冷痛：高良姜丸，用高良姜四两（切片，分作四分：一两用陈廪米半合，炒黄去米；一两用陈壁土半两，炒黄去土；一两用巴豆三十四个，炒黄去豆；一两用斑蝥三十四个，炒黄去蝥），吴茱萸一两（酒浸一夜，同姜再炒），为末，以浸茱酒打糊丸梧子大，每空心姜汤下五十丸。《永类钤方》用高良姜三钱，五灵脂六钱，为末，每服三钱，醋汤调下。

（6）养脾温胃：去冷消痰，宽胸下气，大治心脾疼及一切冷物所伤。用高良姜、干姜等分，炮，研末，面糊丸梧子大，每食后橘皮汤下十五丸。妊妇勿服。（《太平惠民和剂局方》）

（7）脾虚寒疟，寒多热少，饮食不思：用高良姜（麻油炒）、干姜（炮）各一两，为末，每服五钱，用猪胆汁调成膏子，临发时热酒调服。以胆汁和丸，每服四十丸，酒下亦佳。吴开内翰，政和丁酉居全椒县，岁疟大作，用此救人以百计。张大亨病此，甚欲致仕，亦服之愈。大抵寒发于胆，用猪胆引二姜入胆，去寒而燥脾胃，一寒一热，阴阳相制，所以作效也。一方只用二姜（半生半炮）各半两，穿山甲（炮）三钱，为末，每服二钱，猪肾煮酒下。（《朱氏集验方》）

（8）妊妇疟疾：先因伤寒变成者，用高良姜三钱（锉），以猯猪胆汁浸一夜，东壁土炒黑，去土，以肥枣肉十五枚，同焙为末。每用三钱，水一盏，煎热，将发时服，神妙。（《永类钤方》）

（9）暴赤眼痛：以管吹良姜末入鼻取嚏，或弹出鼻血，即散。（《谈野翁试验方》）

（10）风牙痛肿：高良姜二寸，全蝎（焙）一枚，为末掺之，吐涎，以盐汤漱口。此乃乐清丐者所传。鲍季明病此，用之果效。（王璆《是斋百一选方》）

（11）头痛搐鼻：高良姜生研频搐。（《普济方》）

12 草果

本品为姜科植物草果 *Amomum tsao-ko* Crevost et Lemaire 的干燥成熟果实。秋季果实成熟时采收，除去杂质，晒干或低温干燥。

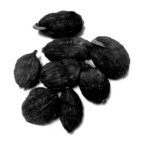

关键词：燥湿温中，截疟除痰。

【释名】草豆蔻（《开宝》）、漏蔻（《异物志》）、草果（郑樵《通志》）。

宗奭曰：豆蔻，草豆蔻也。此是对肉豆蔻而名。若作果，则味不和。前人编入果部，不知有何义意？花性热，淹至京师，味微苦不甚美，干则色淡紫。为能消酒毒，故为果尔。

时珍曰：按，扬雄《方言》云：凡物盛多曰蔻。豆蔻之名，或取此义。豆象形也。《南方异物志》作"漏蔻"，盖南人字无正音也。今虽不专为果，犹入茶食料用，尚有草果之称焉。《金光明经》三十二品香药，谓之苏乞迷罗细。

【炮制】草果仁：取草果，照清炒法炒至焦黄色并微鼓起，去壳，取仁。用时捣碎。

【性味与归经】辛，温。归脾、胃经。

【功能与主治】燥湿温中，截疟除痰。用于寒湿内阻，脘腹胀痛，痞满呕吐，疟疾寒热，瘟疫发热。

【用量】3～6g。

【贮藏】置阴凉干燥处。

【附方】（1）心腹胀满短气：用草豆蔻一两，去皮为末，以木瓜生姜汤，调服半钱。（《千金方》）

（2）胃弱呕逆不食：用草豆蔻仁二枚，高良姜半两，水一盏，煮取汁，入生姜汁半合，和白面作拨刀，以羊肉臊汁煮熟，空心食之。（《普济方》）

（3）霍乱烦渴：草豆蔻、黄连各一钱半，乌豆五十粒，生姜三片，水煎服之。（《圣济总录》）

（4）虚疟自汗不止，用草果一枚（面裹煨熟，连面研），入平胃散二钱。水煎服。（《经效济世方》）

（5）气虚瘴疟：热少寒多，或单寒不热，或虚热不寒。用草果仁、熟附子等分，水一盏，姜七片，枣一枚，煎半盏服。名果附汤。（《济生方》）

（6）脾寒疟疾：寒多热少，或单寒不热，或大便泄而小便多，不能食。

用草果仁、熟附子各二钱半，生姜七片，枣肉二枚，水三盏，煎一盏，温服。(《医方大成》)

（7）脾肾不足：草果仁一两（以舶茴香一两炒香，去茴不用），吴茱萸（汤泡七次，以破故纸一两炒香，去故纸不用），胡芦巴一两（以山茱萸一两炒香，去茱萸不用）。上三味为散，酒糊丸梧子大。每服六十丸，盐汤下。(《是斋百一选方》)

（8）赤白带下：连皮草果一枚，乳香一小块，面裹煨焦黄，同面研细，每米饮服二钱，日二服。(《卫生易简方》)

（9）香口辟臭：豆蔻、细辛为末，含之。(《肘后备急方》)

（10）脾痛胀满：草果仁二个，酒煎服之。(《仁斋直指方》)

13

砂仁

本品为姜科植物阳春砂 *Amomwm villosum* Lour.、绿壳砂 *Amomum villosum* Lour. var. *xanthioides* T.L.Wuet Senjen 或海南砂 *Amomum longiligulare* T.L. Wu 的干燥成熟果实。夏、秋二季果实成熟时采收，晒干或低温干燥。

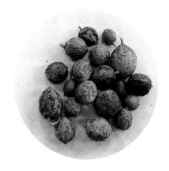

关键词：化湿开胃，温脾止泻，理气安胎。

时珍曰：按《医通》云，肾恶燥，以辛润之。缩砂仁之辛，以润肾燥。又云：缩砂属土，主醒脾调胃，引诸药归宿丹田。

【释名】时珍曰：名义未详。藕下白蒻多蜜，取其密藏之意。此物实在根下，仁藏壳内，亦或此意欤。

【炮制】除去杂质，用时捣碎。

【性味与归经】辛，温。归脾、胃、肾经。

【功能与主治】化湿开胃，温脾止泻，理气安胎。用于湿浊中阻，脘痞不饥，脾胃虚寒，呕吐泄泻，妊娠恶阻，胎动不安。

【用量】3～6g，后下。

【贮藏】置阴凉干燥处。

【附方】（1）冷滑下痢，不禁虚羸：用缩砂仁熬为末，以羊子肝薄切掺之，瓦上焙干为末，入干姜末等分，饭丸梧子大。每服四十丸，白汤下，日二服。又方：缩砂仁、炮附子、干姜、厚朴、陈橘皮等分为末，饭丸梧子大。每服四十丸，米饮下，日二服。（并《药性论》）

（2）大便泻血，三代相传者：缩砂仁为末，米饮热服二钱，以愈为度。（《十便良方》）

（3）小儿脱肛：缩砂（去皮）为末，以猪腰子一片，批开擦末在内，缚定，煮熟与儿食，次服白矾丸。如气逆肿喘者，不治。（《保幼大全》）

（4）遍身肿满，阴亦肿者：用缩砂仁、土狗一个，等分，研，和老酒服之。（《仁斋直指方》）

（5）痰气膈胀：砂仁捣碎，以萝卜汁浸透，焙干为末。每服一二钱，食远沸汤服。（《简便方》）

（6）上气咳逆：砂仁（洗净，炒研）、生姜（连皮）等分，捣烂，热酒食远泡服。（《简便方》）

（7）子痫昏冒：缩砂（和皮炒黑），热酒调下二钱。不饮者，米饮下。此方安胎止痛皆效，不可尽述。（陶隐居方）

（8）妊娠胎动，偶因所触，或跌坠伤损，致胎不安，痛不可忍者：缩砂（熨斗内炒熟，去皮用仁），捣碎，每服二钱，热酒调下。须臾觉腹中胎动处极热，即胎已安矣。神效。（《孙尚药方》）

（9）妇人血崩：新缩砂仁，新瓦焙研末，米饮服三钱。（《妇人大全

良方》）

（10）热拥咽痛：缩砂壳为末，水服一钱。（戴原礼方）

（11）牙齿疼痛：缩砂常嚼之良。（《仁斋直指方》）

（12）口吻生疮：缩砂壳煅研，擦之即愈。此蔡医博秘方也。（黎居士《简易方》）

（13）鱼骨入咽：缩砂、甘草等分为末，绵裹含之咽汁，当随痰出矣。（王璆《是斋百一选方》）

（14）误吞诸物：金银铜钱等物不化者，浓煎缩砂汤饮之，即下。（危氏《世医得效方》）

（15）一切食毒：缩砂仁末，水服一二钱。（《事林广记》）

14 益智仁

本品为姜科植物益智 *Alpinia axyphylla* Miq. 的干燥成熟果实。夏、秋间果实由绿变红时采收，晒干或低温干燥。

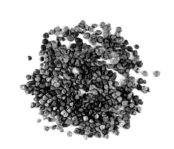

关键词：暖肾固精缩尿，温脾止泻摄唾。

【释名】 时珍曰：脾主智，此物能益脾胃故也，与龙眼名益智义同。按，苏轼记云：海南产益智，花实皆长穗，而分为三节。观其上中下节，以候早中晚禾之丰凶。大丰则皆实，大凶皆不实，罕有三节并熟者。其为药只治水，而无益于智，其得此名，岂以其知岁耶？此亦一说也，终近穿凿。

【炮制】 益智仁：除去杂质及外壳，用时捣碎。

【性味与归经】 辛，温。归脾、肾经。

【功能与主治】暖肾固精缩尿，温脾止泻摄唾。用于肾虚遗尿，小便频数，遗精白浊，脾寒泄泻，腹中冷痛，口多唾涎。

【用量】3～10g。

【贮藏】置阴凉干燥处。

【附方】（1）小便频数，脬气不足也。雷州益智子（盐炒，去盐）、天台乌药等分为末，酒煮山药粉为糊丸如梧子大。每服七十丸，空心盐汤下。名缩泉丸。（《朱氏集验方》）

（2）心虚尿滑，及赤白二浊：益智子仁、白茯苓、白术等分为末，每服三钱，白汤调下。

（3）白浊腹满，不拘男妇：用益智仁（盐水浸炒）、厚朴（姜汁炒）等分，姜三片，枣一枚，水煎服。（《永类钤方》）

（4）小便赤浊：益智子仁、茯神各二两，远志、甘草（水煮）各半斤，为末，酒糊丸梧子大，空心姜汤下五十丸。

（5）腹胀忽泻：日夜不止，诸药不效，此气脱也。用益智子仁二两，浓煎饮之，立愈。（危氏《世医得效方》）

（6）妇人崩中：益智子炒，碾细，米饮入盐，服一钱。（《产宝》）

（7）香口辟臭：益智子仁一两，甘草二钱，碾粉舐之。（《经验良方》）

（8）漏胎下血：益智仁半两，缩砂仁一两，为末，每服三钱，空心白汤下，日二服。（胡氏《济阴方》）

15 荜茇

本品为胡椒科植物荜茇 *Piper longum* L. 的干燥近成熟或成熟果穗。果穗由绿变黑时采收，除去杂质，晒干。

关键词：温中散寒，下气止痛。

【释名】荜拨。

时珍曰：荜拨当作"荜茇"，出《南方草木状》，番语也。陈藏器《本草》作"毕勃"，《扶南传》作"逼拨"，《大明会典》作"毕茇"。又段成式《酉阳杂俎》云：摩伽陀国呼为荜拨梨，拂林国呼为阿梨诃陀。

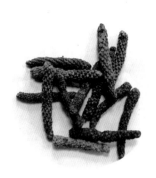

【炮制】除去杂质，用时捣碎。

【性味与归经】辛，热。归胃、大肠经。

【功能与主治】温中散寒，下气止痛。用于脘腹冷痛，呕吐，泄泻，寒凝气滞，胸痹心痛，头痛，牙痛。

【用量】1 ～ 3g。外用适量，研末塞龋齿孔中。

【贮藏】置阴凉干燥处，防蛀。

【附方】（1）冷痰恶心：荜茇一两，为末，食前用米汤服半钱。（《太平圣惠方》）

（2）暴泄身冷：自汗，甚则欲呕，小便清，脉微弱，宜已寒丸治之。荜茇、肉桂各二钱半，高良姜、干姜各三钱半，为末，糊丸梧子大。每服三十丸，姜汤下。（《太平惠民和剂局方》）

（3）胃冷口酸流清水，心下连脐痛：用荜茇半两，厚朴（姜汁浸炙）一两，为末，入热鲫鱼肉，和丸绿豆大。每米饮下二十丸，立效。（余居士《选奇方》）

（4）瘴气成块，在腹不散：用荜茇一两，大黄一两，并生为末，入麝香少许，炼蜜丸梧子大，每冷酒服三十丸。（《永类钤方》）

（5）妇人血气作痛，及下血无时，月水不调：用荜茇（盐炒）、蒲黄（炒）等分为末，炼蜜丸梧子大。每空心温酒服三十丸，两服即止。名二神

丸。（陈氏方）

（6）偏头风痛：荜茇为末，令患者口含温水，随左右痛，以左右鼻吸一字，有效。（《经验后方》）

（7）鼻流清涕：荜茇末吹之，有效。（《卫生易简方》）

（8）风虫牙痛：荜茇末揩之，煎苍耳汤漱去涎。《本草权度》用荜茇末、木鳖子肉，研膏化开，搐鼻。《圣济总录》用荜茇、胡椒等分为末，化蜡丸麻子大，每以一丸塞孔中。

16 肉豆蔻

娉娉袅袅十三余，豆蔻梢头二月初。

——唐·杜牧《赠别二首·其一》

本品为肉豆蔻科植物肉豆蔻 *Myristica fragrans* Houtt. 的干燥种仁。

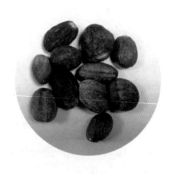

关键词：温中涩肠，行气消食。

【释名】肉果（《纲目》）、迦拘勒。

宗奭曰：肉豆蔻对草豆蔻为名，去壳只用肉。肉油色者佳，枯白瘦虚者劣。

时珍曰：花实皆似豆蔻而无核，故名。

【炮制】除去杂质，洗净，干燥。

【性味与归经】辛，温。归脾、胃、大肠经。

【功能与主治】温中行气，涩肠止泻。用于脾胃虚寒，久泻不止，脘腹胀痛，食少呕吐。

【用量】3 ～ 10g。

【贮藏】置阴凉干燥处，防蛀。

【附方】（1）暖胃除痰，进食消食：肉豆蔻二个，半夏（姜汁炒）五钱，木香二钱半，为末，蒸饼丸芥子大，每食后津液下五丸、十丸。（《普济方》）

（2）霍乱吐利：肉豆蔻为末，姜汤服一钱。（《普济方》）

（3）久泻不止：肉豆蔻（煨）一两，木香二钱半，为末，枣肉和丸，米饮服四五十丸。又方：肉豆蔻（煨）一两，熟附子七钱。为末糊丸。米饮服四五十丸。又方：肉豆蔻（煨）、粟壳（炙）等分为末，醋糊丸，米饮服四五十丸。（并《是斋百一选方》）

（4）老人虚泻：肉豆蔻三钱（面裹煨熟，去面研），乳香一两，为末，陈米粉糊丸梧子大。每服五七十丸，米饮下。此乃常州侯教授所传方。（《瑞竹堂经验方》）

（5）小儿泄泻：肉豆蔻五钱，乳香二钱半，生姜五片。同炒黑色，去姜，研为膏收，旋丸绿豆大。每量大小，米饮下。（《全幼心鉴》）

（6）脾泄气痢：豆蔻一颗（米醋调面裹，煨令焦黄，和面研末），更以椟子（炒，研末）一两，相和，又以陈廪米炒焦，为末和匀。每以二钱煎作饮，调前二味三钱，旦暮各一服，便瘥。（《续传信方》）

（7）冷痢腹痛，不能食者：肉豆蔻一两（去皮），醋和面裹煨，捣末。每服一钱，粥饮调下。（《太平圣惠方》）

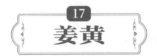

17 姜黄

香浓宝鼎透金炉，片子姜黄产蜀都。

——清·赵瑾叔《姜黄》

本品为姜科植物姜黄 *Curcuma longa* L. 的干燥根茎。冬季茎叶枯萎时采挖，洗净，煮或蒸至透心，晒干，除去须根。

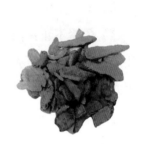

关键词：破血行气，通经止痛。

【释名】蒁（音述）、宝鼎香（《纲目》）。

【炮制】除去杂质，略泡，洗净，润透，切厚片，干燥。

【性味与归经】辛、苦，温。归脾、肝经。

【功能与主治】破血行气，通经止痛。用于胸胁刺痛，胸痹心痛，痛经经闭，癥瘕，风湿肩臂疼痛，跌仆肿痛。

【用量】3 ~ 10g。外用适量。

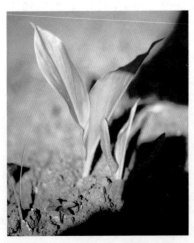

【贮藏】置阴凉干燥处。

【附方】（1）心痛难忍：姜黄一两，桂三两，为末，醋汤服一钱。（《经验方》）

（2）胎寒腹痛，啼哭吐乳，大便泻青，状若惊搐，出冷汗：姜黄一钱，没药、木香、乳香各二钱，为末，蜜丸芡子大。每服一丸，钩藤煎汤化下。（《太平惠民和剂局方》）

（3）产后血痛有块：用姜黄、桂心等分为末，酒服方寸匕，血下尽即愈。（昝

殷《经效产宝》）

（4）疮癣初生：姜黄末掺之，妙。（《千金翼方》）

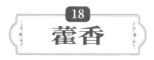

藿香

寒斋无复丁生梦，腹内惟闻葵藿香。

——元·陆文圭《应昌路驿傍有古松一干生十八枝
为斧所伤江西胡生图以示州长官命余作诗》

本品为唇形科植物广藿香*Pogostemon cablin*
(Blanco)Benth. 的干燥地上部分。枝叶茂盛时采
割，日晒夜闷，反复至干。

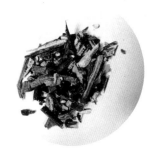

关键词：芳香化浊，和中止呕，发表解暑。

【释名】兜娄婆香。

时珍曰：豆叶曰藿，其叶似之，故名。《楞
严经》云：坛前以兜娄婆香煎水洗浴，即此。《法华经》谓之多摩罗跋香，
《金光明经》谓之钵怛罗香，皆兜娄二字梵言也。《涅槃》又谓之迦算香。

【炮制】除去残根和杂质，先抖下叶，筛净另放；茎洗净，润透，切
段，晒干，再与叶混匀。

【性味与归经】辛，微温。归脾、胃、肺经。

【功能与主治】芳香化浊，和中止呕，发表解暑。用于湿浊中阻，脘痞
呕吐，暑湿表证，湿温初起，发热倦怠，胸闷不舒，寒湿闭暑，腹痛吐泻，
鼻渊头痛。

【用量】煎服，3 ～ 10g。

【贮藏】置阴凉干燥处。

【附方】（1）升降诸气：藿香一两，香附（炒）五两，为末，每以白汤点服一钱。（《经效济世方》）

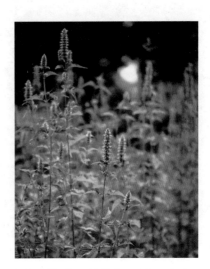

（2）霍乱吐泻垂死者，服之回生：用藿香叶、陈皮各半两，水二盏，煎一盏，温服。（《是斋百一选方》）

（3）暑月吐泻：滑石（炒）二两，藿香二钱半，丁香五分，为末。每服一二钱，淅米泔调服。（禹讲师《经验方》）

（4）胎气不安，气不升降，呕吐酸水：香附、藿香、甘草各三钱，为末，每服二钱，入盐少许，沸汤调服之。（《太平圣惠方》）

（5）香口去臭：藿香洗净，煎汤，时时噙漱。（《摘玄方》）

（6）冷露疮烂：藿香叶、细茶等分，烧灰，油调涂叶上，贴之。（《应验方》）

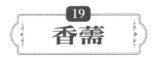

19

香薷

火龙嘘焰逼窗纱，细瀹香薷当啜茶。

——明·钟芳《晚天露坐》

本品为唇形科植物石香薷 *Mosla chinensis* Maxim. 或江香薷 *Mosla chinensis* 'Jiangxiangru' 的干燥地上部分。前者习称"青香薷"，后者习称"江香薷"。夏季茎叶茂盛、花盛时择晴天采割，除去杂质，阴干。

关键词：发汗解暑，行水散湿，温胃调中。

【释名】香菜（《食疗》）、香茸（同上）、香菜（《千金》）、蜜蜂草（《纲目》）。

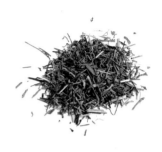

时珍曰：薷，本作"菜"。《玉篇》云：菜菜苏之类，是也。其气香，其叶柔，故以名之。草初生曰茸，孟诜《食疗》作"香戎"者，非是。俗呼蜜蜂草，象其花房也。

【炮制】除去残根和杂质，切段。

【性味与归经】辛，微温。归肺、胃经。

【功能与主治】发汗解表，化湿和中。用于暑湿感冒，恶寒发热，头痛无汗，腹痛吐泻，水肿，小便不利。

【用量】3 ～ 10g。

【贮藏】置阴凉干燥处。

【附方】（1）一切伤暑：《和剂局方》香薷饮，治暑月卧湿当风，或生冷不节，真邪相干，便致吐利，或发热头痛体痛，或心腹痛，或转筋，或干呕，或四肢逆冷，或烦闷欲死，并主之。用香薷一斤，厚朴（姜汁炙）、白扁豆（微炒）各半斤，锉散。每服五钱，水二盏，酒半盏，煎一盏，水中沉冷，连进二服立效。《活人书》去扁豆，入黄连四两，姜汁同炒黄色用。

（2）水病洪肿：胡洽居士香薷煎，用干香薷五十斤（锉），入釜中，以水淹过三寸，煮使气力都尽，去滓澄之，微火煎至可丸，丸如梧子大。一服五丸，日三服，日渐增之，以小便利则愈。（苏颂《本草图经》）

（3）通身水肿：深师薷术丸，治暴水风水气水，通身皆肿，服至小便利为效。用香薷叶一斤，水一斗，熬极烂去滓，再熬成膏，加白术末七两，和丸梧子大。每服十丸，米饮下，日五、夜一服。（《外台秘要》）

（4）四时伤寒，不正之气：用水香薷为末，热酒调服一二钱，取汗。（《卫生易简方》）

（5）心烦胁痛，连胸欲死者：香薷捣汁一二升服。（《肘后备急方》）

（6）鼻衄不止：香薷研末，水服一钱。（《圣济总录》）

（7）舌上出血如钻孔者：香薷煎汁服一升，日三服（《肘后备急方》）。

（8）口中臭气：香薷一把，煎汁含之。（《千金方》）

（9）小儿发迟：陈香薷二两，水一盏，煎汁三分，入猪脂半两，和匀，日日涂之。（《永类钤方》）

（10）白秃惨痛：上方入胡粉，和涂之。（《子母秘录》）

20 薄荷

薄荷花而饮，意象幽闲，不类人境。

——宋·姜夔《念奴娇·闹红一舸》

本品为唇形科植物薄荷 *Mentha haplocalyx* Briq. 的干燥地上部分。夏、秋二季茎叶茂盛或花开至三轮时，选晴天，分次采割，晒干或阴干。

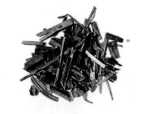

关键词：疏散风热，清利头目，利咽，透疹，疏肝行气。

【释名】菝蕑（音跋活）、蕃荷菜（蕃，音鄱）、吴菝蕑（《食性》）、南薄荷（《衍义》）、金钱薄荷。

时珍曰：薄荷，俗称也。陈士良《食性本草》作菝蕑，扬雄《甘泉赋》

作荗蒚，吕忱《字林》作荗苦，则薄荷之
为讹称可知矣。孙思邈《千金方》作蕃
荷，又方音之讹也。今人药用，多以苏州
者为胜，故陈士良谓之吴菝荷，以别胡菝
荷也。

宗奭曰：世称此为南薄荷，为有一种
龙脑薄荷，所以别之。

机曰：小儿方多用金钱薄荷，谓其叶
小颇圆如钱也，书作金银误矣。

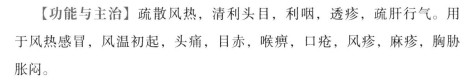

【炮制】除去老茎和杂质，略喷清水，
稍润，切短段，及时低温干燥。

【性味与归经】辛，凉。归肺、肝经。

【功能与主治】疏散风热，清利头目，利咽，透疹，疏肝行气。用
于风热感冒，风温初起，头痛，目赤，喉痹，口疮，风疹，麻疹，胸胁
胀闷。

【用量】3 ～ 6g，后下。

【贮藏】置阴凉干燥处。

【附方】（1）清上化痰：利咽膈，治风热。以薄荷末，炼蜜丸芡子大，
每噙一丸。白砂糖和之亦可。(《简便单方》)

（2）风气瘙痒：用大薄荷、蝉蜕等分为末，每温酒调服一钱。(《永类
钤方》)

（3）舌苔语蹇：薄荷自然汁，和白蜜、姜汁擦之。(《医学集成》)

（4）眼弦赤烂：薄荷，以生姜汁浸一宿，晒干为末。每用一钱，沸汤
炮洗。(《明目经验方》)

（5）瘰疬结核，或破未破：以新薄荷二斤（取汁），皂荚一挺（水浸去

皮，捣取汁），同于银石器内熬膏，入连翘末半两，连白青皮、陈皮、黑牵牛（半生半炒）各一两，皂荚仁一两半，同捣和丸梧子大。每服三十丸，煎连翘汤下。（《济生方》）

（6）衄血不止：薄荷汁滴之，或以干者水煮，绵裹塞鼻。（许学士《普济本事方》）

（7）血痢不止：薄荷叶煎汤常服。（《普济方》）

（8）水入耳中：薄荷汁滴入立效。（《经验方》）

（9）蜂虿蜇伤：薄荷叶挼贴之。（《外台秘要》）

（10）火毒生疮：冬间向火，火气入内，两股生疮，汁水淋漓者，用薄荷煎汁频涂，立愈。（张杲《医说》）

21 紫苏

> 紫苏品之中，功具神农述。
>
> ——宋·章甫《紫苏》

本品为唇形科植物紫苏 *Perilla frutescens*(L.) Britt. 的干燥叶（或带嫩枝）。夏季枝叶茂盛时采收，除去杂质，晒干。

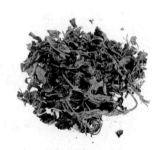

关键词：解表散寒，行气宽中，安胎，解鱼蟹毒。

【释名】紫苏（《食疗》）、赤苏（《肘后方》）、桂荏。

时珍曰：苏从酥，音酥，舒畅也。苏性舒畅，行气和血，故谓之苏。

曰紫苏者，以别白苏也。苏乃荏类，而味
更辛如桂，故《尔雅》谓之桂荏。

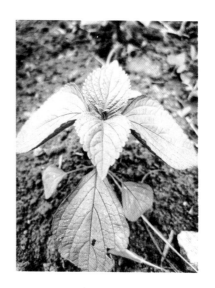

【炮制】除去杂质和老梗；或喷淋清
水，切碎，干燥。

【性味与归经】辛，温。归肺、脾经。

【功能与主治】解表散寒，行气和胃。
用于风寒感冒，咳嗽呕恶，妊娠呕吐，鱼
蟹中毒。

【用量】5 ～ 10g。

【贮藏】置阴凉干燥处。

【附方】（1）感寒上气：苏叶三两，橘皮四两，酒四升，煮一升半，分
再服。（《肘后备急方》）

（2）伤寒气喘不止：用赤苏一把，水三升，煮一升，稍稍饮之。（《肘
后备急方》）

（3）劳复食复欲死者：苏叶煮汁二升，饮之，亦可入生姜、豆豉同煮
饮。（《肘后备急方》）

（4）卒哕不止：香苏浓煮，顿服三升，良。（《千金方》）

（5）霍乱胀满，未得吐下：用生苏捣汁饮之，佳。干苏煮汁亦可。（《肘
后备急方》）

（6）诸失血病：紫苏不限多少，入大锅内，水煎令干，去滓熬
膏，以炒熟赤豆为末，和丸梧子大。每酒下三五十丸，常服之。（《斗
门方》）

（7）金疮出血不止：以嫩紫苏叶、桑叶同捣贴之。（《永类钤方》）

（8）跌仆伤损：紫苏捣敷之，疮口自合。（《谈野翁试验方》）

（9）伤损血出不止：以陈紫苏叶蘸所出血，揉烂敷之。血不作脓，且

愈后无瘢，甚妙也。(《永类钤方》)

（10）疯狗咬伤：紫苏叶嚼敷之。(《千金方》)

（11）蛇虺伤人：紫苏叶捣饮之。(《千金方》)

（12）食蟹中毒：紫苏煮汁饮二升。(《金匮要略》)

（13）飞丝入目，令人舌上生泡：用紫苏叶嚼烂，白汤咽之。(危氏《世医得效方》)

（14）乳痈肿痛：紫苏煎汤频服，并捣封之。(《海上仙方》)

（15）咳逆短气：紫苏茎叶二钱，人参一钱，水一钟，煎服。(《普济方》)

22 紫苏子

时珍曰：苏子与叶同功。发散风气宜用叶，清利上下则宜用子也。

本品为唇形科植物紫苏 *Perilla frutescens*(L.) Britt. 的干燥成熟果实。秋季果实成熟时采收，除去杂质，晒干。

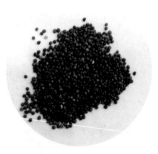

关键词：降气消痰，平喘，润肠。

【释名】苏子、黑苏子、赤苏、白苏、香苏。

【炮制】紫苏子：除去杂质，洗净，干燥。

炒紫苏子：取净紫苏子，照清炒法，炒至有爆声。

【性味与归经】辛，温。归肺经。

【功能与主治】降气消痰，平喘，润肠。可用于治疗痰壅气逆，咳嗽气喘，肠燥便秘等病证。

【用量】3 ～ 10g。

【贮藏】置通风干燥处，防蛀。

【附方】（1）顺气利肠：紫苏子、麻子仁等分，研烂，水滤取汁，同米煮粥食之。（《济生方》）

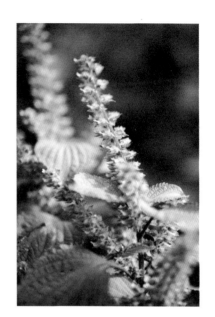

（2）治风顺气，利肠宽中：用紫苏子一升，微炒杵，以生绢袋盛，于三斗清酒中浸三宿，少少饮之。（《圣惠方》）

（3）一切冷气：紫苏子、高良姜、橘皮等分，蜜丸梧子大，每服十丸，空心酒下。（《药性论》）

（4）风湿脚气：方同上。

（5）风寒湿痹，四肢挛急，脚肿不可践地：用紫苏子二两，杵碎。以水三升，研取汁，煮粳米二合，作粥，和葱、椒、姜、豉食之。（《圣惠方》）

（6）消渴变水，服此令水从小便出：用紫苏子（炒）三两，萝卜子（炒）三两，为末。每服二钱，桑根白皮煎汤服，日三次。（《圣济总录》）

（7）梦中失精：苏子一升，熬杵研末，酒服方寸匕，日再服。（《外台秘要》）

（8）食蟹中毒：紫苏子煮汁饮之。（《金匮要略》）

（9）上气咳逆：紫苏子入水研滤汁，同粳米煮粥食。（《简便方》）

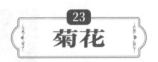

菊花

采菊东篱下，悠然见南山。

——东晋·陶渊明《饮酒·结庐在人境》

本品为菊科植物菊 *Chrysanthemum morifolium* Ramat. 的干燥头状花序。9～11月花盛开时分批采收，阴干或焙干，或熏、蒸后晒干。药材按产地和加工方法不同，分为"亳菊""滁菊""贡菊""杭菊""怀菊"。

关键词：散风清热，平肝明目，清热解毒。

【释名】节华（《本经》）、女节（《别录》）、女华（《别录》）、女茎（《别录》）、日精（《别录》）、更生（《别录》）、傅延年（《别录》）、治蔷（《尔雅》）、金蕊（《纲目》）、阴成（《别录》）、周盈（《别录》）。

时珍曰：按，陆佃《埤雅》云：菊本作蘜，从鞠。鞠，穷也。《月令》：九月，菊有黄华。华事至此而穷尽，故谓之蘜。节华之名，亦取其应节候也。崔实《月令》云：女节、女华，菊华之名也。治蔷、日精，菊根之名也。《抱朴子》云：仙方所谓日精、更生、周盈，皆一菊而根茎花实之名异也。

颂曰：唐《天宝单方图》载白菊云，原生南阳山谷及田野中，颍川人呼为回蜂菊，汝南名茶苦蒿，上党及建安郡、顺政郡并名羊欢草，河内名地薇蒿。

【性味与归经】甘、苦，微寒。归肺、肝经。

【功能与主治】散风清热，平肝明目，清热解毒。用于风热感冒，头痛眩晕，目赤肿痛，眼目昏花，疮痈肿毒。

【用量】5 ～ 10g。

【贮藏】置阴凉干燥处，密闭保存，防霉，防蛀。

【附方】（1）服食甘菊：《玉函方》云，王子乔变白增年方，用甘菊，三月上寅日采苗，名曰玉英；六月上寅日采叶，名曰容成；九月上寅日采花，名曰金精；十二月上寅日采根茎，名曰长生。四味并阴干，百日取等分，以成日合捣千杵为末，每酒服一钱匕，或以蜜丸梧子大。酒服七丸，一日三服。百

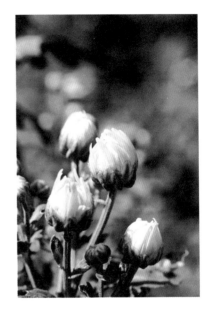

日，身轻润泽；一年，发白变黑；服之二年，齿落再生；五年，八十岁老翁，变为儿童也。孟诜云：正月采叶，五月五日采茎，九月九日采花。

（2）服食白菊：《太清灵宝方》引，九月九日白菊花二斤，茯苓一斤，并捣罗为末。每服二钱，温酒调下，日三服，或以炼过松脂和丸鸡子大，每服一丸。主头眩，久服令人好颜色不老。藏器曰《抱朴子》言刘生丹法，用白菊汁、莲花汁、地血汁、樗汁，和丹蒸服也。

（3）白菊花酒：《天宝单方》治丈夫、妇人久患头风眩闷，头发干落，胸中痰壅，每发即头旋眼昏，不觉欲倒者，是其候也。先灸两风池各二七壮，并服此酒及散，永瘥。其法：春末夏初，收白菊软苗，阴干捣末，空腹取一方寸匕和无灰酒服之，日再服，渐加三方寸匕。若不饮酒者，但和羹粥汁服，亦得。秋八月合花收曝干，切取三大斤，以生绢袋盛，贮三大斗酒中，经七日服之，日三次，常令酒气相续为佳。（苏颂《本草图经》）

（4）风热头痛：菊花、石膏、川芎各三钱，为末，每服一钱半，茶调下。（《简便方》）

（5）膝风疼痛：菊花、陈艾叶作护膝，久则自除也。（吴旻《扶寿精方》）

（6）瘕痘入目生翳障：用白菊花、谷精草、绿豆皮等分为末，每用一钱，以干柿饼一枚，粟米泔一盏，同煮候泔尽，食柿，日食三枚。浅者五七日，远者半月，见效。（《仁斋直指方》）

（7）病后生翳：白菊花、蝉蜕等分为散，每用二三钱，入蜜少许，水煎服，大人小儿皆宜，屡验。（《救急方》）

（8）疔肿垂死：菊花一握，捣汁一升，入口即活，此神验方也。冬月采根。（《肘后备急方》）

（9）女人阴肿：甘菊苗捣烂煎汤，先熏后洗。（危氏《世医得效方》）

（10）酒醉不醒：九月九日真菊花为末，饮服方寸匕。（《外台秘要》）

（11）眼目昏花：双美丸，用甘菊花一斤，红椒（去目）六两，为末，用新地黄汁和丸梧子大，每服五十丸，临卧茶清下。（《瑞竹堂经验方》）

24 西红花

山桃红花满上头，蜀江春水拍山流。

花红易衰似郎意，水流无限似侬愁。

——唐·刘禹锡《竹枝词·山桃红花满上头》

本品为鸢尾科植物番红花 *Crocus sativus* L. 的干燥柱头。

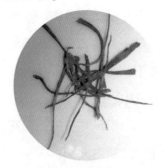

关键词：活血化瘀，凉血解毒，解郁安神。

【释名】泊夫蓝（《纲目》）、撒法郎。

【炮制】取原药材，除去杂质。

【性味与归经】甘，平。归心、肝经。

【功能与主治】活血化瘀，凉血解毒，解郁安神。用于经闭癥瘕，产后瘀阻，温毒发斑，忧郁痞闷，惊悸发狂。

【用量】1 ～ 3g，煎服或沸水泡服。

【注意】孕妇慎用。

【贮藏】置通风阴凉干燥处，避光，密闭。

【附方】伤寒发狂，惊怖恍惚：用撒法郎二分，水一盏，浸一夕，服之。天方国人所传。（王玺《医林类证集要》）

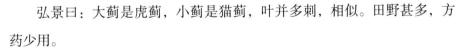

25 小蓟

本品为菊科植物刺儿菜 Cirsium setosum (Willd) MB. 的干燥地上部分。夏、秋二季花开时采割，除去杂质，晒干。

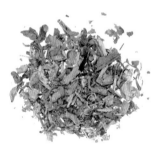

关键词：凉血止血，散瘀解毒消痈。

【释名】虎蓟（弘景）、马蓟（《范汪》）、猫蓟（弘景）、刺蓟（《日华》）、山牛蒡（《日华》）、鸡项草（《图经》）、千针草（《图经》）、野红花（《纲目》）。

弘景曰：大蓟是虎蓟，小蓟是猫蓟，叶并多刺，相似。田野甚多，方药少用。

时珍曰：蓟犹髻也，其花如髻也。曰虎、曰猫，因其苗状狰狞也。曰马者，大也。牛蒡，因其根似牛蒡根也。鸡项，因其茎似鸡之项也。千针、红花，皆其花状也。郑樵《通志》谓《尔雅》之繁，曰狗毒者即此，未知是否？

藏器曰：蓟门以多蓟得名，当以北方者为胜也。

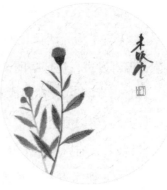

【炮制】除去杂质，洗净，稍润，切段，干燥。

【性味与归经】甘、苦，凉。归心、肝经。

【功能与主治】凉血止血，散瘀解毒消痛。用于衄血、吐血、尿血、血淋、便血、崩漏、外伤出血、痈肿疮毒。

【用量】5～12g。

【贮藏】置通风干燥处。

【附方】（1）心热吐血口干：用刺蓟叶及根，捣绞取汁，每顿服二小盏。（《太平圣惠方》）

（2）舌硬出血不止：刺蓟捣汁，和酒服，干者为末，冷水服。（《普济方》）

（3）九窍出血：方同上。（《简要济众方》）

（4）卒泻鲜血：小蓟叶捣汁，温服一升。（《梅师方》）

（5）崩中下血：大、小蓟根一升，酒一斗，渍五宿，任饮，亦可酒煎服，或生捣汁，温服。又方：小蓟茎叶洗切，研汁一盏，入生地黄汁一盏，白术半两，煎减半，温服。（《千金方》）

（6）堕胎下血：小蓟根叶、益母草五两，水二大碗，煮汁一碗，再煎至一盏，分二服，一日服尽。（《圣济总录》）

（7）金疮出血不止：小蓟苗捣烂涂之。（孟诜《食疗本草》）

（8）小便热淋：马蓟根，捣汁服。（《太平圣惠方》）

（9）鼻塞不通：小蓟一把，水二升，煮取一升，分服。（《外台秘要》方）

（10）小儿浸淫，疮痛不可忍，发寒热者：刺蓟叶新水调敷疮上，干即易之。（《简要济众方》）

（11）癣疮作痒：刺蓟叶，捣汁服之。（《千金方》）

（12）妇人阴痒：小蓟煮汤，日洗三次。（《普济方》）

（13）诸瘘不合：虎蓟根、猫蓟根、酸枣根、枳根、杜衡各一把，斑蝥三分。炒为末，蜜丸枣大。日一服，并以小丸纳疮中。（《肘后备急方》）

（14）疔疮恶肿：千针草四两，乳香一两，明矾五钱，为末。酒服二钱，出汗为度。（《普济方》）

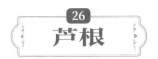

26 芦根

碧山对晚汀洲冷，枫叶芦根。

——朱敦儒《采桑子·彭浪矶》

本品为禾本科植物芦苇 *Phragmites communis* Trin. 的新鲜或干燥根茎。全年均可采挖，除去芽、须根及膜状叶，鲜用或晒干。

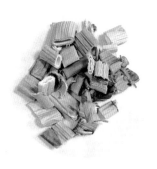

关键词：清热泻火，生津止渴，除烦，止呕，利尿。

【释名】葭（音伟）、葭（音加），花名蓬蕽（《唐本》），荀名虇（音拳）。

时珍曰：按，毛苌《诗疏》云：葭之初生曰葭；未秀曰芦；长成曰苇。苇者，伟大也。芦者，色卢黑也。葭者，嘉美也。

【炮制】鲜芦根：除去杂质，洗净，切段。

【性味与归经】甘，寒。归肺、胃经。

【功能与主治】清热泻火，生津止渴，除烦，止呕，利尿。用于热病烦

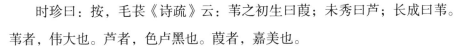

渴，肺热咳嗽，肺痈吐脓，胃热呕哕，热淋涩痛。

【用量】15～30g，鲜品用量加倍，或捣汁用。

【贮藏】干芦根置干燥处，鲜芦根埋于湿沙中。

【附方】（1）骨蒸肺痿不能食者，苏游芦根饮主之：芦根、麦门冬、地骨皮、生姜各十两，橘皮、茯苓各五两，水二斗，煮八升，去滓，分五服，取汗乃瘥。（《外台秘要》）

（2）劳复食复欲死：并以芦根煮浓汁饮。（《肘后备急方》）

（3）呕哕不止，厥逆者：芦根三斤（切），水煮浓汁，频饮二升，必效。若以童子小便煮服，不过三服愈。（《肘后备急方》）

（4）五噎吐逆，心膈气滞，烦闷不下食：芦根五两（锉），以水三大盏，煮取二盏，去滓温服。（《金匮玉函方》）

（5）反胃上气：芦根、茅根各二两，水四升，煮二升，分服。（《千金方》）

（6）霍乱烦闷：芦根三钱，麦门冬一钱，水煎服。（《千金方》）

（7）霍乱胀痛：芦根一升，生姜一升，橘皮五两，水八升，煎三升，分服。（《太平圣惠方》）

（8）食狗肉毒，心下坚，或腹胀口干，忽发热妄语：芦根煮汁服。（《梅师方》）

（9）中马肉毒：方同上。（《太平圣惠方》）

（10）鲛鮧鱼毒：方同上。（《肘后备急方》）

（11）食蟹中毒：方同上。（《千金方》）

（12）中药箭毒：方同上。（《千金方》）

27 淡竹叶

吴酒一杯春竹叶，吴娃双舞醉芙蓉。

——唐·白居易《忆江南》

本品为禾本科植物淡竹叶 *Lophatherum gracile* Brongn. 的干燥茎叶。夏季未抽花穗前采割，晒干。

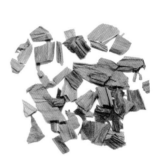

关键词：清热泻火，除烦止渴，利尿通淋。

【释名】根名碎骨子。

时珍曰：竹叶象形，碎骨言其下胎也。

【炮制】除去杂质，切段。

【性味与归经】甘、淡，寒。归心、胃、小肠经。

【功能与主治】清热泻火，除烦止渴，利尿通淋。用于热病烦渴，小便短赤涩痛，口舌生疮。

【用量】6～10g。

【贮藏】置干燥处。

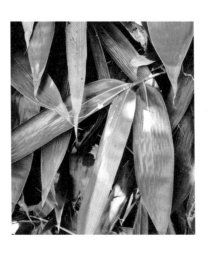

28 决明子

秋蔬旧采决明花，三嗅馨香每叹嗟。

西寺衲僧并食叶，因君说与故人家。

——宋·苏辙《蜀人旧食决明花耳颍川夏秋少菜崇宁老僧教人》

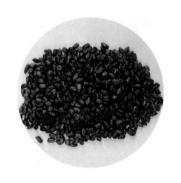

本品为豆科植物决明 *Cassia obtusifolia* L. 或小决明 *Cassia tora* L. 的干燥成熟种子。秋季采收成熟果实，晒干，打下种子，除去杂质。

关键词：清热明目，润肠通便。

【释名】时珍曰：此马蹄决明也，以明目之功而名，又有草决明、石决明，皆同功者。草决明即青葙子，陶氏所谓萋蒿是也。

【炮制】除去杂质，洗净，干燥，用时捣碎。

【性味与归经】甘、苦、咸，微寒。归肝、大肠经。

【功能与主治】清热明目，润肠通便。用于目赤涩痛，羞明多泪，头痛眩晕，目暗不明，大便秘结。

【用量】9～15g。

【贮藏】干燥处。

【附方】（1）积年失明：决明子二升为末，每食后粥饮服方寸匕。（《外台秘要》）

（2）青盲雀目：决明一升，地肤子五两，为末，米饮丸梧子大，每米饮下二三十丸。（《普济方》）

（3）补肝明目：决明子一升，蔓荆子二升，以酒五升煮，曝干为末。每饮服二钱，温水下，日二服。（《太平圣惠方》）

（4）目赤肿痛：决明子炒研，茶调敷两太阳穴，干则易之，一夜即愈。（《医方摘玄》）

（5）头风热痛：方同上。

（6）癣疮延蔓：决明子一两为末，入水银、轻粉少许，研不见星，擦破上药，立瘥。此东坡家藏方也。（《奇效良方》）

（7）发背初起：草决明（生用）一升（捣），生甘草一两，水三升，煮一升，分二服。大抵血滞则生疮，肝主藏血，决明和肝气，不损元气也。（许学士《普济本事方》）

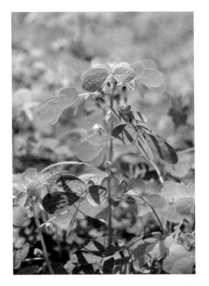

29 覆盆子

雨如覆盆来，平地没牛膝。

回望无夷陵，天南星斗湿。

——宋·黄庭坚《荆州即事药名诗八首·雨如覆盆来》

本品为蔷薇科植物华东覆盆子 *Rubus chingii* Hu 的干燥果实。夏初果实由绿变绿黄时采收，除去梗、叶，置沸水中略烫或略蒸，取出，干燥。

关键词：益肾固精缩尿，养肝明目。

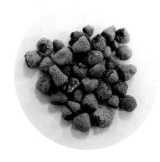

【释名】茥（《尔雅》，音奎）、蒛葐（《尔

雅》)、西国草 (《图经》)、毕楞伽 (《图经》)、大麦莓 (音母)、插田藨 (音苞)、乌藨子《纲目》。

当之曰：子似覆盆之形，故名之。

宗奭曰：益肾脏，缩小便，服之当覆其溺器，如此取名也。

时珍曰：五月子熟，其色乌赤，故俗名乌藨、大麦莓、插田藨，亦曰栽秧藨。甄权《本草》一名马瘘，一名陆荆，殊无义意。

【炮制】(1) 覆盆子：《圣济总录》：去萼。《世医得效方》：去枝、叶及萼。《瑞竹堂经验方》：拣净。《证治准绳》：去核。现行：取原药材，拣去杂质，筛出沙土，去柄即得。

(2) 盐覆盆子：取净覆盆子加盐水拌匀，焖至盐水被吸尽，置笼屉内蒸透，取出，干燥。覆盆子每 100kg，用食盐 2kg。

(3) 酒覆盆子：《雷公炮炙论》：凡使，用东流水淘去赞叶并皮蒂尽了，用酒蒸，一宿，以东流水淘两遍，又晒干，方用为妙也。《本经逢源》：酒浸一宿炒。现行：取净覆盆子，加黄酒拌匀，闷至酒被吸尽，文火炒至微干，取出，晾凉。覆盆子每 100kg，用黄酒 12kg。

【性味与归经】甘、酸，温。归肝、肾、膀胱经。

【功能与主治】益肾固精缩尿，养肝明目。用于遗精滑精，遗尿尿频，阳痿早泄，目暗昏花。

【用量】6 ～ 12g。

【贮藏】置干燥处。

【附方】阳事不起：覆盆子，酒浸焙研为末，每旦酒服三钱。(《李时珍濒湖集简方》)

㉚ 葛根

冶葛根非连灵芝，奈何生与天地齐。

——宋·邵雍《感事吟》

本品为豆科植物野葛 *Pueraria lobata* (Willd.) Ohwi 的干燥根，习称野葛。秋、冬二季采挖，趁鲜切成厚片或小块，干燥。

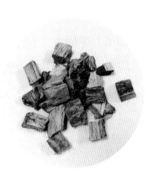

关键词：解肌退热，生津止渴，透疹，升阳止泻，通经活络，解酒毒。

【释名】葛条，甘葛，葛藤。

【炮制】除去杂质，洗净，润透，切厚片，晒干。

【性味与归经】甘、辛，凉。归脾、胃、肺经。

【功能与主治】解肌退热，生津止渴，透疹，升阳止泻，通经活络，解酒毒。用于外感发热头痛，项背强痛，口渴，消渴，麻疹不透，热痢，泄泻，眩晕头痛，中风偏瘫，胸痹心痛，酒毒伤中。

【用量】10 ～ 15g。

【贮藏】置通风干燥处，防蛀。

【附方】（1）数种伤寒，庸人不能分别，今取一药兼治。天行时气，初觉头痛，内热脉洪者：葛根四两，水二升，入豉一升，煮取半升服。捣生根汁尤佳。（《伤寒类要》）

（2）时气头痛壮热：生葛根洗净，捣汁一大盏，豉一合，煎六分，去滓分服，汗出即瘥。未汗再服。若心热，加栀子仁十枚。（《太平圣惠方》）

（3）伤寒头痛二三日发热者：葛根五两，香豉一升，以童子小便八升，煎取二升，分三服。食葱豉粥取汗。(《梅师方》)

（4）妊娠热病：葛根汁二升，分三服。(《伤寒类要》)

（5）预防热病，急黄贼风：葛粉二升，生地黄一升，香豉半升，为散。每食后米饮服方寸匕，日三服。有病五服。（庞安常《伤寒总病论》

（6）辟瘴不染：生葛捣汁一小盏服，去热毒气也。(《太平圣惠方》)

（7）烦躁热渴：葛粉四两，先以水浸粟米半升，一夜漉出，拌匀，煮粥食之。(《太平圣惠方》)

（8）小儿热渴久不止：葛根半两，水煎服。(《太平圣惠方》)

（9）干呕不息：葛根捣汁，服一升，瘥。(《肘后备急方》)

（10）小儿呕吐，壮热食痫：葛粉二钱，水二合，调匀，倾入锡锣中，重汤烫熟，以糜饮和食。（昝殷《食医心镜》)

（11）心热吐血不止：生葛捣汁半升，顿服，立瘥。(《广利方》)

（12）衄血不止：生葛根捣汁，服一小盏。三服即止。(《太平圣惠方》)

（13）热毒下血，因食热物发者：生葛根二斤，捣汁一升，入藕汁一升，和服。(《梅师方》)

（14）伤筋出血：葛根，捣汁饮。干者，煎服。仍熬屑敷之。(《外台秘要》)

（15）臀腰疼痛：生葛根嚼之咽汁，取效乃止。(《肘后备急方》)

（16）金创中风，痉强欲死：生葛根四大两，以水三升，煮取一升，去滓，分温四服。口噤者灌之。若干者，捣末调三指撮。仍以此及竹沥多服，取效。(《贞元广利方》)

（17）服药过剂苦烦：生葛汁饮之，干者煎汁服。(《肘后备急方》)

（18）酒醉不醒：生葛根汁，饮二升，便愈。（《千金方》）

（19）诸菜中毒，发狂烦闷，吐下欲死：葛根，煮汁服。（《肘后备急方》）

（20）解中鸩毒，气欲绝者：葛粉三合，水三盏，调服。口噤者灌之。（《太平圣惠方》）

（21）虎伤人疮：生葛根，煮浓汁洗之。仍捣末，水服方寸匕，日夜五六服。（《梅师方》）

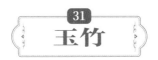

31 玉竹

中土太淡素，东皇染半节。

此君已不群，此种更奇绝。

——宋·杜范《酥溪寺舍窗前有黄金间璧玉竹可爱谩作二十字》

本品为百合科植物玉竹 *Polygonatum odoratum* (Mill.) Druce 的干燥根茎。秋季采挖，除去须根，洗净，晒至柔软后，反复揉搓、晾晒至无硬心，晒干；或蒸透后，揉至半透明，晒干。

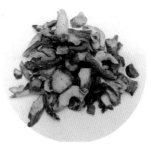

关键词：消炎消肿，利尿通乳。

【释名】小木通（云南）、白木通（湖南）、粗糠藤、万年藤、穿山藤、小叶鸭脚力刚、钥匙藤、葳蕤。

【炮制】除去杂质，洗净，润透，切厚片或段，干燥。

【性味与归经】甘，微寒。归肺、胃经。

【功能与主治】养阴润燥，生津止渴。用于肺胃阴伤，燥热咳嗽，咽干口渴，内热消渴。

【用量】6～12g。

【附方】（1）久痢脱肛：女萎（切）一升，烧熏之。（杨氏《产乳方》）

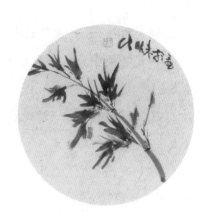

（2）蛊下不止：女萎、云实各一两，川乌头二两，桂心五钱，为末，蜜丸梧子大。每服五丸，水下，一日三服。（《肘后备急方》）

（3）身体疬疡斑驳：女葳膏，用鲁国女葳、白芷各一分，附子一枚，鸡舌香、木香各二分。为末，腊猪脂七合，和煎，入麝香一钱。以浮石磨破，日擦之。（《古今录验》）

（4）治筋骨疼痛：女萎藤15g，蔓性千斤拔15g，路边荆9g，老钩藤6g。水煎服。（摘录自《湖南药物志》）

（5）治赤白滞下，肠已滑，日数十行者：女萎、半夏（洗）各二两，附子（炮）、藜芦（炙去头）各一两，上四味捣合下筛，和以十年苦酒，顿丸如梧子。若有下者，饮服三丸，日三，不知，稍稍增之。（《外台秘要》卷二十五引《范汪方》苦酒白丸）

（6）治小儿大肠虚冷脱肛：女萎五两，烧熏下部，三五立瘥。（摘录自《普济方》）

（7）治乳汁不下：女萎30g，通草6g，沙参9g，炖猪脚食。（摘录自《湖南药物志》）

（8）治漆疮：女萎茎叶，加食盐捣烂敷患处，或将茎叶煎汤熏洗。（摘录自《天目山药用植物志》）

32 金银花

火树排虚上，银花入暗开。

一宵春色到，万户夜光来。

对月惊飘桂，临风拟落梅。

莫辞归去晚，携得艳阳回。

——明·张九一《元夕同李伯承高伯宗赋得火树银花合》

本品为忍冬科植物忍冬 *Lonicera japonica* Thunb. 的干燥花蕾或带初开的花。夏初花开放前采收，干燥。

关键词：清热解毒，疏散风热。

【释名】金银藤（《纲目》）、鸳鸯藤（《纲目》）、鹭鸶藤（《纲目》）、老翁须（《纲目》）、左缠藤（《纲目》）、金钗股（《纲目》）、通灵草（《土宿》）、蜜桶藤。

弘景曰：处处有之。藤生，凌冬不凋，故名忍冬。

时珍曰：其花长瓣垂须，黄白相半，而藤左缠，故有金银、鸳鸯以下诸名。金钗股，贵其功也。土宿真君云：蜜桶藤，阴草也。取汁能伏硫制汞，故有通灵之称。

【性味与归经】甘，寒。归肺、心、胃经。

【功能与主治】清热解毒，疏散风热。用于痈肿疔疮，喉痹，丹毒，热毒血痢，风热感冒，温病发热。

【用量】6 ～ 15g。

【贮藏】置阴凉干燥处，防潮，防蛀。

【附方】（1）忍冬酒：治痈疽发背，不问发在何处，发眉发颐，或头或项，或背或腰，或胁或乳，或手足，皆有奇效。乡落之间，僻陋之所，贫乏之中，药材难得，但虔心服之，俟其疽破，仍以神异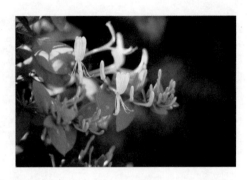膏贴之，其效甚妙。用忍冬藤（生取）一把，以叶入砂盆研烂，入生饼子酒少许，稀稠得所，涂于四围，中留一口泄气。其藤只用五两（木槌捶损，不可犯铁），大甘草节（生用）一两。同入砂瓶内，以水二碗，文武火慢煎至一碗，入无灰好酒一大碗，再煎十数沸，去滓，分为三服，一日一夜吃尽。病势重者，一日二剂。服至大小肠通利，则药力到。沈内翰云：如无生者，只用干者，然力终不及生者效速。（陈自明《外科精要》）

（2）忍冬圆：治消渴愈后，预防发痈疽，先宜服此：用忍冬草根、茎、花、叶皆可，不拘多少。入瓶内，以无灰好酒浸，以糠火煨一宿，取出晒干，入甘草少许，碾为细末，以浸药酒打面糊，丸梧子大。每服五十丸至百丸，汤酒任下。此药不特治痈疽，大能止渴。（《外科精要》）

（3）五痔诸瘘：方同上。

（4）一切肿毒，不问已溃未溃，或初起发热：用金银花（俗名甜藤，采花连茎叶）自然汁半碗，煎八分，服之，以渣敷上。败毒托里，散气和血，其功独胜。（万表《积善堂方》）

（5）疔疮便毒：方同上。

（6）喉痹乳蛾：方同上。

（7）敷肿拔毒：金银藤（大者，烧存性）、叶（焙干为末）各三钱，大黄（焙为末）四钱。凡肿毒初发，以水酒调搽四围，留心泄气。（杨诚《经验方》）

（8）痈疽托里，治痈疽发背，肠痈奶痈，无名肿毒，焮痛寒热，状类伤寒，不问老幼虚实服之，未成者内消，已成者即溃：忍冬叶、黄芪各五两，当归一两，甘草八钱。为细末。每服二钱，酒一盏半，煎一盏，随病上下服，日再服，以渣敷之。(《太平惠民和剂局方》)

（9）恶疮不愈：左缠藤一把（捣烂），入雄黄五分，水二升，瓦罐煎之，以纸封七重，穿一孔，待气出，以疮对孔熏之三时久，大出黄水后，用生肌药取效。(《选奇方》)

（10）轻粉毒痈：方同上。

（11）疮久成漏：忍冬草浸酒，日日常饮之。(戴原礼《证治要诀》)

（12）热毒血痢：忍冬藤浓煎饮。(《太平圣惠方》)

（13）五种尸注：飞尸者，游走皮肤，洞穿脏腑，每发刺痛，变动不常也。遁尸者，附骨入肉，攻凿血脉，每发不可见死尸，闻哀哭便作也。风尸者，淫跃四末，不知痛之所在，每发恍惚，得风雪便作也。沉尸者，缠结脏腑，冲引心胁，每发绞切，遇寒冷便作也。尸注者，举身沉重，精神错杂，常觉昏废，每节气至则大作也。并是身中尸鬼，引接外邪：宜用忍冬（茎叶，锉）数斛，煮取浓汁煎稠。每服鸡子大许，温酒化下，一日二三服。(《肘后备急方》)

（14）鬼击身青作痛：用金银花一两，水煎饮之。(李楼《怪病奇方》)

（15）脚气作痛，筋骨引痛：鹭鸶藤（金银花）为末，每服二钱，热酒调下。(《卫生易简方》)

（16）中野菌毒：急采鸳鸯藤啖之，即今忍冬草也。(洪迈《夷坚志》)

（17）口舌生疮：赤梗蜜桶藤、高脚地铜盘、马蹄香等分，以酒捣汁，鸡毛刷上，取涎出即愈。(《普济方》)

（18）忍冬膏，治诸般肿痛，金刃伤疮恶疮：用金银藤四两，吸铁石三钱，香油一斤，熬枯去滓，入黄丹八两，待熬至滴水不散，如常摊用。(《乾坤生意秘韫》)

33 昆布

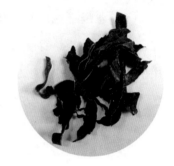

本品为海带科植物海带 *Laminaria japonica* Aresch. 或翅藻科植物昆布 *Ecklonia kurome* Okam. 的干燥叶状体。夏、秋二季采捞，晒干。

关键词：消痰软坚散结，利水消肿。

【释名】纶布。

时珍曰：按，《吴普本草》纶布一名昆布，则《尔雅》所谓纶似纶，东海有之者，即昆布也。纶音关，青丝绶也，讹而为昆耳。陶弘景以纶为青苔、紫菜辈，谓组为昆布；陈藏器又谓纶、组是二种藻。不同如此。

【炮制】除去杂质，漂净，稍晾，切宽丝，晒干。

【性味与归经】咸，寒。归肝、胃、肾经。

【功能与主治】消痰软坚散结，利水消肿。用于瘿瘤、瘰疬、睾丸肿痛、痰饮水肿。

【用量】6～12g。

【贮藏】置干燥处。

【附方】（1）昆布臛，治膀胱结气，急宜下气：用高丽昆布一斤，白米泔浸一宿，洗去咸味。以水一斛，煮熟劈细。入葱白一握，寸断之。更煮极烂，乃下盐酢豉糁姜橘椒末调和食之。仍宜食粱米、粳米饭。极能下气。无所忌。海藻亦可依此法作之。（《广济方》）

（2）瘿气结核瘰疬，肿硬：以昆布一两，洗去咸，晒干为散。每以一钱绵裹，好醋中浸过，含之咽津，味尽再易之。（《太平圣惠方》）

（3）项下五瘿：方同上。（《千金翼方》）

（4）项下卒肿，其囊渐大，欲成瘿者：昆布、海藻等分为末，蜜丸杏核大。时时含之，咽汁。（《外台秘要》）

34 铁皮石斛

蚱蜢髀多节，蜜蜂脾有香。

藓痕分螺砢，兰颖聚琳琅。

药谱知曾有，诗题得未尝。

瓦盆风弄晚，彼拂一襟凉。

——宋·洪咨夔《石斛》

本品为兰科植物铁皮石斛 *Dendrobium officinale* Kimura et Migo 的干燥茎。11 月至翌年 3 月采收，除去杂质，剪去部分须根，边加热边扭成螺旋形或弹簧状，烘干；或切成段，干燥或低温烘干。前者习称"铁皮枫斗"（耳环石斛），后者习称"铁皮石斛"。

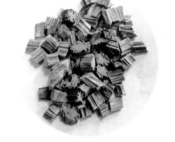

关键词：益胃生津，滋阴清热。

【释名】石蓫（《别录》）、金钗（《纲目》）、禁生（《别录》）、林兰（《本经》）、杜兰（《别录》）。

时珍曰：石斛名义未详。其茎状如金钗之股，故古有金钗石斛之称。今蜀人栽之，呼为金钗花。盛弘之《荆州记》云：耒阳龙石山多石斛，精好如金钗，是矣。林兰、杜兰，与木部木兰同名，恐误。

【炮制】干石斛除去残根，洗净，切段，干燥。鲜品洗净，切段。

【性味与归经】甘，微寒。归胃、肾经。

【功能与主治】益胃生津，滋阴清热。用于热病津伤，口干烦渴，胃阴不足，食少干呕，病后虚热不退，阴虚火旺，骨蒸劳热，目暗不明，筋骨痿软。

【用量】6～12g。

【贮藏】置通风干燥处，防潮。

【附方】（1）睫毛倒入：川石斛、川芎劳等分，为末。口内含水，随左右鼻，日二次。（《袖珍方》）。

（2）飞虫入耳：石斛数条，去根如筒子，一边纤入耳中，四畔以蜡封闭，用火烧石斛，尽则止。熏右耳，则虫从左出。未出更作。（《圣济总录》）。

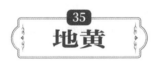

35 地黄

> 岁晏无口食，田中采地黄。
>
> ——唐·白居易《采地黄者》

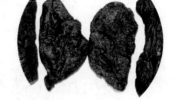

本品为玄参科植物地黄 *Rehmannia glutinosa* Libosch. 的新鲜或干燥块根。秋季采挖，除去芦头、须根及泥沙，鲜用；或将地黄缓缓烘焙至约八成干。前者习称"鲜地黄"，后者习称"生地黄"。

关键词：清热生津，凉血止血。

【释名】芐（音户）、芑（音起）、地髓（《本经》）。

大明曰：生者以水浸验之。浮者名天黄，半浮半沉者名人黄，沉者名地黄。入药沉者为佳，半沉者次之，浮者不堪。

时珍曰：《尔雅》云，苄，地黄。郭璞云，江东呼为苄。罗愿云，苄以沉下者为贵，故字从下。

【炮制】除去杂质，洗净，闷润，切厚片，干燥。

【性味与归经】鲜地黄：甘、苦，寒。归心、肝、肾经。生地黄：甘，寒。归心、肝、肾经。

【功能与主治】鲜地黄：清热生津，凉血止血。用于热病伤阴，舌绛烦渴，温毒发斑，吐血衄血，咽喉肿痛。

生地黄：清热凉血，养阴生津。用于热入营血，温毒发斑，吐血，衄血，热病伤阴，舌绛烦渴，津伤便秘，阴虚发热，骨蒸劳热，内热消渴。

【用量】鲜地黄 12～30g，生地黄 10～15g。

【贮藏】鲜地黄埋在沙土中，防冻；生地黄置通风干燥处，防霉，防蛀。

【附方】（1）地黄粥：大能利血生精。地黄（切）二合，与米同入罐中煮之，候熟，以酥二合，蜜一合，同炒香入内，再煮熟食。(《臞仙神隐》)

（2）琼玉膏：常服开心益智，发白返黑，齿落更生，辟谷延年。治痈疽劳瘵，咳嗽唾血等病，乃铁瓮城申先生方也。生地黄汁十六斤（取汁），人参末一斤半，白茯苓末三斤，白沙蜜十斤，滤净拌匀，入瓶内，箬封，安砂锅中，桑柴火煮三日夜。再换蜡纸重封，浸井底一夜，取起，再煮一伏时。每以白汤或酒点服一些。丹溪云：好色虚人，咳嗽唾血者，服之甚捷。国朝太医院进御服食，议加天门冬、麦门冬、枸杞子末各一斤，赐名益寿永真。

（3）臞仙方：加琥珀、沉香半两。

（4）明目补肾：生苄、熟苄各二两，川椒红一两，为末，蜜丸梧桐子大，每空心盐汤下三十丸。(《普济方》)

（5）固齿乌须：一治齿痛，二生津液，三变白须，其功极妙。地黄五斤，柳木甑内，以土盖上，蒸熟晒干。如此三次，捣为小饼。每噙咽一枚。(《御药院方》)

（6）男女虚损，或大病后，或积劳后，四体沉滞，骨肉酸痛，吸吸少气，或小腹拘急，腰背强痛，咽干唇燥，或饮食无味，多卧少起，久者积年，轻者百日，渐至瘦削：用生地黄二斤，面一斤，捣烂，炒干为末。每空心酒服方寸匕，日三服。忌如法。（《肘后备急方》）

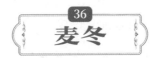

36 麦冬

麦冬花小白，疏疏不密植。

——唐·白居易《麦冬花》

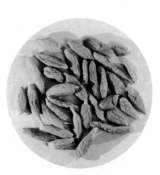

本品为百合科植物麦冬 *Ophiopogon japonicus* (L.f) Ker-GawL. 的干燥块根。夏季采挖，洗净，反复曝晒、堆置，至七八成干，除去须根，干燥。

关键词：养阴生津，润肺清心。

【释名】虋冬（音门），秦名羊韭，齐名爱韭，楚名马韭，越名羊蓍（并《别录》），禹韭（《吴普》），禹余粮（《别录》），忍冬（《吴普》）、忍凌（《吴普》）、不死药（《吴普》）、阶前草。

弘景曰：根似穬麦，故谓之麦门冬。

时珍曰：麦须曰虋，此草根似麦而有须，其叶如韭，凌冬不凋，故谓之麦虋冬，及有诸韭、忍冬诸名。俗作门冬，便于字也。可以服食断谷，故又有余粮、不死之称。《吴普本草》：一名仆垒，一名随脂。

【炮制】除去杂质，洗净，润透，轧扁，干燥。

【性味与归经】甘、微苦，微寒。归心、肺、胃经。

【功能与主治】养阴生津，润肺清心。用于肺燥干咳，阴虚痨嗽，喉痹咽痛，津伤口渴，内热消渴，心烦失眠，肠燥便秘。

【用量】6～12g。

【贮藏】置阴凉干燥处，防潮。

【附方】（1）劳气欲绝：麦门冬一两，甘草（炙）二两，粳米半合，枣二枚，竹叶十五片，水二升，煎一升，分三服。（《南阳活人书》）

（2）虚劳客热：麦门冬煎汤频饮。（《本草衍义》）

（3）吐血衄血，诸方不效者：麦门冬（去心）一斤，捣取自然汁，入蜜二合，分作二服，即止。（《活人心统》）

（4）衄血不止：麦门冬（去心）、生地黄各五钱。水煎服，立止。（《保命集》）

（5）齿缝出血：麦门冬煎汤漱之。（《兰室宝鉴》）

（6）咽喉生疮，脾肺虚热上攻也：麦门冬一两，黄连半两，为末，炼蜜丸梧子大。每服二十丸，麦门冬汤下。（《普济方》）

37　天冬

天门冬夏鸢尾翔，香芸台阁龙骨蜕。

——宋·朱翌《夜梦与罗子和论药名诗》

本品为百合科植物天冬 *Asparagus cochinchinensis* (Lour.) Merr. 的干燥块根。秋、冬二季采挖，洗净，除去茎基和须根，置沸水中煮或蒸至透心，趁热除去外皮，洗净，干燥。

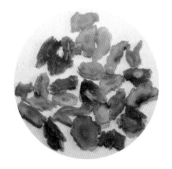

关键词：养阴润燥，清肺生津。

【释名】虋冬（音门）、颠勒（《本经》）、颠棘（《尔雅》）、天棘（《纲目》）、万岁藤。

禹锡曰：按，《尔雅》云：蘠蘼，虋冬。注云：门冬也，一名满冬。《抱朴子》云：一名颠棘，或名地门冬，或名筵门冬。在东岳名淫羊藿，在中岳名天门冬，在西岳名管松，在北岳名无不愈，在南岳名百部，在京陆山阜名颠勒，在越人名浣草。虽处处有之，其名不同，其实一也。别有百部草，其根有百许如一，而苗小异，其苗似菝葜，惟可治咳，不中服食，须分别之。

时珍曰：草之茂者为虋，俗作门。此草蔓茂，而功同麦门冬，故曰天门冬，或曰天棘。《尔雅》云：髦，颠棘也。因其细叶如髦，有细棘也。颠、天，音相近也。按，《救荒本草》云：俗名万岁藤，又名娑萝树。其形与治肺之功颇同百部，故亦名百部也。蘠蘼乃营实苗，而《尔雅》指为虋冬，盖古书错简也。

【炮制】除去杂质，迅速洗净，切薄片，干燥。

【性味与归经】甘、苦，寒。归肺、肾经。

【功能与主治】养阴润燥，清肺生津。用于肺燥干咳，顿咳痰黏，腰膝酸痛，骨蒸潮热，内热消渴，热病津伤，咽干口渴，肠燥便秘。

【用量】6～12g。

【贮藏】置通风干燥处，防霉，防蛀。

【附方】（1）肺痿咳嗽吐涎沫，心中温温，咽燥而不渴：生天门冬（捣汁）一斗，酒一斗，饴一升，紫菀四合，铜器煎至可丸。每服杏仁大一丸，日三服。（《肘备急后方》）

（2）阴虚火动有痰，不堪用燥剂者：天门冬一斤（水浸洗去心，取肉十二两，石臼捣烂），五味子（水洗去核，取肉四两，晒干，不见火）。共捣丸梧子大。每服二十丸，茶下，日三服。（《简便方》）

（3）滋阴养血，温补下元：三才丸，用天门冬（去心），生地黄二两（二味用柳甑箅，以酒洒之，九蒸九晒，待干秤之）。人参一两为末，蒸枣肉捣和，丸梧子大。每服三十丸，食前温酒下，日三服。（洁古《活法机要》）

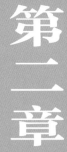

食药本草

SHI
YAO
BEN
CAO

第二章

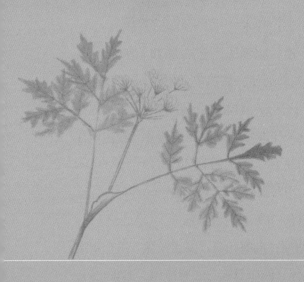

《本草纲目》
"木部"中的"食药物质"

肉桂

不采芳桂枝，反栖恶木根。

——唐·李白《古风其二十五·世道日交丧》

本品为樟科植物肉桂 *Cinnamomum cassia* Presl 的干燥树皮。多于秋季剥取，阴干。

关键词：补火助阳，引火归原，散寒止痛，温通经脉。

【释名】梫（音寝）。

时珍曰：按，范成大《桂海志》云：凡木叶心皆一纵理，独桂有两道如"圭"形，故字从"圭"。陆佃《埤雅》云："桂"犹"圭"也。宣导百药，为之先聘通使，如执圭之使也。《尔雅》谓之梫者，能侵害他木也。故《吕氏春秋》云：桂枝之下无杂木。《雷公炮炙论》云：桂钉木根，其木即死。是也。桂即牡桂之厚而辛烈者，牡桂即桂之薄而味淡者，《别录》不当重出。今并为一，而分目于下。

【炮制】饮片：除去杂质及粗皮，用时捣碎。

【性味与归经】辛、甘，大热。归肾、脾、心、肝经。

【功能与主治】补火助阳，引火归原，散寒止痛，温通经脉。用于阳痿宫冷，腰膝冷痛，肾虚作喘，虚阳上浮，眩晕目赤，心腹冷痛，虚寒吐泻，寒疝腹痛，痛经经闭。

【用量】1 ～ 5g。

【注意】有出血倾向者及孕妇慎用；不宜与赤石脂同用。

【贮藏】置阴凉干燥处。

【附方】（1）阴痹熨法：寒痹者，留而不去，时痛而皮不仁。刺布衣者，以火焠之；刺大人者，以药熨之。熨法：用醇酒二十斤，蜀椒一斤，干姜一斤，桂心一斤。凡四物㕮咀，渍酒中。用棉絮一斤，细白布四丈，并纳酒中，置马矢煴中，封涂勿使泄气。五日五夜，出布、絮曝干，复渍以尽其汁。每渍必晬其日，乃出干之。并用滓与絮复布为复巾，长六七尺，为六七巾。每用一巾，生桑炭火炙巾，以熨寒痹所刺之处，令热入至病所。寒则复炙巾以熨之，三十遍而止。汗出以巾拭身，亦三十遍而止。起步内中，无见风。每刺必熨，如此病已矣。（《灵枢经》）

（2）足蹩筋急：桂末，白酒和涂之，一日一上。（皇甫谧《针灸甲乙经》）

（3）中风口喎，面目相引，偏僻颊急，舌不可转：桂心酒煮取汁，故布蘸拓病上，症即止。左喎拓右，右喎拓左。常用大效。（《千金方》）

（4）中风逆冷，吐清水，宛转啼呼：桂一两，水一升半，煎半升，冷服。（《肘后备急方》）

（5）中风失音：桂着舌下，咽汁。又方：桂末三钱，水二盏，煎一盏服，取汗。（《千金方》）

（6）喉痹不语：方同上。

（7）偏正头风，天阴风雨即发：桂心末一两，酒调如膏，涂敷额角及顶上。（《太平圣惠方》）

（8）暑月解毒：桂苓丸，用肉桂（去粗皮，不见火）、茯苓（去皮）等分，为细末，炼蜜丸，龙眼大。每新汲水化服一丸。（《太平惠民和剂局方》）

（9）桂浆渴水：夏月饮之，解烦渴，益气消痰。桂末一大两，白蜜一升，以水二斗，先煎取一斗，入新瓷瓶中，乃下二物，搅二三百转。先以油纸一重覆上，加二重封之。每日去纸一重，七日开之，气香味美，格韵绝高，今人多作之。（《本草图经》）

（10）九种心痛：《圣惠方》用桂心二钱半为末，酒一盏半，煎半盏饮，立效。《外台秘要》桂末，酒服方寸匕，须臾六七次。

（11）心腹胀痛，气短欲绝：桂二两，水一升二合，煮八合，顿服之。（《肘后备急方》）

（12）中恶心痛：方同上。（《千金方》）

（13）寒疝心痛：四肢逆冷，全不饮食。桂心研末一钱，热酒调下取效。（《太平圣惠方》）

（14）产后心痛：恶血冲心，气闷欲绝。桂心三两为末，狗胆汁丸芡子大，每热酒服一丸。（《太平圣惠方》）

（15）产后瘕痛：桂末，酒服方寸匕，取效。（《肘后备急方》）

（16）死胎不下：桂末二钱，待痛紧时，童子小便温热调下。名观音救生散，亦治难产横生。加麝香少许，酒下，比之水银等药，不损人。（何氏方）

（17）血崩不止：桂心不拘多少，砂锅内煅存性，为末。每米饮空腹服一二钱。名神应散。（《妇人大全良方》）

（18）反腰血痛：桂末，和苦酒涂之，干再上。（《肘后备急方》）

（19）吐血下血：《肘后》用桂心为末，水服方寸匕。王璆曰：此阴乘阳之症也，不可服凉药。南阳赵宣德暴吐血，服二次而止。其甥亦以二服而安。

（20）小儿久痢赤白：用桂（去皮，以姜汁炙紫）、黄连（以茱萸炒过）等分为末，紫苏、木瓜煎汤服之。名金锁散。（《全幼心鉴》）

（21）小儿遗尿：桂末、雄鸡肝等分，捣丸小豆大，温水调下，日二服。（《外台秘要》）

（22）婴儿脐肿：多因伤湿，桂心炙热熨之，日四五次。（姚和众方）

（23）外肾偏肿：桂末，水调方寸匕，涂之。（《梅师方》）

（24）食果腹胀，不拘老小：用桂末，饭和丸绿豆大，吞五六丸，白汤下。未消再服。（《经验方》）

（25）打仆伤损，瘀血溷闷，身体疼痛：辣桂为末，酒服二钱。（《仁斋

直指方》)

（26）乳痈肿痛：桂心、甘草各二分，乌头一分（炮），为末，和苦酒涂之，纸覆住。脓化为水，神效。(《肘后备急方》)

（27）重舌鹅口：桂末，和姜汁涂之。(《汤氏宝书》)

（28）诸蛇伤毒：桂心、瓜蒌等分为末，竹筒密塞。遇毒蛇伤，即敷之。塞不密，即不中用也。

（29）闭口椒毒：气欲绝，或出白沫，身体冷。急煎桂汁服之，多饮新汲水一二升。(《梅师方》)

（30）中钩吻毒、解芫青毒：并煮桂汁服。

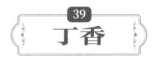

39 丁香

> 其树如瓜芦，叶如栀子，花如白蔷薇，
> 实如栟榈，蒂如丁香，根如胡桃。
> ——唐·陆羽《茶经》

本品为桃金娘科植物丁香 *Ewgenia caryophyllata* Thunb. 的干燥花蕾。当花蕾由绿色转红时采摘，晒干。

关键词：温中降逆，补肾助阳。

【释名】丁子香（《嘉祐本草》）、鸡舌香。

藏器曰：鸡舌香与丁香同种，花实丛生，其中心最大者为鸡舌（击破有顺理而解为两向，如鸡舌，故名），乃是母丁香也。禹锡曰：按，《齐民要术》云：鸡舌香，俗人以其似丁子，故呼为丁子香。时珍曰：宋《嘉祐本草》重出鸡舌，今并为一。

【炮制】饮片：除去杂质，筛去灰屑。用时捣碎。

【性味与归经】辛，温。归脾、胃、肺、肾经。

【功能与主治】温中降逆，补肾助阳。用于脾胃虚寒，呃逆呕吐，食少吐泻，心腹冷痛，肾虚阳痿。

【用量】1～3g 内服或研末外敷。

【注意】不宜与郁金同用。

【贮藏】置阴凉干燥处。

【附方】（1）暴心气痛：鸡舌香末，酒服一钱。（《肘后备急方》）

（2）干霍乱痛，不吐不下：丁香十四枚，研末，以沸汤一升和之，顿服。不瘥更作。（孙思邈《千金方》）

（3）小儿吐泻：丁香、橘红等分，炼蜜丸黄豆大。米汤化下。（刘氏《小儿方》）

（4）小儿呕吐不止：丁香、生半夏各一钱，姜汁浸一夜，晒干为末，姜汁打面糊丸，黍米大。量大小，用姜汤下。（《全幼心鉴》）

（5）婴儿吐乳：小儿百日晬内吐乳，或粪青色。用年少妇人乳汁一盏，入丁香十枚，陈皮（去白）一钱，石器煎一二十沸，细细与服。（陈文中《小儿方》）

（6）小儿冷疳，面黄腹大，食即吐者：母丁香七枚，为末，乳汁和蒸三次，姜汤服之。（《卫生易简方》）

（7）胃冷呕逆，气厥不通：母丁香三个，陈橘皮一块（去白，焙），水煎，热服。（《十便良方》）

（8）反胃吐食：《袖珍方》用母丁香一两为末，以盐梅入捣和丸芡子大，每噙一丸。《圣惠方》用母丁香、神曲（炒）等分为末，米饮服一钱。

（9）朝食暮吐：丁香十五个研末，甘蔗汁、姜汁和丸莲子大，噙咽之。（《摘玄方》）

（10）反胃关格，气噎不通：丁香、木香各一两。每服四钱，水一盏半，煎一盏。先以黄泥做成碗，滤药汁于内，食前服。此方乃掾史吴安之传于都事盖耘夫有效，试之果然。土碗取其助脾也。（《德生堂经验方》）

（11）伤寒呃逆及哕逆不定：丁香一两，干柿蒂（焙）一两，为末。每服一钱，煎人参汤下。（《简要济众方》）

（12）毒肿入腹：鸡舌香、青木香、薰陆香、麝香各一两，水四升，煮二升，分二服。（《肘后备急方》）

（13）食蟹致伤：丁香末，姜汤服五分。（《证治要诀》）

（14）妇人崩中昼夜不止：丁香二两，酒二升，煎一升，分服。（《梅师方》）

（15）妇人难产：母丁香三十六粒，滴乳香三钱六分，为末，同活兔胆和杵千下，丸作三十六丸。每服一丸，好酒化下，立验。名如意丹。（《颐真堂经验方》）

（16）妇人阴冷：母丁香末，纱囊盛如指大，纳入阴中，病即已。（《本草衍义》）

（17）鼻中息肉：丁香绵裹纳之。（《太平圣惠方》）

（18）风牙宣露，发歇口气：鸡舌香、射干各一两，麝香一分，为末，日揩。（《圣济总录》）

（19）龋齿黑臭：鸡舌香煮汁，含之。（《外台秘要》）

（20）唇舌生疮：鸡舌香末，绵裹含之。（《外台秘要》）

（21）乳头裂破：丁香末，敷之。（《梅师方》）

（22）妒乳乳痈：丁香末，水服方寸匕。（《梅师方》）

（23）痈疽恶肉：丁香末，敷之，外以膏药护之。（《怪证奇方》）

（24）桑蝎蜇人：丁香末，蜜调涂。（《太平圣惠方》）

（25）香衣辟汗：丁香一两为末，川椒六十粒和之。绢袋盛佩，绝无汗气。（《多能鄙事》）

40 杜仲叶

一名思仙，一名思仲，一名木绵。

生上虞山谷又上党及汉中。

——唐·苏敬《唐本草》

本品为杜仲科植物杜仲 *Eucommia ulmoides* Oliv. 的干燥叶。夏、秋二季枝叶茂盛时采收，晒干或低温烘干。

关键词：补肝肾，强筋骨。

【释名】思仲（《别录》）、思仙（《本经》）、木绵（《吴普》）、檰。

时珍曰：昔有杜仲服此得道，因以名之。思仲、思仙，皆由此义。其皮中有银丝如绵，故曰木绵。其子名逐折，与厚朴子同名。

【炮制】晒干或低温烘干。

【性味与归经】微辛，温。归肝、肾经。

【功能与主治】补肝肾，强筋骨。用于肝肾不足，头晕目眩，腰膝酸痛，筋骨痿软。

【用量】10～15g。

【贮藏】置干燥处。

41 槐花

槐花新雨后，柳影欲秋天。

——唐·白居易《答梦得闻蝉见寄》

本品为豆科植物槐 *Sophora japonica* L. 的干燥花及花蕾。夏季花开放或花蕾形成时采收，及时干燥，除去枝、梗及杂质。前者习称"槐花"后者习称"槐米"。

关键词：凉血止血，清肝泻火。

【释名】洋槐花、钉子槐、法皂荚。

【炮制】除去杂质及灰屑。

【性味与归经】苦，微寒。归肝、大肠经。

【功能与主治】凉血止血，清肝泻火。用于便血、痔血、血痢、崩漏、吐血、衄血、肝热目赤、头痛眩晕。

【用量】5～10g。

【贮藏】置干燥处，防潮，防蛀。

【附方】（1）衄血不止：槐花、乌贼鱼骨等分，半生半炒为末，吹之。（《普济方》）

（2）舌衄出血：槐花末，敷之即止。（《朱氏集验》）

（3）吐血不止：槐花烧存性，入麝香少许，研匀，糯米饮下三钱。（《普济方》）

（4）咯血唾血：槐花炒研，每服三钱，糯米饮下，仰卧一时取效。（朱氏方）

（5）小便尿血：槐花（炒）、郁金（煨）各一两，为末。每服二钱，淡

豉汤下，立效。(《箧中秘宝方》)

（6）大肠下血：《经验方》用槐花、荆芥穗等分为末，酒服一钱匕。《集简方》用柏叶三钱，槐花六钱，煎汤日服。《袖珍》用槐花、枳壳等分，炒存性为末，新汲水服二钱。

（7）暴热下血：生猪脏一条，洗净控干，以炒槐花末填满扎定，米醋砂锅内煮烂，擂丸弹子大，晒干。每服一丸，空心当归煎酒化下。(《永类钤方》)

（8）酒毒下血：槐花（半生半炒）一两，山栀子（焙）五钱，为末，新汲水服二服。(《经验良方》)

（9）脏毒下血：新槐花炒研，酒服三钱，日三服，或用槐白皮煎汤服。(《普济方》)

（10）妇人漏血不止：槐花烧存性，研。每服二三钱，食前温酒下。(《太平圣惠方》)

（11）血崩不止：槐花三两，黄芩二两，为末。每服半两，酒一碗，铜秤锤一枚，桑柴火烧红，浸入酒内，调服。忌口。(《乾坤生意秘韫》)

（12）中风失音：炒槐花，三更后仰卧嚼咽。(危氏《世医得效方》)

（13）痈疽发背：凡人中热毒，眼花头晕，口干舌苦，心惊背热，四肢麻木，觉有红晕在背后者。即取槐花子一大抄，铁杓炒褐色，以好酒一碗汗之。乘热饮酒，一汗即愈。如未退，再炒一服，极效。纵成脓者，亦无不愈。彭幸庵云：此方三十年屡效者。(刘松石《松篁岗刘氏保寿堂活人经验方》)

（14）杨梅毒疮：乃阳明积热所生。槐花四两略炒，入酒二盏，煎十余沸，热服。胃虚寒者勿用。(《李时珍濒湖集简方》)

（15）外痔长寸：用槐花煎汤，频洗，并服之，数日自缩。(《李时珍濒湖集简方》)

（16）疔疮肿毒：一切痈疽发背，不问已成未成，但焮痛者皆治。槐花（微炒）、核桃仁，无灰酒一钟，煎十余沸，热服。未成者二三服，已成者

一二服见效。(《医方摘要》)

（17）发背散血：槐花、绿豆粉各一升，同炒作象牙色，研末。用细茶一两，煎一碗，露一夜，调末三钱敷之，留头。勿犯妇女手。(《摄生众妙方》)

（18）下血血崩：槐花一两，棕灰五钱，盐一钱，水三钟，煎减半服。(《摘玄方》)

（19）白带不止：槐花（炒）、牡蛎（煅）等分为末，每酒服三钱，取效。(《摘玄方》)

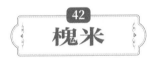

42 槐米

落絮蒙蒙立夏天，楼前槐树影初圆。

——宋·杨皇后《宫词·落絮蒙蒙立夏天》

本品为豆科植物槐 *Sophora japonica* L. 的干燥花及花蕾。夏季花开放或花蕾形成时采收，及时干燥，除去枝、梗及杂质。前者习称"槐花"后者习称"槐米"。

关键词：凉血止血，清肝泻火。

【释名】櫰（音怀）。

时珍曰：按，《周礼》外朝之法，面三槐，三公位焉。吴澄注云：槐之言怀也，怀来人于此也。王安石释云：槐华黄，中怀其美，故三公位之。《春秋元命苞》云：槐之言归也。古者树槐，听讼其下，使情归实也。

【炮制】（1）槐米，取原药材，除去杂质及梗，筛去灰屑。

（2）炒槐米，取净槐米，置炒制容器内，用文火加热，炒至深黄色，取出晾凉。

（3）槐米炭，取净槐米，置炒制热锅内，用武火炒至表面焦褐色，内部焦黄时，喷洒少许清水，灭尽火星，炒干，取出凉透。

【性味与归经】 性微寒，味苦。归肝、大肠经。

【功能与主治】 凉血止血，清肝泻火。便血、痔血、血痢、崩漏、吐血、衄血、肝热目赤、头痛眩晕。

【用量】 5～10g。

【贮藏】 置干燥处，防潮，防蛀。

【附方】（1）槐角丸：治五种肠风泻血。粪前有血名外痔，粪后有血名内痔，大肠不收名脱肛，谷道四面胬肉如奶名举痔，头上有孔名瘘疮，内有虫名虫痔，并皆治之。槐角（去梗，炒）一两，地榆、当归（酒焙）、防风、黄芩、枳壳（麸炒）各半两，为末，酒糊丸梧桐子大，每服五十丸，米饮下。(《太平惠民和剂局方》)

（2）大肠脱肛：槐角、槐花各等分，炒为末。用羊血蘸药，炙熟食之，以酒送下。猪腰子（去皮），蘸炙亦可。(《是斋百一选方》)

（3）内痔外痔：许仁则方用槐角子一斗，捣汁晒稠，取地胆为末，同煎，丸梧桐子大。每饮服十丸。兼作挺子，纳下部，或以苦参末代地胆亦可。(《外台秘要》)

（4）目热昏暗：槐子、黄连（去须）各二两，为末，蜜丸梧桐子大。每浆水下二十丸，日二服。(《圣济总录》)

（5）大热心闷：槐子烧末，酒服方寸匕。(《千金方》)

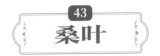

桑叶

九月桑叶尽，寒风鸣树枝。

——唐·高适《宋中十首》

本品为桑科植物桑 Morus alba L. 的干燥叶。初霜后采收，除去杂质，晒干。

关键词：疏散风热，清肺润燥，清肝明目。

【释名】绿萝、家桑、荆桑、桑椹树、黄桑叶、桑枣树。

【炮制】饮片：除去杂质，搓碎，去柄，筛去灰屑。

【性味与归经】甘、苦，寒。归肺、肝经。

【功能与主治】疏散风热，清肺润燥，清肝明目。用于风热感冒，肺热燥咳，头晕头痛，目赤昏花。

【用量】5 ～ 10g。

【贮藏】置干燥处。

【附方】（1）青盲洗法：昔武胜军宋仲孚患此二十年，用此法，二年目明如故。新采青桑叶阴干，逐月按日就地上烧存性。每以一合，于瓷器内煎减二分，倾出澄清，温热洗目，至百度，屡试有验。正月初八，二月初八，三月初六，四月初四，五月初五，六月初二，七月初七，八月二十，九月十二，十月十七，十一月初二，十二月三十。（《普济方》）

（2）风眼下泪：腊月不落桑叶煎汤，日日温洗，或入芒硝。（《李时珍濒湖集简方》）

（3）赤眼涩痛：桑叶为末，纸卷烧烟熏鼻取效，《海上方》也。（《普济方》）

（4）头发不长：桑叶、麻叶煮泔水沐之，七次可长数尺。（《千金方》）

（5）吐血不止：晚桑叶焙研，凉茶服三钱。只一服止，后用补肝肺药。（《圣济总录》）

（6）小儿渴疾：桑叶不拘多少，逐片染生蜜，线系蒂上，绷，阴干，细切，煎汁日饮代茶。（《胜金方》）

（7）霍乱转筋，入腹烦闷：桑叶一握，煎饮，一二服立定。（《太平圣惠方》）

（8）大肠脱肛：黄皮桑树叶三升，水煎过，带温罨纳之。（《仁斋直指方》）

（9）肺毒风疮，状如大风：绿云散，用好桑叶，净洗，蒸熟（一宿候），晒干，为末。水调二钱匕服。（《经验方》）

（10）痈口不敛：经霜黄桑叶，为末，敷之。（《仁斋直指方》）

（11）穿掌肿毒：新桑叶研烂，盦之即愈。（《通玄论》）

（12）汤火伤疮：经霜桑叶（烧存性）为末，油和敷之，三日愈。（《医学正传》）

（13）手足麻木不知痛痒：霜降后桑叶煎汤，频洗。（《救急方》）

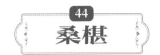

桑椹

黄栗留鸣桑椹美，紫樱桃熟麦风凉。

朱轮昔愧无遗爱，白首重来似故乡。

——宋·欧阳修《再至汝阴三绝·黄栗留鸣桑椹美》

本品为桑科植物桑 *Morus alba* L. 的干燥果穗。4～6 月果实变红时采收，晒干，或略蒸后晒干。

关键词：固精缩尿，补肾助阳。

【释名】桑椹子、桑蔗、桑枣、桑果、桑泡儿、乌椹。

【性味与归经】甘，酸，寒。归心、肝、肾经。

【功能与主治】滋阴补血，生津润燥。用于肝肾阴虚，眩晕耳鸣，心悸失眠，须发早白，津伤口渴，内热消渴，肠燥便秘。

【用量】9～15g。

【贮藏】置通风干燥处，防蛀。

【附方】（1）水肿胀满：水不下则满溢，水下则虚竭还胀，十无一活，宜用桑椹酒治之。桑心皮切，以水二斗，煮汁一斗，入桑椹再煮，取五升，以糯饭五升，酿酒饮。（《普济方》）

（2）瘰疬结核：文武膏，用文武实（桑椹子）二斗（黑熟者），以布取汁，银、石器熬成薄膏。每白汤调服一匙，日三服。（《素问病机气宜保命集》）

（3）诸骨哽咽：红椹子细嚼，先咽汁，后咽滓，新水送下。干者亦可。

（《太平圣惠方》）

（4）小儿赤秃：桑椹取汁，频服。（《千金方》）

（5）小儿白秃：黑椹入罂中曝三七日，化为水，洗之，三七日神效。
（《圣济总录》）

（6）拔白变黑：黑椹一斤，蝌蚪一斤，瓶盛封闭，悬屋东头一百日，
尽化为黑泥，以染白发如漆。（陈藏器《本草拾遗》）

（7）发白不生：黑熟桑椹，水浸日晒，搽涂，令黑而复生也。（《千
金方》）

（8）阴证腹痛：桑椹绢包风干，过伏天，为末。每服三钱，热酒下，
取汗。（《李时珍濒湖集简方》）

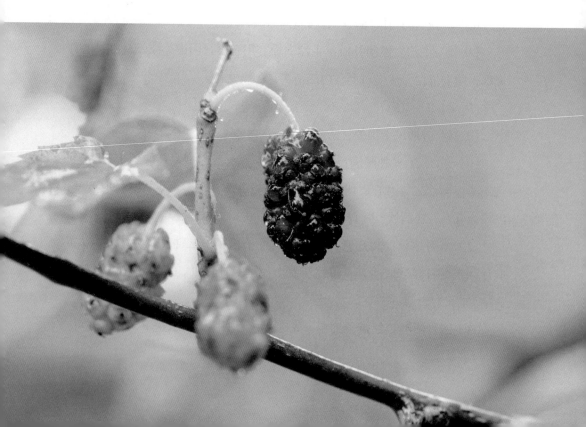

45 代代花

文杏沙棠代代殃，露台不作作阿房。

——宋·陈普《咏史上·伏生》

本品为芸香科植物代代花 *Citrus aurantium* L.var.*amara* Engl.[*C.aurantium*'Daidai'] 的花蕾。

关键词：理气宽胸，和胃止呕。

【释名】代代橘、代代圆、回青橙、回春橙。果实可加工成枳壳，故称枳壳花。其成熟果橙红色，留于树上至次年夏季转为污绿色，状如回生，故其果又名回青橙、回春橙。"代代"者，谓其可回生续代也。"代"讹转为"玳"。

【炮制】取原药材，除去梗、叶及杂质，筛去灰屑。

【性味与归经】辛，甘，微苦，性平。归脾、胃经。

【功能与主治】理气宽胸，和胃止呕。主治胸中痞闷，脘腹胀痛，不思饮食，恶心呕吐。

【用量】1.5～2.5g。

【贮藏】立夏前后，选晴天上午露水干后，摘取含苞未开的花朵，用微火烘干。

【附方】（1）胃脘胀痛、胸闷不舒、频频嗳气、食少腹胀、大便不爽等症：橘皮代代花茶，即橘皮 6g，代代花 6g，甘草 3g。（《食物疗法》）

（2）胸腹胀满：代代花适量，沸水冲泡代茶饮；或代代花、玫瑰花、厚朴花各 3g，水煎服。（《浙江药用植物志》）

（3）胃脘作痛：代代花 3g，制香附、川楝子、白芍各 9g，水煎服。（《浙江药用植物志》）

46 栀子

八舣台子净无尘，六尺屏风一欠伸。

忽忆西家水栀子，多时愁杀读骚人。

——宋·郑会《黄叔敏许惠水栀子》

本品为茜草科植物栀子 *Gardenia jasminoides* Ellis 的干燥成熟果实。9 ～ 11 月果实成熟呈红黄色时采收，除去果梗和杂质，蒸至上气或置沸水中略烫，取出，干燥。

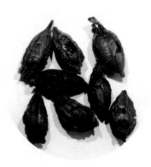

关键词：泻火除烦，清热利湿，凉血解毒，外用消肿止痛。

【释名】木丹（《本经》）、越桃（《别录》）、鲜支（《纲目》），花名薝卜。

时珍曰：卮，酒器也。卮子象之，故名。俗作"栀"。司马相如赋云：鲜支黄烁。注云：鲜支即支子也。佛书称其花为薝卜，谢灵运谓之林兰，曾端伯呼为禅友。或曰：薝卜金色，非栀子也。

【炮制】除去杂质，碾碎。本品呈不规则的碎块。果皮表面红黄色或棕红色，有的可见翅状纵横。种子多数扁卵圆形，深红色或红黄色。

【性味与归经】苦，寒。归心、肺、三焦经。

【功能与主治】泻火除烦，清热利湿，凉血解毒；外用消肿止痛。用于热病心烦，湿热黄疸，淋证涩痛，血热吐衄，目赤肿痛，火毒疮疡；外治扭挫伤痛。

【用量】6 ～ 10g。外用生品适量，研末调敷。

【贮藏】置通风干燥处。

【附方】（1）鼻中衄血：山栀子烧灰吹之。屡用有效。（《黎居士简易方论》）

（2）小便不通：栀子仁十四个，独头蒜一个，沧盐少许，捣贴脐及囊，良久即通。（《普济方》）

（3）血淋涩痛：生山栀子末、滑石等分，葱汤下。（《经验良方》）

（4）下利鲜血：栀子仁烧灰，水服一钱匕。（《食疗本草》）

（5）酒毒下血：老山栀子仁，焙研，每新汲水服一钱匕。（《太平圣惠方》）

（6）热毒血痢：栀子十四枚，去皮捣末，蜜丸梧桐子大。每服三丸，日三服，大效，亦可水煎服。（《肘后备急方》）

（7）临产下痢：栀子，烧研，空心热酒服一匙，甚者不过五服。（《胜金方》）

（8）妇人胎肿属湿热：山栀子一合炒研，每服二三钱，米饮下。丸服亦可。（丹溪方）

（9）热水肿疾：山栀子仁炒研，米饮服三钱，若上焦热者，连壳用。（《丹溪纂要》）

（10）霍乱转筋，心腹胀满，未得吐下：栀子二七枚烧研，熟酒服之，立愈。（《肘后备急方》）

（11）冷热腹痛疠刺，不思饮食：山栀子、川乌头等分，生研为末，酒糊丸如梧桐子大。每服十五丸，生姜汤下。小腹痛，茴香汤下。（《博济方》）

（12）胃脘火痛：大山栀子七枚或九枚炒焦，水一盏，煎七分，入生姜汁饮之，立止。复发者，必不效，用玄明粉一钱服，立止。（《丹溪纂要》）

（13）五脏诸气，益少阴血：用栀子炒黑研末，生姜同煎，饮之甚捷。（《丹溪纂要》）

（14）五尸疰病：冲发心胁刺痛，缠绵无时。栀子三七枚烧末，水服。

（《肘后备急方》）

（15）热病食复及交接后发动欲死，不能语：栀子三十枚，水三升，煎一升服，令微汗。（《梅师方》）

（16）小儿狂躁：蓄热在下，身热狂躁，昏迷不食。栀子仁七枚，豆豉五钱，水一盏，煎七分，服之，或吐或不吐，立效。（阎孝忠《集效方》）

（17）盘肠钓气：越桃仁半两，草乌头少许，同炒过，去草乌，入白芷一钱，为末，每服半钱，茴香葱白酒下。（《普济方》）

（18）赤眼肠秘：山栀子七个，钻孔煨熟，水一升，煎半升，去滓，入大黄末三钱，温服。（《普济方》）

（19）吃饭直出：栀子二十个，微炒去皮，水煎服。（《怪证奇方》）

（20）风痰头痛不可忍：栀子末和蜜，浓敷舌上，吐即止。（《兵部手集方》）

（21）鼻上酒齇：栀子炒研，黄蜡和，丸弹子大。每服一丸，嚼细茶下，日二服。忌酒、麸、煎炙。（许学士《普济本事方》）

（22）火焰丹毒：栀子捣，和水涂之。（《梅师方》）

（23）火疮未起：栀子仁烧研，麻油和，封之。已成疮，烧白糖灰粉之。（《千金方》）

（24）眉中练癣：栀子烧研，和油敷之。（《保幼大全》）

（25）折伤肿痛：栀子、白面同捣，涂之甚效。（《李时珍濒湖集简方》）

（26）狂犬咬伤：栀子皮（烧研）、石硫黄等分为末，敷之，日三。（《梅师方》）

（27）汤荡火烧：栀子末和鸡子清，浓扫之。（《救急方》）

47 酸枣仁

还京却要东南运，酸枣棠梨莫蓊然。

——宋·范成大《汴河》

本品为鼠李科植物酸枣 *Ziziphus jujuba* Mill. var. *spinosa* (Bunge) Hu ex H.F.Chou 的干燥成熟种子。秋末冬初采收成熟果实，除去果肉和核壳，收集种子，晒干。

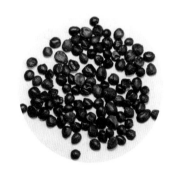

关键词：养心补肝，宁心安神，敛汗，生津。

【释名】樲（《尔雅》）、山枣。

【炮制】除去残留核壳，用时捣碎。

【性味与归经】甘、酸，平。归肝、胆、心经。

【功能与主治】养心补肝，宁心安神，敛汗，生津。用于虚烦不眠，惊悸多梦，体虚多汗，津伤口渴。

【用量】10 ～ 15g。

【贮藏】置阴凉干燥处，防蛀。

【附方】（1）胆风沉睡：胆风毒气，虚实不调，昏沉多睡。用酸枣仁一两（生用），金挺蜡茶二两（以生姜汁涂，炙微焦），为散。每服二钱，水七分，煎六分，温服。（《简要济众方》）

（2）胆虚不眠，心多惊悸：《圣惠方》用酸枣仁一两炒香，捣为散。每服二钱，竹叶汤调下。《和剂局方》加人参一两，辰砂半两，乳香二钱半，炼蜜丸服。

（3）振悸不眠：《胡洽方》酸枣仁汤，用酸枣仁二升，茯苓、白术、人参、甘草各二两，生姜六两，水八升，煮三升，分服。（《本草图经》）

（4）虚烦不眠：《深师方》酸枣仁汤，用酸枣仁二升，蝭母、干姜、茯苓、芎劳各二两，甘草（炙）一两。以水一斗，先煮枣仁，减三升，乃同煮取三升，分服。（《本草图经》）

（5）骨蒸不眠，心烦：用酸枣仁二两，水二盏，研绞取汁，下粳米二合，煮粥候熟，下地黄汁一合，再煮，匀食。（《太平圣惠方》）

（6）睡中汗出：酸枣仁、人参、茯苓等分为末，每服一钱，米饮下。（《简便方》）

（7）刺入肉中：酸枣核烧末，水服，立出。（《外台秘要》）

（8）治小儿夜啼、虚烦不眠：取酸枣仁 10～20g，加糖适量，水煎服；或研末，每次 1.5～3g，睡前服。（摘录自《中医小儿食物保健疗法》）

（9）治紧张性头痛：酸枣仁 20～25g，冲水顿服，每日 1 剂，15 日为 1 个疗程。（摘录自《临床药物新用联用大全》）

48 山茱萸

茱萸堰在吴牛死，茱萸堰废吴牛闲。吴牛闲，东南百货来如山。

——宋·梅尧臣《过茱萸堰》

本品为山茱萸科植物山茱萸 *Cornus officinalis* Sieb.et Zucc. 的干燥成熟果肉。秋末冬初果皮变红时采收果实，用文火烘或置沸水中略烫后，及时除去果核，干燥。

关键词：补益肝肾，收涩固脱。

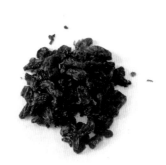

【释名】蜀酸枣（《本经》）、肉枣（《纲目》）、魁实（《别录》）、鸡足（《吴普》）、鼠矢（《吴普》）。

宗奭曰：山茱萸与吴茱萸甚不相类，治疗大不同，未审何缘命此名也？

时珍曰：《本经》一名蜀酸枣，今人呼为肉枣，皆象形也。

【炮制】除去杂质和残留果核。

【性味与归经】酸、涩，微温。归肝、肾经。

【功能与主治】补益肝肾，收涩固脱。用于眩晕耳鸣，腰膝酸痛，阳痿遗精，遗尿尿频，崩漏带下，大汗虚脱，内热消渴。

【用量】6～12g。

【贮藏】置干燥处，防蛀。

【附方】（1）草还丹：益元阳，补元气，固元精，壮元神，乃延年续嗣之至药也。山茱萸（酒浸，取肉）一斤，破故纸（酒浸，焙干）半斤，当归四两，麝香一钱，为末，炼蜜丸梧桐子大。每服八十一丸，临卧盐酒下。（吴旻《扶寿精方》）

（2）治五种腰痛，下焦风冷，腰脚无力：牛膝一两（去苗），山茱萸一两，桂心（肉桂）三分，上药捣细罗为散，每于食前，以温酒调下二钱。（摘录自《太平圣惠方》）

（3）治脚气上入少腹不仁：干地黄（生地黄）八两，山茱萸、薯蓣（山药）各四两，泽泻、茯苓、牡丹皮各三两，桂枝、附子（炮）各一两。上八味，末之，炼蜜和丸梧子大，酒下十五丸，日再服。（摘录自《金匮要略》崔氏八味丸）

（4）治肾怯失音，囟开不合，神不足，目中白睛多，面色㿠白：熟地黄八钱，山茱萸、干山药各四钱，泽泻、牡丹皮、白茯苓（去皮）各三钱。上为末，炼蜜丸如梧子大。空心服，温水化下三丸。（摘录自《小儿药证直诀》地黄丸）

（5）治老人小水不节，或自遗不禁：山茱萸肉二两，益智子（益智仁）一两，人参、白术各八钱，分作十剂，水煎服。（摘录自《方龙潭家秘》）

（6）治寒温外感诸症，大病瘥后不能自复，寒热往来，虚汗淋漓；或但热不寒，汗出而热解，须臾又热又汗，目睛上窜，势危欲脱；或喘逆，或怔忡，或气虚不足以息：萸肉二两（去净核），生龙骨一两（捣细），生牡蛎一两（捣细），生杭芍（白芍）六钱，野台参四钱，甘草三钱（蜜炙）。水煎服。（摘录自《医学衷中参西录》来复汤）

（7）治脑骨痛：茱萸肉五两，沙苑蒺藜（沙苑子）、熟地黄各四两，人参、麦门冬（麦冬）（去心）、牛膝、甘菊花各三两。熟地黄、麦门冬以人乳和酒同煮，捣烂成膏；余药俱用酒拌炒，研为末；熟地黄、麦门冬膏再和炼蜜为丸，桐子大。每早晚各服三钱，白汤下。（《本草汇言》引《缪氏家抄》）

（8）治心虚怔忡：龙眼肉一两，酸枣仁（炒、捣）五钱，萸肉（去净核）五钱，柏子仁（炒、捣）四钱，生龙骨（捣细）四钱，生牡蛎（捣细）四钱，生明乳香一钱，生明没药一钱。煎服。（摘录自《医学衷中参西录》定心汤）

（9）治累渴引水，一旦不饮不渴，小便日夜数十行，气乏，肉消脱，此消中肾气败也：苁蓉（肉苁蓉）（洗切、酒渍、焙）、五味子（炒）、山茱萸、干山药等分，上为末，酒糊为丸，如梧桐子大。饮下三十粒，空心服。（摘录自《全生指迷方》茱萸丸）

（10）治妇女血崩：白术（炒）一两，生黄芪六钱，龙骨（煅，捣细）八钱，牡蛎（煅，捣细）八钱，萸肉（去净核）八钱，生杭芍（四钱），海螵蛸（捣细）四钱，茜草三钱，棕边炭二钱，五倍子（轧细）五分。药汁送服。（摘录自《医学衷中参西录》）

（11）治真阴肾水不足：不能滋溉营卫，渐至衰羸，或虚热往来，自汗盗汗，或神不守舍，血不归原，或劳损伤阴，或遗淋不禁，或气虚昏运，或眼花耳聋，或口燥舌干，或腰酸腿软。大怀熟地八两，山药（炒）四两，山茱萸肉四两，龟胶（切碎炒珠）四两，川牛膝（酒洗蒸熟）三两，鹿角胶（敲碎炒珠）二两，菟丝子（制熟）三两，枸杞子（三两）。（摘录自《景岳全书》）

49 郁李仁

劲条馥卉冒仙荄，殿取东皇艳杏开。

苗瓣吐须凝露态，白英粘萼晕春腮。

自知此树无人指，谁问他蹊有种栽。

插取瓦瓶聊补空，不期粗俗误蜂来。

——宋·董嗣杲《郁李子花》

本品为蔷薇科植物欧李 *Prunus humilis* Bge.、郁李 *Prunus japonica* Thunb. 或长柄扁桃 *Prunus pedunculata* Maxim. 的干燥成熟种子。前两种习称"小李仁"，后一种习称"大李仁"。夏、秋二季采收果实，除去果肉和核壳，取出种子，干燥。

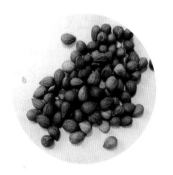

关键词：润肠通便，下气利水。

【释名】薁李（《诗疏》）、郁李、车下李（《别录》）、爵李（《本经》）、雀梅（《诗疏》）、常棣。

时珍曰：郁，《山海经》作"栯"，馥郁也。花、实俱香，故以名之。陆机《诗疏》作"奠"字，非也。《尔雅》棠棣即此，或以为唐棣，误矣。唐棣乃枎栘、白杨之类也。

【炮制】饮片：除去杂质，用时捣碎。

【性味与归经】辛、苦、甘，平。归脾、大肠、小肠经。

【功能与主治】润肠通便，下气利水。用于津枯肠燥，食积气滞，腹胀便秘，水肿，脚气，小便不利。

【用量】6～10g。

【注意】孕妇慎用。

【贮藏】置阴凉干燥处，防蛀。

【附方】（1）小儿多热：熟汤研郁李仁如杏酪，一日服二合。（姚和众《至宝方》）

（2）小儿闭结：襁褓小儿，大小便不通，并惊热痰实，欲得溏动者。大黄（酒浸、炒）、郁李仁（去皮、研）各一钱，滑石末一两，捣和丸黍米大。二岁小儿三丸，量人加减，白汤下。（钱乙《小儿药证直诀》）

（3）肿满气急不得卧：用郁李仁一大合，捣末，和面作饼，吃入口即大便通，泄气便愈。（《杨氏产乳》）

（4）脚气浮肿，心腹满，大小便不通，气急喘息者：郁李仁十二分（捣烂，水研绞汁），薏苡（捣如粟大）三合，同煮粥食之。（韦宙《韦氏集验独行方》）

（5）卒心痛刺：郁李仁三七枚嚼烂，以新汲水或温汤下，须臾痛止，却呷薄荷盐汤。（姚和众《至宝方》）

（6）皮肤血汗：郁李仁（去皮，研）一钱，鹅梨捣汁调下。（《圣济总录》）

⑤ 枸杞子

松根茯苓味绝珍，甑中枸杞香动人。

——宋·陆游《道室即事·松根茯苓味绝珍》

本品为茄科植物宁夏枸杞 *Lycium barbarum* L.的干燥成熟果实。夏、秋二季果实呈红色时采收，热风烘干，除去果梗，或晾至皮皱后，晒干，除去果梗。

关键词：滋补肝肾，益精明目。

【释名】枸（《尔雅》音计），《本经》作"枸忌"。枸棘（《衍义》）、苦杞（《诗疏》）、甜菜（《图经》）、天精（《抱朴》）、地骨（《本经》）、地辅（《本经》）、地仙（《日华》）、却暑（《别录》）、羊乳（《别录》）、仙人杖（《别录》）、西王母杖。

时珍曰：枸、杞二树名。此物棘如枸之刺，茎如杞之条，故兼名之。道书言千载枸杞，其形如犬，故得枸名，未审然否？

颂曰：仙人杖有三种：一是枸杞；一是菜类，叶似苦苣；一是枯死竹竿之色黑者也。

【性味与归经】甘，平。归肝、肾经。

【功能与主治】滋补肝肾，益精明目。用于虚劳精亏，腰膝酸痛，眩晕耳鸣，阳痿遗精，内热消渴，血虚萎黄，目昏不明。

【用量】6～12g。

【贮藏】置阴凉干燥处，防闷热，防潮，防蛀。

【附方】（1）枸杞煎：治虚劳，退虚热，轻身益气，令一切痈疽永不发。用枸杞三十斤（春夏用茎、叶，秋冬用根、实），以水一石，煮取五斗，以

滓再煮取五斗，澄清去滓，再煎取二斗，
入锅煎如饧收之。每早酒服一合。(《千
金方》)

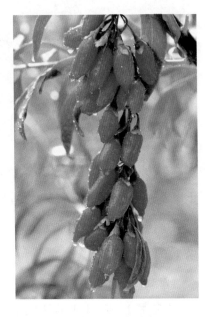

（2）金髓煎：枸杞子逐日摘红熟者，
不拘多少，以无灰酒浸之，蜡纸封固，勿
令泄气。两月足，取入沙盆中擂烂，滤取
汁，同浸酒入银锅内，慢火熬之，不住手
搅，恐粘住不匀。候成膏如饧，净瓶密
收。每早温酒服二大匙，夜卧再服。百日
身轻气壮，积年不辍，可以羽化也。(《经
验方》)

（3）枸杞酒：《外台秘要》云，补虚，去劳热，长肌肉，益颜色，肥健
人，治肝虚冲感下泪。用生枸杞子五升，捣破，绢袋盛，浸好酒二斗中，
密封勿泄气，二七日。服之任性，勿醉。《经验后方》，枸杞酒：变白，耐
老轻身。用枸杞子二升（十月壬癸日，面东采之），以好酒二升，瓷瓶内浸
三七日。乃添生地黄汁三升，搅匀密封。至立春前三十日，开瓶。每空心
暖饮一盏，至立春后髭发却黑。勿食芜荑、葱、蒜。

（4）四神丸：治肾经虚损，眼目昏花，或云翳遮睛。甘州枸杞子一斤
（好酒润透，分作四分：四两用蜀椒一两炒，四两用小茴香一两炒，四两用
芝麻一两炒，四两用川楝肉一两炒，拣出枸杞），加熟地黄、白术、白茯苓
各一两，为末，炼蜜丸，日服。(《瑞竹堂经验方》)

（5）肝虚下泪：枸杞子二升，绢袋盛，浸一斗酒中（密封）三七日，
饮之。(《千金方》)

（6）目赤生翳：枸杞子捣汁，日点三五次，神验。(《肘后备急方》)

（7）面黣皯疱：枸杞子十斤，生地黄三斤，为末。每服方寸匕，温酒

下，日三服。久则童颜。(《太平圣惠方》)

（8）痎夏虚病：枸杞子、五味子，研细，滚水泡，封三日，代茶饮，效。(《摄生众妙方》)

（9）地骨酒：壮筋骨，补精髓，延年耐老。枸杞根、生地黄、甘菊花各一斤，捣碎，以水一石，煮取汁五斗，炊糯米五斗，细曲拌匀，入瓮如常封酿。待熟澄清，日饮三盏。(《圣济总录》)

（10）虚劳客热：枸杞根，为末，白汤调服。有瘤疾人勿服。(《千金方》)

（11）骨蒸烦热及一切虚劳烦热，大病后烦热，并用地仙散：地骨皮二两，防风一两，甘草（炙）半两。每用五钱，生姜五片，水煎服。(《济生方》)

（12）热劳如燎：地骨皮二两，柴胡一两，为末。每服二钱，麦门冬汤下。(《圣济总录》)

（13）虚劳苦渴，骨节烦热，或寒：用枸杞根白皮（切）五升，麦门冬三升，小麦二升，水二斗，煮至麦熟，去滓。每服一升，口渴即饮。(《千金方》)

（14）肾虚腰痛：枸杞根、杜仲、萆薢各一斤，好酒三斗渍之，罂中密封，锅中煮一日，饮之任意。(《千金方》)

（15）吐血不止：枸杞根、子、皮为散，水煎，日日饮之。(《圣济总录》)

（16）小便出血：新地骨皮洗净，捣自然汁（无汁则以水煎汁），每服一盏，入酒少许，食前温服。(《简便方》)

（17）带下脉数：枸杞根一斤，生地黄五斤，酒一斗，煮五升，日日服之。(《千金方》)

（18）天行赤目暴肿：地骨皮三斤，水三斗，煮三升，去滓，入盐一两，取二升，频频洗点。(陇上谢道人《天竺经》)

（19）风虫牙痛：枸杞根白皮，煎醋漱之，虫即出，亦可煎水饮。(《肘后备急方》)

（20）口舌糜烂：地骨皮汤治膀胱移热于小肠，上为口糜，生疮溃烂，心

胃壅热，水谷不下。用柴胡、地骨皮各三钱，水煎服之。（东垣《兰室秘藏》）

（21）小儿耳疳：生于耳后，肾疳也。地骨皮一味，煎汤洗之。仍以香油调末搽之。（高文虎《蓼花洲闲录》）

（22）气瘘疳疮多年不愈者：应效散（又名托里散）：用地骨皮（冬月者）为末，每用纸捻蘸入疮内，频用自然生肉，更以米饮服二钱，一日三服。（《外科精义》）

（23）男子下疳：先以浆水洗之，后搽地骨皮末，生肌止痛。（《卫生宝鉴》）

（24）妇人阴肿或生疮：枸杞根煎水，频洗。（《永类钤方》）

（25）十三种疔：春三月上建日采叶（名天精），夏三月上建日采枝（名枸杞），秋三月上建日采子（名却老），冬三月上建日采根（名地骨），并曝干为末（如不得依法采，但得一种亦可），用绯缯一片裹药。牛黄一梧桐子大，反钩棘针三七枚，赤小豆七粒，为末。先于缯上铺乱发一鸡子大，乃铺牛黄等末，卷作团，以发束定，熨斗中炒令沸，沸定，刮捣为末。以一方寸匕，合前枸杞末二匕，空心酒服二钱半，日再服。（《千金方》）

（26）痈疽恶疮，脓血不止：地骨皮不拘多少，洗净，刮去粗皮，取细白瓤。以粗皮同骨煎汤洗，令脓血尽。以细瓤贴之，立效。有一朝士，腹胁间病疽经岁，或以地骨皮煎汤淋洗，出血一二升，家人惧，欲止之。病者曰：疽似少快。更淋之，用五升许，血渐淡乃止。以细瓤贴之，次日结痂愈。（唐慎微《经史证类备急本草》）

（27）瘭疽出汁，着手、足、肩、背，累累如赤豆：用枸杞根、葵根叶煮汁，煎如饴，随意服之。（《千金方》）

（28）足趾鸡眼，作痛作疮：地骨皮同红花研细敷之，次日即愈。（《闺阁事宜》）

（29）火赫毒疮：此患急防毒气入心腹，枸杞叶捣汁服，立瘥。（《肘后备急方》）

（30）目涩有翳：枸杞叶二两，车前叶一两，捼汁，以桑叶裹，悬阴地一夜。取汁点之，不过三五度。（《十便良方》）

（31）五劳七伤，庶事衰弱：枸杞叶半斤（切），粳米二合，豉汁和，煮作粥，日日食之良。（《经验方》）

（32）澡浴除病：正月一日，二月二日，三月三日，四月四日，以至十二月十二日，皆用枸杞叶煎汤洗澡，令人光泽，百病不生。（《洞天保生录》）

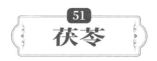

51 茯苓

烟浦收菱菜，秋山斸茯苓。

——宋·陆游《卧病杂题·鸥鹭驯亭沼》

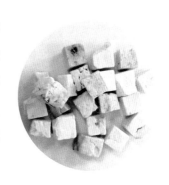

本品为多孔菌科真菌茯苓 *Poria cocos* (Schw.) Wolf 的干燥菌核。多于 7～9 月采挖，挖出后除去泥沙，堆置"发汗"后，摊开晾至表面干燥，再"发汗"，反复数次至现皱纹，内部水分大部散失后，阴干，称为"茯苓个"；或将鲜茯苓按不同部位切制，阴干，分别称为"茯苓块"和"茯苓片"。

关键词：利水渗湿，健脾，宁心安神。

【释名】伏灵（《纲目》）、伏菟（《本经》）、松腴、不死面（《记事珠》），抱根者名伏神（《别录》）。

宗奭曰：多年樵斫之松根之气味，抑郁未绝，精英未沦。其精气盛者，发泄于外，结为茯苓，故不抱根，离其本体，有零之义也。津气不盛，只能附结本根，既不离本，故曰伏神。

时珍曰：茯苓，《史记·龟策传》作"伏灵"。盖松之神灵之气，伏结而成，故谓之伏灵、伏神也。《仙经》言：伏灵大如拳者，佩之令百鬼消灭，则神灵之气，亦可征矣。俗作"苓"者，传写之讹尔。下有伏灵，上有菟丝，故又名伏兔，或云"其形如兔，故名"，亦通。

【炮制】取茯苓个，浸泡，洗净，润后稍蒸，及时削去外皮，切制成块或切厚片，晒干。

【性味与归经】甘、淡，平。归心、肺、脾、肾经。

【功能与主治】利水渗湿，健脾，宁心。用于水肿尿少，痰饮眩悸，脾虚食少，便溏泄泻，心神不安，惊悸失眠。

【用量】10～15g。

【贮藏】置干燥处，防潮。

【附方】（1）服茯苓法：颂曰，《集仙方》多单饵茯苓。其法：取白茯苓五斤，去黑皮，捣筛，以熟绢囊盛，于二斗米下蒸之，米熟即止，曝干又蒸，如此三遍。乃取牛乳二斗和合，着铜器中，微火煮如膏，收之。每食，以竹刀割，随性饱食，辟谷不饥也。如欲食谷，先煮葵汁饮之。又茯苓酥法：白茯苓三十斤（山之阳者甘美，山之阴者味苦），去皮薄切，曝干蒸之。以汤淋去苦味，淋之不止，其汁当甜。乃曝干筛末，用酒三石、蜜三升相和，置大瓮中，搅之百匝，密封勿泄气。冬五十日，夏二十五日，酥自浮出酒上。掠取，其味极甘美。作掌大块，空室中阴干，色赤如枣。饥时食一枚，酒送之，终日不食，名神仙度世之法。又服食法：以茯苓合白菊花（或合桂心，或合术）为散、丸自任。皆可常服，补益殊胜。《儒门事亲》方：用茯苓四两，头白面二两，水调作饼，以黄蜡三两煎熟。饱食一顿，便绝食辟谷。至三日觉难受，以后气力渐生也。《经验后方》服法：用华山挺子茯苓，削如枣大方块，安新瓮内，好酒浸之，纸封三重，百日乃开，其色当如饧糖。可日食一块，至百日肌体润泽，一年可夜视物，久久肠化为筋，延年耐老，面若童颜。《嵩高记》：用茯苓、松脂各二斤，淳酒浸之，和以白蜜。日三服之，久久通灵。又法：白茯苓去皮，酒浸十五日，漉出为散。每服三钱，水调下，日三服。孙真人《枕中记》云：茯苓久服，百日病除，二百日昼夜不眠，二年役使鬼神，四年后玉女来侍。葛洪《抱朴子》云：任子季服茯苓十八年，玉女从之，能隐能彰，不食谷，灸瘢灭，面体玉泽。又黄初起服茯苓五万日，能坐在立亡，日中无影。交感丸：方见草部莎根下。吴仙丹：方见果部吴茱萸下。胸胁气逆胀满：茯苓一两，人参半两，每服三钱，水煎服，日三。（《圣济总录》）

（2）养心安神：朱雀丸，治心神不定，恍惚健忘不乐，火不下降，水不上升，时复振跳。常服，消阴养火，全心气。茯神二两（去皮），沉香半两，为末，炼蜜丸小豆大。每服三十丸，食后人参汤下。（《是斋百一选方》）

（3）血虚心汗：别处无汗，独心孔有汗，思虑多则汗亦多，宜养心血，以艾汤调茯苓末，日服一钱。（《证治要诀》）

（4）心虚梦泄或白浊：白茯苓末二钱，米汤调下，日二服。苏东坡方也。（《仁斋直指方》）

（5）虚滑遗精：白茯苓二两，缩砂仁一两，为末，入盐二钱。精羊肉批片，掺药炙食，以酒送下。（《普济方》）

（6）浊遗带下：威喜丸，治丈夫元阳虚惫，精气不固，小便下浊，余沥常流，梦寐多惊，频频遗泄，妇人白淫、白带并治之。白茯苓（去皮）四两，作匮，以猪苓四钱半，入内煮二十余沸，取出晒干，择去猪苓，为末，化黄蜡搜和，丸弹子大。每嚼一丸，空心津下，以小便清为度。忌米醋。李时珍曰：《抱朴子》言茯苓千万岁，其上生小木，状似莲花，名曰木威喜芝。夜视有光，烧之不焦，带之辟兵，服之长生。《和剂局方》威喜丸之名，盖取诸此。

（7）小便频多：白茯苓（去皮）、干山药（去皮，以白矾水瀹过，焙）

等分为末，每米饮服二钱。(《儒门事亲》方)

（8）小便不禁：茯苓丸治心肾俱虚，神志不守，小便不禁。用白茯苓、赤茯苓等分为末，以新汲水挼洗去筋，控干，以酒煮地黄汁捣膏搜和，丸弹子大。每嚼一丸，空心盐酒下。(《三因极一病证方论》)

（9）小便淋浊：由心肾气虚，神志不守，小便淋沥或梦遗白浊，赤白茯苓等分为末，新汲水飞去沫，控干。以地黄汁同捣，酒熬作膏，和丸弹子大，空心盐汤嚼下一丸。(《三因极一病证方论》)

（10）下虚消渴：上盛下虚，心火炎烁，肾水枯涸，不能交济而成渴症。白茯苓一斤，黄连一斤，为末，熬天花粉作糊，丸梧桐子大，每温汤下五十丸。(《德生堂经验方》)

（11）下部诸疾：龙液膏，用坚实白茯苓去皮焙研，取清溪流水浸去筋膜，复焙，入瓷罐内，以好蜜和匀，入铜釜内，重汤桑柴灰煮一日，取出收之。每空心白汤下二三匙，解烦郁燥渴。一切下部疾，皆可除。(《积善堂方》)

（12）飧泄滑痢不止：白茯苓一两，木香（煨）半两，为末，紫苏木瓜汤下二钱。(《是斋百一选方》)

（13）妊娠水肿，小便不利，恶寒：赤茯苓（去皮）、葵子各半两，为末。每服二钱，新汲水下。(《禹讲师方》)

（14）猝然耳聋：黄蜡不拘多少，和茯苓末细嚼，茶汤下。(《普济方》)

（15）面䵟雀斑：白茯苓末，蜜和，夜夜敷之，二七日愈。(姚僧垣《集验方》)

（16）猪鸡骨哽：五月五日，取楮子（晒干）、白茯苓等分为末，每服二钱，乳香汤下。一方不用楮子，以所哽骨煎汤下。(《经验良方》)

（17）痔漏神方：赤、白茯苓（去皮）、没药各二两，破故纸四两，石臼捣成一块。春、秋酒浸三日，夏二日，冬五日；取出木笼蒸熟，晒干为

末，酒糊丸梧桐子大。每酒服二十丸，渐加至五十丸。(董炳《避水集验要方》)

（18）血余怪病：手十指节断坏，惟有筋连，无节肉，虫出如灯心，长数尺，遍身绿毛卷，名曰血余。以茯苓、胡黄连煎汤，饮之愈。(夏子益《奇疾方》)

（19）水肿尿涩：茯苓皮、椒目等分，煎汤，日饮取效。(《普济方》)

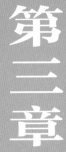

第三章

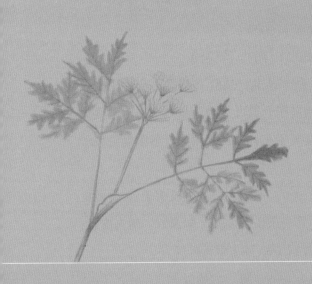

《本草纲目》
"菜部"中的"食药物质"

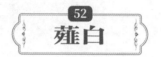

薤白

52

酥暖薤白酒，乳和地黄粥。

——唐·白居易《春寒》

本品为百合科植物小根蒜 *Allium macrostemon* Bge. 或薤 *Allium chinense* G.Don 的干燥鳞茎。夏、秋二季采挖，洗净，除去须根，蒸透或置沸水中烫透，晒干。

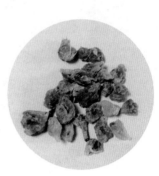

关键词：通阳散结，行气导滞。

【释名】薤子（音叫，或作荞者非）、莜子（音钓）、火葱（《纲目》）、菜芝（《别录》）、鸿荟（音会）。

时珍曰：薤本文作韰，韭类也。故字从韭，从乿（音概），谐声也。今人因其根白，呼为薤子，江南人讹为莜子。其叶类葱而根如蒜，收种宜火熏，故俗人称为火葱。罗愿云：物莫美于芝，故薤为菜芝。苏颂复附莜子于蒜条，误矣。

【炮制】《外台秘要》：一把寸切。《太平圣惠方》：净洗去土。《奇效良方》：去青细切。现行：取原药材，除去杂质及须根，僵黑粒，筛去皮膜；或取鲜薤白洗净，蒸至圆气透心为度，干燥，除去散碎外膜。

【性味与归经】辛、苦，温。归心、肺、胃、大肠经。

【功能与主治】通阳散结，行气导滞。用于胸痹心痛，脘腹痞满胀痛，泻痢后重。

【用量】5 ～ 10g。

【贮藏】置干燥处，防蛀。

【附方】（1）胸痹刺痛：张仲景栝蒌薤白汤，治胸痹，痛彻心背，喘息咳唾短气，喉中燥痒，寸脉沉迟，关脉弦数，不治杀人。用栝蒌实一枚，薤白半升，白酒七升，煮二升，分二服。《千金》治胸痹，半夏薤白汤：用薤白四两，半夏一合，枳实半两，生姜一两，栝蒌实半枚，㕮咀，以白蔹浆三升，煮一升，温服，日三。《肘后》治胸痹，瘥而复发。薤根五升，捣汁饮之，立瘥。蔹音在，酢浆也。

（2）卒中恶死，卒死，或先病，或平居寝卧奄忽而死，皆是中恶：以薤汁灌入鼻中，便省。（《肘后备急方》）

（3）霍乱干呕不止者：以薤一虎口，以水三升，煮取一半，顿服。不过三作即已。（韦宙《韦氏集验独行方》）

（4）奔豚气痛：薤白捣汁饮之。（《肘后备急方》）

（5）赤痢不止：薤同黄柏煮汁服之。（陈藏器）

（6）赤白痢下：薤白一握，同米煮粥，日食之。（《食医心镜》）

（7）小儿疳痢：薤白生捣如泥，以粳米粉和蜜作饼，炙熟与食。不过三两服。（杨氏《产乳》）

（8）产后诸痢：多煮薤白食，仍以羊肾脂同炒食之。（《范汪方》）

（9）妊娠胎动，腹内冷痛：薤白一升，当归四两，水五升，煮二升，分三服。（《古今录验》）

（10）郁肉脯毒：杵薤汁，服二三升良。（葛洪方）

（11）疮犯恶露，甚者杀人：薤白捣烂，以帛裹煨极热，去帛敷之，冷即易换。亦可捣作饼以艾灸之，热气入疮，水出即瘥也。（《梅师方》）

（12）手指赤色，随月生死：以生薤一把，苦酒煮熟，捣烂涂之，愈乃止。（《肘后备急方》）

（13）疥疮痛痒：煮薤叶，捣烂涂之。（同上）

（14）灸疮肿痛：薤白一升，猪脂一斤，切，以苦酒浸一宿，微火煎三

上三下，去滓涂之。(《梅师方》)

（15）手足瘑疮：生薤一把，以热醋投入，以封疮上取效。(《千金方》)

（16）毒蛇蜇伤：薤白捣敷。(徐王方)

（17）虎犬咬伤：薤白捣汁一升饮之，并涂之，日三服，瘥乃止。(葛洪方)

（18）诸鱼骨哽：薤白嚼柔，以绳系中，吞到哽处，引之即出。(同上)

（19）误吞钗环：取薤白曝萎，煮熟勿切，食一大束，钗即随出。(葛洪方)

（20）目中风肿作痛：取薤白截断，安膜上令遍，痛作复为之。(《范汪方》)

（21）咽喉肿痛：薤根醋捣敷肿处，冷即易之。(《圣济总录》)

53 黄芥子

终朝被芥子，何日变桑田。

——宋·刘克庄《精卫衔石填海》

本品为十字花科植物白芥 *Sinapis alba* L. 或芥 *Brassica juncea* (L.)Czern.et Coss. 的干燥成熟种子。前者习称"白芥子"，后者习称"黄芥子"。夏末秋初果实成熟时采割植株，晒干，打下种子，除去杂质。

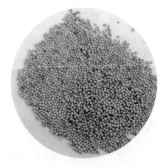

关键词：温肺豁痰刺气，散结通络止痛。

【释名】时珍曰：按，王安石《字说》云：芥者，界也。发汗散气，界我者也。王祯《农书》云：其气味辛烈，菜中之介然者，食之有刚介之象，故字从介。

【炮制】芥子：除去杂质，用时捣碎。

【性味与归经】辛，温。归肺经。

【功能与主治】温肺豁痰利气，散结通络止痛。用于寒痰咳嗽，胸胁胀痛，痰滞经络，关节麻木、疼痛，痰湿流注，阴疽肿毒。

【用量】3～9g。外用适量。

【贮藏】置通风干燥处，防潮。

【附方】（1）暴赤眼痛胀磣涩：芥菜根杵汁滴之。（《太平圣惠方》）

（2）眼生翳膜：芥菜和根、茎、叶洗净，焙干为细末。每夜卧时先洗眼，挑末米许，安两大眦头。涩痛忍之，久久膜自落也。（《圣济总录》）

（3）肿满胀大。四肢枯瘦，尿涩：用甜葶苈（炒）、芥菜根等分为末，炼蜜丸弹子大。每服一丸，陈皮汤下。只二三丸，小便清；十余丸，腹如故。（《三故》）

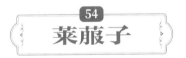

54 莱菔子

莱菔瑶英体，芜菁翠羽丛。

——宋·胡寅《治园二首·莱菔瑶英体》

本品为十字花科植物萝卜 *Raphanus sativus* L. 的干燥成熟种子。夏季果实成熟时采割植株，晒干，搓出种子，除去杂质，再晒干。

关键词：消食除胀，降气化痰。

【释名】萝卜子、芦菔子、萝白子、菜头子。

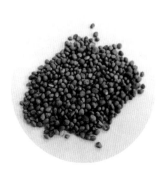

【炮制】除去杂质，洗净，干燥。用时捣碎。

【性味与归经】辛、甘，平。归肺、脾、胃经。

【功能与主治】消食除胀，降气化痰。用于饮食停滞，脘腹胀痛，大便秘结，积滞泻痢，痰壅喘咳。

【用量】5 ～ 12g。

【贮藏】置通风干燥处，防蛀。

【附方】（1）上气痰嗽，喘促唾脓血：以莱菔子一合，研细煎汤，食上服之。(《食医心镜》)

（2）肺痰咳嗽：莱菔子半升淘净焙干，炒黄为末，以糖和，丸芡子大。绵裹含之，咽汁甚妙。(《胜金方》)

（3）齁喘痰促，遇厚味即发者：萝卜子淘净，蒸熟晒研，姜汁浸蒸饼丸绿豆大。每服三十丸，以口津咽下，日三服。名清金丸。(《医学集成》)

（4）痰气喘息：萝卜子（炒）、皂荚（烧存性）等分为末，姜汁和，炼蜜丸梧子大。每服五七十丸，白汤下。(《简便单方》)

（5）久嗽痰喘：萝卜子（炒）、杏仁（去皮尖炒）等分，蒸饼丸麻子大。每服三五丸，时时津咽。(《医学集成》)

（6）高年气喘：萝卜子炒，研末，蜜丸梧子大。每服五十丸，白汤下。(《济生秘览》)

（7）宣吐风痰：《胜金方》用萝卜子末，温水调服三钱，良久吐出涎沫，如是瘫痪风者，以此吐后用紧疏药，疏后服和气散取瘥。丹溪吐法：用萝卜子半升擂细，浆水一碗滤取汁，入香油及蜜些须，温服。后以桐油浸过晒干鹅翎探吐。

（8）中风口禁：萝卜子、牙皂荚各二钱，以水煎服，取吐。(丹溪方)

（9）小儿风寒：萝卜子（生研末）一钱，温葱酒服之，取微汗大效。(《卫生易简方》)

（10）风秘气秘：萝卜子（炒）一合擂水，和皂荚末二钱服，立通。（《寿域神方》）

（11）气胀气蛊：莱菔子研，以水滤汁，浸缩砂一两一夜，炒干又浸又炒，凡七次，为末。每米饮服一钱，如神。（《朱氏集验方》）

（12）小儿盘肠气痛：用萝卜子炒黄研末，乳香汤服半钱。（杨仁斋《仁斋直指方》）

（13）年久头风：莱菔子、生姜等分，捣取汁，入麝香少许，擂入鼻中，立止。（《普济方》）

（14）牙齿疼痛：萝卜子十四粒生研，以人乳和之。左疼点右鼻，右疼点左鼻。

（15）疮疹不出：萝卜子生研末，米饮服二钱，良。（《卫生易简方》）

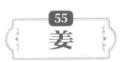

姜

干姜

本品为姜科植物姜 *Zingiber officinale* Rose. 的干燥根茎。冬季采挖，除去须根和泥沙，晒干或低温干燥，趁鲜切片晒干或低温干燥者称为"干姜片"。

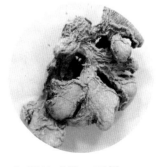

关键词：温中散寒，回阳通脉，温肺化饮。

【释名】白姜。

【炮制】干姜：除去杂质，略泡，洗净，润透，切厚片或块，干燥。

【性味与归经】辛，热。归脾、胃、肾、心、肺经。

【功能与主治】温中散寒，回阳通脉，温肺化饮。用于脘腹冷痛，呕吐泄泻，肢冷脉微，寒饮喘咳。

【用量】3～10g。

【贮藏】置阴凉干燥处，防蛀。

【附方】（1）脾胃虚冷，不下食，积久羸弱成瘵者：用温州白干姜，浆水煮透，取出焙干捣末，陈廪米煮粥饮丸梧子大。每服三五十丸，白汤下。其效如神。（苏颂《本草图经》）

（2）脾胃虚弱，饮食减少，易伤难化，无力肌瘦：用干姜频研四两，以白饧切块，水浴过，入铁铫溶化，和丸梧子大。每空心米饮下三十丸。（《十便良方》）

（3）头晕吐逆，胃冷生痰也：用川干姜（炮）二钱半，甘草（炒）一钱二分，水一钟半，煎减半服。累用有效。（《传信适用方》）

（4）心脾冷痛，暖胃消痰：二姜丸，用干姜、高良姜等分，炮，研末，糊丸梧子大。每食后，猪皮汤下三十丸。（《太平惠民和剂局方》）

（5）心气卒痛：干姜末，米饮服一钱。（《外台秘要》）

（6）阴阳易病伤寒后，妇人得病虽瘥，未满百日，不可与男合。为病拘急，手足拳，腹痛欲死，丈夫名阴易，妇人名阳易，速宜汗之即愈。满四日，不可治也：用干姜四两，为末。每用半两，白汤调服。覆衣被出汗后，手足伸即愈。（《伤寒类要》方）

（7）中寒水泻：干姜炮研末，粥饮服二钱，即效。（《千金方》）

（8）寒痢青色：干姜切大豆大，每米饮服六七枚，日三夜一。累用得效。（《肘后备急方》）

（9）血痢不止：干姜烧黑存性，放冷为末。每服一钱，米饮下，神妙。（姚氏《集验方》）

（10）脾寒疟疾：《外台》用干姜、高良姜等分为末，每服一钱，水一盏，煎至七分服。又：干姜炒黑为末，临发时以温酒服三钱匕。（王氏《博济方》）

（11）冷气咳嗽结胀者：干姜末，热酒调服半钱，或饧糖丸噙。（姚僧垣方）

（12）咳嗽上气：用合州干姜（炮）、皂荚（炮，去皮、子及蛀者）、桂心（紫色者，去皮，并捣筛）等分。炼白蜜和捣一二千杵，丸梧子大。每饮服三丸，嗽发即服，日三五服。禁食葱、面、油腻。其效如神。禹锡在淮南与李亚同幕府，李每治人而不出方，或诮其吝。李曰：凡人患嗽，多进冷药。若见此方用药热燥，必不肯服，故但出药即多效也。试之信然。（刘禹锡《传信方》）

（13）虚劳不眠：干姜为末，汤服三钱，取微汗出。（《千金方》）

（14）吐血不止：干姜为末，童子小便调服一钱，良。

（15）鼻衄不止：干姜削尖，煨，塞鼻中即止。（《广利方》）

（16）鼽鼻不通：干姜末，蜜调塞鼻中。（《千金方》）

（17）冷泪目昏：干姜粉一字（炮），汤点洗之。（《圣济总录》）

（18）赤眼涩痛：白姜末，水调贴足心，甚妙。（《普济方》）

（19）目忽不见：令人嚼母姜，以舌日舐六七次，以明为度。（《圣济方》）

（20）目中卒痛：干姜削圆滑，内眦中，有汁出拭之。味尽更易。（《千金方》）

（21）牙痛不止：川姜（炮）、川椒等分为末，掺之。（《御药院方》）

（22）斑豆厥逆，斑豆服凉药多，手足厥冷，脉微：用干姜（炮）二钱半，粉甘草（炙）一钱半，水二钟，煎一钟服。（庞安常《伤寒总病论》）

（23）痈疽初起：干姜一两，炒紫研末，醋调敷四围，留头，自愈。此

乃东昌申一斋奇方也。(《诸症辨疑》)

（24）瘰疬不敛：干姜为末，姜汁打糊和作剂，以黄丹为衣。每日随疮大小，入药在内，追脓尽，生肉口合为度。如不合，以葱白汁调大黄末擦之，即愈。(《救急方》)

（25）虎狼伤人：干姜末敷之。(《肘后备急方》)

（26）猘犬伤人：干姜末，水服二匕（生姜汁服亦良），并以姜炙热熨之。

（27）蛇蝎蜇人：干姜、雄黄等分为末，袋盛佩之，蛇闻药气逆避人，遇蜇即以敷之，便定。(《广利方》)

【附录】天竺干姜（《拾遗》）。

藏器曰：味辛，温，无毒。主冷气寒中，宿食不消，腹胀下痢，腰背痛，疝癖气块，恶血积聚。生婆罗门国，一名胡干姜，状似姜，小黄色也。

生姜

姜生姜生不须虑，圣贤豪杰终荒苦。

——清·魏耕《醉歌行·姜大行宴中作》

本品为姜科植物姜 *Zingiber officinale* Rose. 的新鲜根茎。秋、冬二季采挖，除去须根和泥沙。

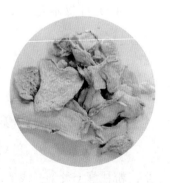

关键词：解表散寒，温中止呕，化痰止咳，解鱼蟹毒。

【释名】时珍曰：按，许慎《说文》：姜作，云御湿之菜也。

王安石《字说》云：姜能强御百邪，故谓之姜。初生嫩者，其尖微紫，名紫姜，或作子姜；宿根谓之母姜也。

【炮制】生姜：除去杂质，洗净。用时切厚片。

【性味与归经】辛，微温。归肺、脾、胃经。

【功能与主治】解表散寒，温中止呕，化痰止咳，解鱼蟹毒。用于风寒感冒，胃寒呕吐，寒痰咳嗽，鱼蟹中毒。

【用量】3 ～ 10g。

【贮藏】置阴凉潮湿处，或埋入湿砂内，防冻。

【附方】（1）痰澼卒风：生姜二两，附子（生用）一两，水五升，煮取二升，分再服。忌猪肉、冷水。（《千金方》）

（2）胃虚风热不能食：用姜汁半杯，生地黄汁少许，蜜一匙，水二合，和服之。（《食疗本草》）

（3）疟疾寒热，脾胃聚痰，发为寒热：生姜四两，捣自然汁一酒杯，露一夜。于发日五更面北立，饮即止。未止再服。（《易简方》）

（4）寒热痰嗽初起者：烧姜一块，含咽之。（《本草衍义》）

（5）咳嗽不止：生姜五两，饧半升，微火煎熟，食尽愈。段侍御用之有效。（孟诜《必效方》）

（6）久患咳噫：生姜汁半合，蜜一匙，煎熟，温呷三服愈。（《外台秘要》方）

（7）小儿咳嗽：生姜四两，煎汤浴之。（《千金方》）

（8）暴逆气上：嚼姜两三片，屡效。（寇氏《本草衍义》）

（9）干呕厥逆：频嚼生姜，呕家圣药也。（《千金方》）

（10）呕吐不止：生姜一两，醋浆七合，银器中煎取四合，连滓呷之，又杀腹内长虫。（《食医心镜》）

（11）心痞呕哕，心下痞坚：生姜八两（水三升，煮一升），半夏五合

（洗）（水五升，煮一升）。

（12）二味同煮一升半，分再服。（《千金方》）

（13）反胃羸弱：《兵部手集》用母姜二斤，捣汁作粥食。《传信适用方》用生姜切片，麻油煎过为末，软柿蘸末嚼咽。

（14）霍乱欲死：生姜五两，牛儿屎一升，水四升，煎二升，分再服，即止。（《梅师方》）

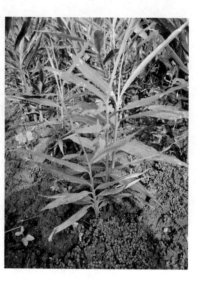

（15）霍乱转筋，入腹欲死：生姜三两捣，酒一升，煮三两沸服，仍以姜捣贴痛处。（《外台秘要》）

（16）霍乱腹胀，不得吐下：用生姜一斤，水七升，煮二升，分三服。（《肘后备急方》）

（17）腹中胀满，不能服药：绵裹煨姜，纳下部。冷即易之。（《梅师方》）

（18）胸胁满痛，凡心胸胁下有邪气结实，硬痛胀满者：生姜一斤，捣渣留汁，慢炒待润，以绢包于患处，款款熨之。冷，再以汁炒再熨，良久豁然宽快也。（陶华《伤寒槌法》）

（19）大便不通：生姜削如小脂，长二寸，涂盐纳下部，立通。（《外台秘要》）

（20）冷痢不止：生姜煨研为末，共干姜末等分，以醋和面作馄饨，先以水煮，又以清饮煮过，停冷，吞二七枚，以粥送下，日一度。（《食疗》）

（21）消渴饮水：干生姜末一两，以鲫鱼胆汁和，丸梧子大。每服七丸，米饮下。（《太平圣惠方》）

（22）湿热发黄：生姜，时时周身擦之，其黄自退也。一方：加茵陈

蒿，尤妙。(《伤寒槌法》)

（23）暴赤眼肿：宗奭曰，用古铜钱刮姜取汁，于钱唇点之，泪出。今日点，明日愈，勿疑。一治暴风客热，目赤睛痛肿者。腊月取生姜捣绞汁，阴干取粉，入铜青末等分。每以少许沸汤泡，澄清温洗，泪出妙。舌上生胎，诸病舌胎，以布染井水抹，后用姜片时时擦之，自去。(陶华方)

（24）满口烂疮：生姜自然汁，频频漱吐。亦可为末擦之，甚效。

（25）牙齿疼痛：老生姜瓦焙，入枯矾末同擦之。有人日夜呻吟，用之即愈。(《普济方》)

（26）喉痹毒气：生姜二斤捣汁，蜜五合，煎匀。每服一合，日五服。(《千金方》)

（27）食鸩中毒，食竹鸡毒，食鹧鸪毒：方并见禽部本条。

（28）中莨菪毒，中诸药毒，猘犬伤人：并饮生姜汁即解。(《小品方》)

（29）虎伤人疮：内服生姜汁，外以汁洗之，用白矾末敷上。(《秘览》)

（30）蝮蛇蜇人：姜末敷之，干即易。(《千金方》)

（31）蜘蛛咬人：炮姜切片贴之，良。(《千金方》)

（32）刀斧金疮：生姜嚼敷，勿动。次日即生肉，甚妙。(《扶寿方》)

（33）闪拗手足：生姜、葱白捣烂，和面炒热，盦之。

（34）跌仆伤损：姜汁和酒，调生面贴之。

（35）百虫入耳：姜汁少许滴之。

（36）腋下狐臭：姜汁频涂，绝根。(《经验方》)

（37）赤白癜风：生姜频擦之，良。(并《易简》)

（38）两耳冻疮：生姜自然汁，熬膏涂。(《暇日记》)

（39）发背初起：生姜一块，炭火炙一层，刮一层，为末，以猪胆汁调涂。(《海上方》)

（40）诸疮痔漏，久不结痂：用生姜连皮切大片，涂白矾末，炙焦研

细，贴之勿动，良。(《普济方》)

（41）产后血滞，冲心不下：生姜五两，水八升，煮三升，分三服。(杨氏《产乳》)

（42）产后肉线：一妇产后用力，垂出肉线长三四尺，触之痛引心腹欲绝。一道人令买老姜连皮三斤，捣烂，入麻油二斤拌匀炒干。先以熟绢五尺，折作方结。令人轻轻盛起肉线，使之屈曲作三团，纳入产户。乃以绢袋盛姜，就近熏之，冷则更换。熏一日夜缩入大半，二日尽入也。云此乃魏夫人秘传怪病方也。但不可使线断，断则不可治之矣。

（43）脉溢怪症：有人毛窍节次血出不止，皮胀如鼓，须臾目、鼻、口被气胀合，此名脉溢。生姜自然汁和水各半盏，服即安。(夏子益《奇疾方》)

56 八角茴香

九奏铿锵洞庭乐，八角森芒龙汉文。

——宋·陆游《碧海行》

本品为木兰科植物八角茴香 *Illicium verum* Hook.f. 的干燥成熟果实。秋、冬二季果实由绿变黄时采摘，置沸水中略烫后干燥或直接干燥。

关键词：温阳散寒，理气止痛。

【释名】茴香，八角珠。

颂曰：莳香，北人呼为茴香，声相近也。

思邈曰：煮臭肉，下少许，即无臭气，臭酱入末亦香，故曰茴香。

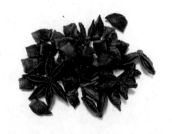

时珍曰：俚俗多怀之衿衽咀嚼，恐莸香之名，或以此也。

【**性味与归经**】辛，温。归肝、肾、脾、胃经。

【**功能与主治**】温阳散寒，理气止痛。用于寒疝腹痛，肾虚腰痛，胃寒呕吐，脘腹冷痛。

【**用量**】3 ～ 6g。

【**贮藏**】置阴凉干燥处。

【**附方**】（1）开胃进食：茴香二两，生姜四两，同捣匀，入净器内，湿纸盖一宿。次以银石器中，文武火炒黄焦为末，酒糊丸梧子大。每服十丸至二十五丸，温酒下。（《经验方》）

（2）瘴疟发热，连背项者：茴香子，捣汁服之。（孙真人方）

（3）大小便闭，鼓胀气促：八角茴香七个，大麻仁半两，为末，生葱白三七根，同研煎汤，调五苓散末服之，日一服。（《普济方》）

（4）小便频数：茴香不以多少，淘净，入盐少许，炒研为末，炙糯米糕蘸食之。

（5）伤寒脱阳，小便不通：用茴香末，以生姜自然汁调敷腹上，外用茴香末，入益元散服之。（《摘玄方》）

（6）肾消饮水，小便如膏油：用茴香（炒）、苦楝子（炒）等分为末，每食前酒服二钱。（《保命集》）

（7）肾邪冷气，力弱者：用大茴香六两，分作三分；用生附子一个去皮，分作三分。第一度：用附子一分，茴香一分，同炒黄，出火毒一夜，去附子，研茴香为末，空心盐酒下一钱。第二度：用二味各一分，同炒存性，出火毒，以附子去一半，留一半，同茴香为末，如前服。第三度：各一分，同炒存性，出火毒，全研为末，如前服之。（《朱氏集验方》）

（8）肾虚腰痛：茴香炒研，以猪腰子批开，掺末入内，湿纸裹煨熟。空心食之，盐酒送下。（戴原礼《证治要诀》）

（9）腰痛如刺《简便方》：用八角茴香炒研，每服二钱，食前盐汤下。外以糯米一二升，炒热袋盛，拴于痛处。《活人心统》思仙散：用八角茴香、杜仲（炒研）各三钱，木香一钱，水一钟，酒半钟，煎服。

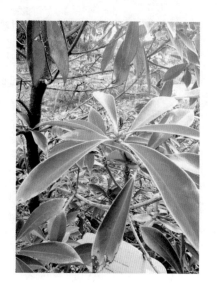

（10）腰重刺胀：八角茴香炒为末，食前酒服二钱。（《仁斋直指方》）

（11）疝气入肾：茴香炒作二包，更换熨之。（《简便方》）

（12）小肠气坠：《直指》用八角茴香、小茴香各三钱，乳香少许，水服取汗。孙氏《集效方》：治小肠疝气，痛不可忍，用大茴香、荔枝核（炒黑）各等分，研末。每服一钱，温酒调下。《李时珍濒湖集简方》用大茴香一两，花椒五钱，炒研，每酒服一钱。

（13）膀胱疝痛：《本事方》用舶茴香、杏仁各一两，葱白（焙干）五钱，为末。每酒服二钱，嚼胡桃送下。《集要》治疝气膀胱小肠痛，用茴香（盐炒）、晚蚕砂（盐炒）等分为末，炼蜜丸弹子大，每服一丸，温酒嚼下。

（14）疝气偏坠：大茴香末一两，小茴香末一两，用牙猪尿胞一个，连尿入二末于内系定，罐内以酒煮烂，连胞捣丸如梧子大。每服五十丸，白汤下。仙方也。（邓才笔峰《杂兴》）

57 小茴香

邻家争插红紫归，诗人独行飨芳草。

丛边幽蘁更不凡，蝴蝶纷纷逐花老。

——宋·黄庭坚《和柳子玉官舍十首之茴香》

本品为伞形科植物茴香 *Foeniculum vulgare* Mill. 的干燥成熟果实。秋季果实初熟时采割植株，晒干，打下果实，除去杂质。

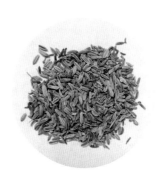

关键词：散寒止痛，理气和胃。

【释名】慈谋勒（《开宝》）小茴香。

时珍曰：蒔萝、慈谋勒，皆番言也。

【炮制】除去杂质。

【性味与归经】辛，温。归肝、肾、脾、胃经。

【功能与主治】散寒止痛，理气和胃。用于寒疝腹痛，睾丸偏坠，痛经，少腹冷痛，脘腹胀痛，食少吐泻。盐小茴香暖肾散寒止痛。用于寒疝腹痛，睾丸偏坠，经寒腹痛。

【用量】3 ～ 6g。

【贮藏】置阴凉干燥处。

【附方】（1）闪挫腰痛：蒔萝作末，酒服二钱匕。（《永类钤方》）

（2）牙齿疼痛：舶上蒔萝、芸薹子、白芥子等分研末，口中含水，随左右嗜鼻，神效。（《太平圣惠方》）

（3）胁下刺痛：小茴香一两（炒），枳壳五钱（麸炒），为末，每服二钱，盐酒调服，神效。（《袖珍方》）

（4）辟除口臭：茴香，煮羹及生食，并得。（昝殷《食医心镜》）

（5）蛇咬久溃：小茴香捣末，敷之。（《千金方》）

58 马齿苋

马齿苋，马齿苋，风俗相传食元旦。

何事年来采更频，终朝赖尔供餐饭。

——明·滑浩《野菜谱·其二十四·马齿苋》

本品为马齿苋科植物马齿苋 *Portulaca oleracer* L. 的干燥地上部分。夏、秋二季采收，除去残根和杂质，洗净，略蒸或烫后晒干。

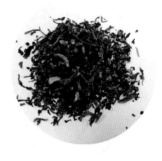

关键词：清热解毒，凉血止血，止痢。

【释名】马苋（《别录》）、五行草（《图经》）、五方草（《纲目》）、长命菜（同上）、九头狮子草。

时珍曰：其叶比并如马齿，而性滑利似苋，故名。俗呼大叶者为狃耳草，小叶者为鼠齿苋，又名九头狮子草。其性耐久难燥，故有长命之称。《宝藏论》及《八草灵变篇》并名马齿龙芽，又名五方草，亦五行之义。

颂曰：马齿苋虽名苋类，而苗、叶与苋都不相似。一名五行草，以其叶青、梗赤、花黄、根白、子黑也。

藏器曰：《别录》以马齿与苋同类。二物既殊，今从别品。

【炮制】除去杂质，洗净，稍润，切段，干燥。

【性味与归经】酸，寒。归肝、大肠经。

【功能与主治】清热解毒，凉血止血，止痢。用于热毒血痢，痈肿疔疮，湿疹，丹毒，蛇虫咬伤，便血，痔血，崩漏下血。

【用量】9 ～ 15g。外用适量捣敷患处。

【贮藏】置通风干燥处，防潮。

【附方】（1）三十六风结疮：马齿苋一石，水二石，煮取汁，入蜜蜡三两，重煎成膏。涂之。（《食疗本草》）

（2）诸气不调：马齿苋煮粥，食之。（《食医心镜》）

（3）禳解疫气：六月六日，采马齿苋晒干。元旦煮熟，同盐、醋食之，可解疫疠气。（唐瑶《经验方》）

（4）筋骨疼痛，不拘风湿气、杨梅疮及女人月家病，先用此药止疼，然后调理：干马齿苋一斤（湿马齿苋二斤），五加皮半斤，苍术四两，舂碎，以水煎汤洗澡。急用葱、姜擂烂，冲热汤三碗，服之。暖处取汗，立时痛止也。（《海上名方》）

（5）脚气浮肿：心腹胀满，小便涩少。马齿草和少粳米，酱汁煮食之。（《食医心镜》）

（6）男女疟疾：马齿苋捣，扎手寸口，男左女右。

（7）产后虚汗：马齿苋（研汁）三合，服。如无，以干者煮汁。（《妇人大全良方》）

（8）产后血痢，小便不通，脐腹痛：生马齿苋菜（杵汁）三合，煎沸入蜜一合，和服。（《产宝》）

（9）小儿血痢：方同上。（《食医心镜》）

（10）肛门肿痛：马齿苋叶、三叶酸草等分，煎汤熏洗，一日二次，有效。（《李时珍濒湖集简方》）

（11）痔疮初起：马齿苋不拘鲜干，煮熟急食之，以汤熏洗。一月内

外，其孔闭，即愈矣。（《杨氏经验方》）

（12）赤白带下，不问老、稚、孕妇悉可服：取马齿苋（捣绞汁）三大合，和鸡子白二枚，先温令热，乃下苋汁，微温顿饮之。不过再作即愈。（崔元亮《海上方》）

（13）小便热淋：马齿苋汁服之。（《太平圣惠方》）

（14）阴肿痛极：马齿苋，捣敷之，良。（《永类钤方》）

（15）中蛊欲死：马齿苋，捣汁一升饮，并敷之，日四五次。（《寿域神方》）

（16）腹中白虫：马齿苋水煮一碗，和盐、醋空腹食之。少顷白虫尽出也。（孟诜《食疗本草》）

（17）紧唇面疱：马齿苋煎汤日洗之。（《太平圣惠方》）

（18）目中息肉，淫肤，赤白膜：马齿苋一大握洗净，和芒硝末少许，绵裹安上，频易之。（《龙木论》）

（19）风齿肿痛：马齿苋一把，嚼汁渍之。即日肿消。（《普济本事方》）

（20）漏耳诸疮，治耳内外恶疮及头疮、肥疮、瘑疮：黄马散，用黄柏半两，干马齿苋一两，为末。敷之。（《太平圣惠方》）

（21）项上疬疮：《外台》用马苋阴干烧研，腊猪脂和，以暖泔洗拭，敷之。《简便》治瘰疬未破。马齿苋同靛花捣掺，日三次。

（22）腋下狐臭：马齿苋杵，以蜜和作团，纸裹泥固半寸厚，日干，烧过研末。每以少许和蜜作饼，先以生布揩之，以药夹胁下，令极痛，久忍，然后以手巾勒两臂。日用一次，以瘥为度。（《千金方》）

（23）小儿火丹：热如火，绕脐即损人，马苋捣涂。（《贞元集要广利方》）

（24）小儿脐疮，久不瘥者：马齿菜烧研敷之。（《千金方》）

（25）豌豆癍疮：马齿苋，烧研敷之，须臾根逐药出，不出更敷。（《肘后备急方》）

（26）疔疮肿毒：马齿菜二分，石灰三分，为末，鸡子白和，敷之。

（27）反花恶疮：马齿苋一斤。烧研，猪脂和敷。

（28）蛀脚臁疮：干马齿苋研末，蜜调敷上，一宿其虫自出，神效。（《海上方》）

（29）足趾甲疽，肿烂者：屋上马齿苋、昆仑青木香、印成盐，等分和匀，烧存性，入光明朱砂少许，敷之。（《外台秘要》）

（30）疮久不瘥积年者：马齿苋捣烂封之，取汁煎稠敷亦可。（《千金方》）

（31）马咬人疮，毒入心者：马齿苋煮，并汤食之。（《太平圣惠方》）

（32）射工溪毒：马齿苋，捣汁一升服，以滓敷之，日四五次良。（崔元亮《海上方》）

（33）毛虫蜇人，赤痛不止：马齿苋捣熟封之，妙。（《灵苑方》）

（34）蜂虿蜇人：方同上。（张文仲方）

（35）蜈蚣咬伤：马苋汁涂之。（《肘后备急方》）

（36）小儿白秃：马齿苋，煎膏涂之，或烧灰，猪脂和涂。（《太平圣惠方》）

（37）身面瘢痕：马齿苋汤，日洗二次。（《太平圣惠方》）

（38）杂物眯目不出：用东墙上马齿苋，烧灰研细，点少许于眯头，即出也。（《太平圣惠方》）

59

菊苣

本品系维吾尔族习用药材，为菊科植物毛菊苣 *Cichorium glandulosum* Boiss.et Huet 或菊苣 *Cichorium intybus* L. 的干燥地上部分或根。夏、秋二季采割地上部分或秋末挖根，除去泥沙和杂质，晒干。

关键词：清肝利胆，健胃消食，利尿消肿。

【释名】荼（音茶，《本经》）、苦苣（《嘉祐》）、苦荬（《纲目》）、游冬（《别录》）、褊苣（《日用》）、老鹳菜（《救荒》）、天香菜。

时珍曰：苦荼以味名也。经历冬春，故曰游冬。

许氏《说文》苣作蕒。吴人呼为苦荬，其义未详。

《嘉祐本草》言：岭南、吴人植苣供馔名苦苣，而又重出苦苣及苦荬条。今并并之。

【炮制】除去杂质，切段。

【性味与归经】微苦、咸，凉。归肝、胆、胃经。

【功能与主治】清肝利胆，健胃消食，利尿消肿。用于湿热黄疸，胃痛食少，水肿尿少。

【用量】9～18g。

【贮藏】置阴凉干燥处。

【附方】（1）血淋尿血：苦荬菜一把，酒、水各半，煎服。（《资生经》）

（2）血脉不调：苦荬菜晒干，为末，每服二钱，温酒下。（《卫生易简方》）

（3）喉痹肿痛：野苦荬捣汁半盏，灯心以汤浸，捻汁半盏，和匀服。（《普济方》）

（4）对口恶疮：野苦荬擂汁一钟，入姜汁一匙，和酒服，以渣敷，一二次即愈。（唐瑶《经验方》）

（5）中沙虱毒：沙虱在水中，人澡浴则着人身，钻入皮里。初得皮上正赤，如小豆、黍、粟，摩之痛如刺，三日后寒热发疮毒，若入骨杀人，岭南多此，即以茅叶刮去，以苦菜汁涂之，佳。（《肘后方备急》）

（6）壶蜂叮蜇：苦荬汁涂之，良。（《摘玄方》）

60 蒲公英

蒲公英色黄如菊，一柄惟擎一朵花。

三权九英太著相，野菹持此傲陶家。

——清·乾隆《题邹一桂花卉小册·其二十五·蒲公英》

本品为菊科植物蒲公英 *Taraxacum mongolicum* Hand.–Mazz.、碱地蒲公英 *Taraxacum borealisinense* Kitam. 或同属数种植物的干燥全草。春至秋季花初开时采挖，除去杂质，洗净，晒干。

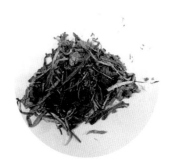

关键词：清热解毒，消肿散结，利湿通淋。

【释名】耩耨草（音搆糯）、金簪草（《纲目》）、黄花地丁。

时珍曰：名义未详。孙思邈《千金方》作凫公英，苏颂《图经》作仆公罂，《庚辛玉册》作鹁鸪英。俗呼蒲公丁，又呼黄花地丁。淮人谓之白鼓钉，蜀人谓之耳瘢草，关中谓之狗乳草。按，《土宿本草》云：金簪草一名地丁，花如金簪头，独脚如丁，故以名之。

【炮制】除去杂质，洗净，切段，干燥。

【性味与归经】苦、甘，寒。归肝、胃经。

【功能与主治】清热解毒，消肿散结，利尿通淋。用于疔疮肿毒，乳痈，瘰疬，目赤，咽痛，肺痈肠痈，湿热黄疸，热淋涩痛。

【用量】10 ～ 15g。

【贮藏】置通风干燥处，防潮，防蛀。

【附方】（1）还少丹：昔日越王曾遇异人得此方，极能固齿牙，壮筋骨，生肾水。凡年未及八十者，服之须发返黑，齿落更生。年少服之，至老不衰。得遇此者，宿有仙缘，当珍重之，不可轻泄。用蒲公英一斤（一名耩耨草，又名蒲公罂，生平泽中，三四月甚有之，秋后亦有放花者，连根带叶取一斤洗净，勿令见天日），晾干，入斗子。解盐一两，香附子五钱，二味为细末，入蒲公草内淹一宿，分为二十团，用皮纸三四层裹扎定，用六一泥（蚯蚓粪）如法固济，入灶内焙干，乃以武火煅通红为度，冷定取出，去

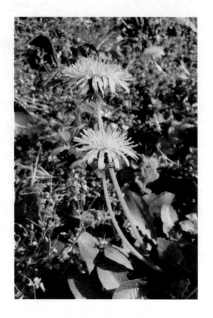

泥为末。早晚擦牙漱之，吐、咽任便，久久方效。（《瑞竹堂经验方》）

（2）乳痈红肿：蒲公英一两，忍冬藤二两。捣烂，水二钟，煎一钟，食前服。睡觉病即去矣。（《积德堂方》）

（3）疳疮疔毒：蒲公英捣烂覆之，即黄花地丁也，别更捣汁，和酒煎服，取汗。（唐氏方）

（4）多年恶疮：蒲公英捣烂贴。（《救急方》）

（5）蛇螫肿痛：方同上。

61 鱼腥草

十九年间胆厌尝，盘馐野味当含香。

春风又长新芽甲，好撷青青荐越王。

——宋·王十朋《藏山》

本品为三白草科植物蕺菜 *Houttuynia cordata* Thunb. 的新鲜全草或干燥地上部分。鲜品全年均可采割；干品夏季茎叶茂盛花穗多时采割，除去杂质，晒干。

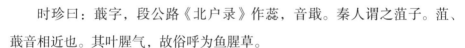

关键词：清热解毒，消痈排脓，利尿通淋。

【释名】蕺菜、鱼腥草。

时珍曰：蕺字，段公路《北户录》作蕺，音戢。秦人谓之菹子。菹、蕺音相近也。其叶腥气，故俗呼为鱼腥草。

【炮制】鲜鱼腥草：除去杂质。干鱼腥草：除去杂质，迅速洗净，切段，干燥。

【性味与归经】辛，微寒。归肺经。

【功能与主治】清热解毒，消痈排脓，利尿通淋。用于肺痈吐脓，痰热喘咳，热痢，热淋，痈肿疮毒。

【用量】15 ～ 25g，不宜久煎；鲜品用量加倍，水煎或捣汁服。外用适量，捣敷或煎汤熏洗患处。

【贮藏】干鱼腥草置干燥处；鲜鱼腥草置阴凉潮湿处。

【附方】（1）背疮热肿：蕺菜捣汁涂之，留孔以泄热毒，冷即易之。（《经验方》）

（2）痔疮肿痛：鱼腥草一握，煎汤熏洗，仍以草挹痔即愈。一方：洗后以

枯矾入片脑少许，敷之。(《救急方》)

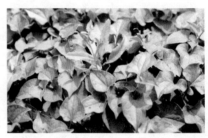

（3）疗疮作痛：鱼腥草捣烂敷之。痛一二时，不可去草，痛后一二日即愈。徽人所传方也。(陆氏《积德堂方》)

（4）小儿脱肛：鱼腥草擂如泥，先以朴硝水洗过，用芭蕉叶托住药坐之，自入也。(《永类钤方》)

（5）虫牙作痛：鱼腥草、花椒、菜子油等分，捣匀，入泥少许，和作小丸如豆大。随牙左右塞耳内，两边轮换，不可一齐用，恐闭耳气。塞一日夜，取看有细虫为效。(《简便方》)

（6）断截疟疾：紫葳一握，捣烂绢包，周身摩擦，得睡有汗即愈。临发前一时作之。(《救急易方》)

（7）恶蛇虫伤：鱼腥草、皱面草、槐树叶、草决明，一处杵烂，敷之甚效。(同上)

62 山药

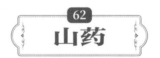

愿狎东海鸥，共营西山药。

——唐·李白《金门答苏秀才》

本品为薯蓣科植物薯蓣 *Dioscorea opposita* Thunb. 的干燥根茎。冬季茎叶枯萎后采挖，切去根头，洗净，除去外皮和须根，干燥，习称"毛山药片"；或除去外皮，趁鲜切厚片，干燥，称为"山药片"；也有选择肥大顺直的干燥山药，置清水中，浸至无干心，闷透，切齐两端，

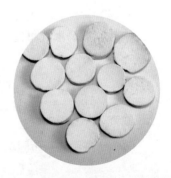

用木板搓成圆柱状，晒干，打光，习称"光山药"。

关键词：补脾养胃，生津益肺，补肾涩精。

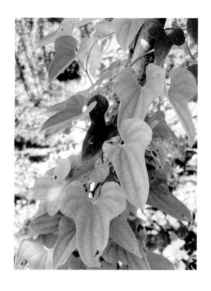

【释名】薯蓣（音诸预）、土薯（音除）、山薯（《图经》）、山芋（《本经》）、山药（《衍义》）、玉延（《吴普》）。

吴普曰：薯蓣，一名诸薯，一名儿草，一名修脆。齐、鲁名山芋，郑、越名土诸，秦、楚名玉延。

颂曰：江、闽人单呼为诸（音若殊及韶），亦曰山诸。《山海经》云：景山北望少泽，其草多诸蓣（音同薯蓣）。则是一种，但字或音殊，或音诸，不一，或语有轻重，或相传之讹耳。

宗奭曰：薯蓣，因唐代宗名预，避讳改为薯药；又因宋英宗讳署，改为山药。尽失当日本名。恐岁久以山药为别物，故详著之。

【炮制】取毛山药或光山药除去杂质，分开大小个，泡润至透，切厚片，干燥。切片者呈类圆形的厚片，表面类白色或淡黄白色，质脆，易折断，切面类白色，富粉性。

【性味与归经】甘，平。归脾、肺、肾经。

【功能与主治】补脾养胃，生津益肺，补肾涩精。用于脾虚食少，久泻不止，肺虚喘咳，肾虚遗精，带下，尿频，虚热消渴。麸炒山药补脾健胃。用于脾虚食少，泄泻便溏，白带过多。

【用量】15 ～ 30g。

【贮藏】置通风干燥处，防蛀。

【附方】（1）补益虚损，益颜色，补下焦虚冷，小便频数，瘦损无力：

用薯蓣于沙盆中研细，入铫中，以酥一大匙熬令香，旋添酒一盏煎搅令匀，空心饮之。每旦一服。(《太平圣惠方》)

（2）心腹虚胀，手足厥逆，或饮苦寒之剂多，未食先呕，不思饮食：山药半生半炒，为末，米饮服二钱，一日二服，大有功效。忌铁器、生冷。(《普济方》)

（3）小便数多：山药（以矾水煮过）、白茯苓等分为末，每水饮服二钱。(《儒门事亲》)

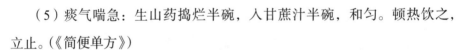

（4）下痢禁口：山药半生半炒，为末，每服二钱，米饮下。(《卫生易简方》)

（5）痰气喘急：生山药捣烂半碗，入甘蔗汁半碗，和匀。顿热饮之，立止。(《简便单方》)

（6）脾胃虚弱，不思饮食：山芋、白术各一两，人参七钱半，为末，水糊丸小豆大，每米饮下四五十丸。(《普济方》)

（7）湿热虚泄：山药、苍术等分，饭丸，米饮服，大人、小儿皆宜。(《濒湖经验方》)

（8）肿毒初起：带泥山药、蓖麻子、糯米等分，水浸研，敷之即散也。(《普济方》)

（9）胯眼臀疮：山药、沙糖同捣，涂上即消。先以面涂四围，乃上此。(《简便单方》)

（10）项后结核，或赤肿硬痛：以生山药一挺（去皮），蓖麻子二个同研，贴之如神。(《救急易方》)

（11）手足冻疮：山药一截，磨泥，敷之。(《儒门事亲》)

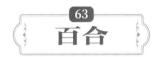

百合

林梢一点风微起，吹作人间百合香。

——宋·陈岩《香林峰》

本品为百合科植物卷丹 *Lilium lancifolium* Thunb.、百合 *Lilium brownii* F.E.Brown var. *viridulum* Baker 或细叶百合 *Lilium pumilum* DC. 的干燥肉质鳞叶。秋季采挖，洗净，剥取鳞叶，置沸水中略烫，干燥。

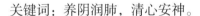

关键词：养阴润肺，清心安神。

【释名】强瞿（《别录》）、蒜脑薯。

《别录》曰：一名摩罗，一名重箱，一名中逢花。

吴普曰：一名重迈，一名中庭。

弘景曰：百合，俗人呼为强仇，仇即瞿也，声之讹耳。

时珍曰：百合之根，以众瓣合成也，或云专治百合病故名，亦通。其根如大蒜，其味如山薯，故俗称蒜脑薯。顾野王《玉篇》亦云：䪥乃百合蒜也。此物花、叶、根皆四向，故曰强瞿。凡物旁生谓之瞿，义出《韩诗外传》。

【炮制】百合：除去杂质。

【性味与归经】甘，寒。归心、肺经。

【功能与主治】养阴润肺，清心安神。用于阴虚燥咳，劳嗽咳血，虚烦惊悸，失眠多梦，精神恍惚。

【用量】6 ～ 12g。

【贮藏】置通风干燥处。

【附方】（1）百合病。

百合知母汤：治伤寒后百合病，行住坐卧不定，如有鬼神状，已发汗者。用百合七枚，以泉水浸一宿，明旦更以泉水二升，煮取一升，却以知母三两，用泉水二升煮一升，同百合汁再煮取一升半，分服。

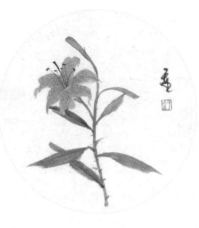

百合鸡子汤：治百合病已经吐后者。用百合七枚，泉水浸一宿，明旦更以泉水二升，煮取一升，入鸡子黄一个，分再服。

百合代赭汤：治百合病已经下后者。用百合七枚，泉水浸一宿，明旦更以泉水二升，煮取一升，却以代赭石一两，滑石三两，水二升，煮取一升，同百合汁再煮取一升半，分再服。

百合地黄汤：治百合病未经汗吐下者。用百合七枚，泉水浸一宿，明旦更以泉水二升，煮取一升，入生地黄汁一升，同煎取一升半，分再服。（并仲景《金匮要略》方）

（2）百合变渴：病已经月，变成消渴者。百合一升，水一斗，渍一宿，取汁温浴病人，浴毕食白汤饼。（陈延之《小品方》）

（3）变热者：用百合一两，滑石三两，为末。饮服方寸匕。微利乃良。（《小品方》）

（4）百合腹满，作痛者：用百合炒为末，每饮服方寸匕，日二。（《小品方》）

（5）阴毒伤寒：百合煮浓汁，服一升良。（《孙真人食忌》）

（6）肺脏壅热，烦闷咳嗽者：新百合四两，蜜和蒸软，时时含一片，吞津。（《太平圣惠方》）

（7）肺病吐血：新百合捣汁，和水饮之。亦可煮食。（《卫生易简方》）

（8）耳聋耳痛：干百合为末，温水服二钱，日二服。(《胜金方》)

（9）拔白换黑：七月七日，取百合熟捣，用新瓷瓶盛之，密封挂门上，阴干百日。每拔去白者掺之，即生黑者也。(《便民图纂》)

（10）游风瘾疹：以楮叶掺动，用盐泥二两，百合半两，黄丹二钱，醋一分，唾四分，捣和贴之。(《摘玄方》)

（11）疮肿不穿：野百合，同盐捣泥，敷之良。(《应验方》)

（12）天疱湿疮：生百合捣涂，一二日即安。(《李时珍濒湖集简方》)

（13）鱼骨哽咽：百合五两，研末，蜜水调围颈项包住，不过三五次即下。(《圣济总录》)

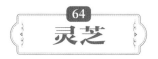

64

灵芝

兰花旋买，灵芝未采，藕叶初裁。

——元·张可久《满庭芳·春暮韶光几》

本品为多孔菌科真菌赤芝 *Ganoderma lucidum* (Leyss.ex Fr.) Karst. 或紫芝 *Ganoderma sinense* Zhao, Xu et Zhang 的干燥子实体。全年采收，除去杂质，剪除附有朽木、泥沙或培养基质的下端菌柄，阴干或在 40～50℃烘干。

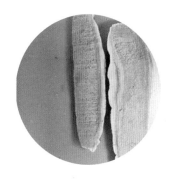

关键词：补气安神，止咳平喘。

【释名】茵，音因。

时珍曰：芝本作之，篆文象草生地上之形。后人借之字为语辞，遂加草以别之也。尔雅云：茵，芝也。注云：一岁三华瑞草。或曰，生于刚处曰菌，生于柔处曰芝。昔四皓采之，群仙服食，则芝亦菌属可食者，故移入菜部。

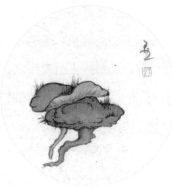

【炮制】取原药材，除去杂质及木屑，洗净，晾干或低温干燥。

【性味与归经】甘，平。归心、肺、肝、肾经。

【功能与主治】补气安神，止咳平喘。用于心神不宁，失眠心悸，肺虚咳喘，虚劳短气，不思饮食。

【用量】6～12g。

【贮藏】置干燥处，防霉，防蛀。

【附方】紫芝丸：治虚劳短气，胸胁苦伤，手足逆冷，或时烦躁口干，目视眈眈，腹内时痛，不思饮食，此药安神保精也。紫芝一两半，山芋（焙）、天雄（炮去皮）、柏子仁（炒）、巴戟天（去心）、白茯苓（去皮）、枳实（去瓤麸炒）各三钱五分，生地黄（焙）、麦门冬（去心焙）、五味子（炒）、半夏（制炒）、附子（炒去皮）、牡丹皮、人参各七钱五分，远志（去心）、蓼实各二钱五分，瓜子仁（炒）、泽泻各五钱，为末，炼蜜丸梧子大。每服十五丸，渐至三十丸，温酒下，日三服。(《圣济总录》)

第四章

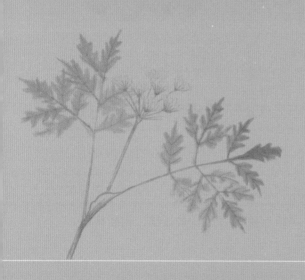

《本草纲目》
"果部"中的"食药物质"

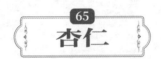

65 杏仁

> 皆以杏仁澄之，过夕乃可饮。
>
> ——宋·陆游《过小孤山大孤山》

本品为蔷薇科植物山杏 *Prunus armeniaca* L. var. *ansu* Maxim.、西伯利亚杏 *Prunus sibirica* L.、东北杏 *Prunus mandshurica* (Maxim.)Koehne 或杏 *Prunus armeniaca* L. 的干燥成熟种子。夏季采收成熟果实，除去果肉和核壳，取出种子，晒干。

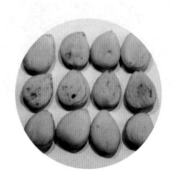

关键词：降气止咳平喘，润肠通便。

【释名】甜梅。

时珍曰：杏字篆文象子在木枝之形，或云从口及从可者，并非也。《江南录》云：杨行密改杏名甜梅。

【炮制】苦杏仁，用时捣碎。

【性味与归经】苦，微温；有小毒。归肺、大肠经。

【功能与主治】降气止咳平喘，润肠通便。用于咳嗽气喘，胸满痰多，肠燥便秘。

【用量】5～10g，生品入煎剂后下。

【注意】内服不宜过量，以免中毒。

【贮藏】置阴凉干燥处，防蛀。

【附方】（1）杏金丹：《左慈秘诀》云，亦名草金丹。方出浑皇子，服之长年不死。夏姬服之，寿年七百，乃仙去也。世人不信，皆由不肯精心修治故也。其法：须人罕到处。寅月镂斸杏树地下，通阳气。二月除树下草。三月离树五步作畦垄，以通水。亢旱则引泉灌溉。有霜雪则烧火树下，以救花苞。至五月杏熟自落，收仁六斗，以汤浸去皮及双仁者，用南流水三石和研，取汁两石八斗，去滓。以新铁釜用酥三斤，以糠火及炭然釜，少少磨酥至尽，乃内汁入釜。釜上安盆，盆上钻孔，用弦悬车辖至釜底，以纸塞孔，勿令泄气。初着糠火，一日三动车辖，以衮其汁。五日有露液生，十日白霜起，又二日白霜尽，即金花出，丹乃成也。开盆炙干，以翎扫下，枣肉和，丸梧子大。每服三丸，空心暖酒下。至七日宿疾皆除，暗盲挛跛、疝痔瘿痫疮肿，万病皆愈。久服通灵不死云云。衍文不录。颂曰：古方用杏仁修治如法，自朝蒸至午，便以慢火微烘，至七日乃收之。每旦空腹啖之，久久不止，驻颜延年，云是夏姬之法。然杏仁能使人血溢，少误必出血不已，或至委顿，故近人少有服者，或云服至二三年，往往或泻，或脐中出物，皆不可治也。

（2）杏酥法：颂曰，去风虚，除百病。捣烂杏仁一石，以好酒二石，研滤取汁一石五斗，入白蜜一斗五升搅匀，封于新瓮中，勿泄气。三十日看酒上酥出，即掠取纳瓷器中贮之。取其酒滓团如梨大，置空屋中，作格安之。候成饴脯状，旦服一枚，以前酒下。藏器曰：杏酪服之，润五脏，去痰嗽。生、熟吃俱可，若半生半熟服之杀人。又法，宗奭曰：治肺燥喘热，大肠秘，润五脏。用杏仁去皮研细，每一升，入水一升半，捣稠汁。入生蜜四两，甘草一寸，银、石器中慢火熬成稀膏，入酥二两同收。每夜沸汤，点服一匙。（《衍义》）

（3）万病丸：治男妇五劳七伤，一切诸疾。杏仁一斗二升，童子小便煮七次，以蜜四两拌匀，再以童便五升于碗内重蒸，取出日晒夜露数日。任意嚼食，即愈。

（4）补肺丸，治咳嗽：用杏仁二大升（山中者不用，去双仁者），以童子小便二斗浸之，春夏七日，秋冬二七日，连皮尖于砂盆中研滤取汁，煮

令鱼眼沸，候软如面糊即成。以粗布摊曝之，可丸即丸服之。食前后总须服三五十丸，茶、酒任下。忌白水粥。（刘禹锡《传信方》）

（5）咳嗽寒热，旦夕加重，少喜多嗔，面色不润，忽进忽退，积渐少食，脉弦紧者：杏仁半斤，去皮尖，童子小便二斗浸七日，漉出温水淘洗，砂盆内研如泥，以小便三升煎如膏。每服一钱，熟水下。妇人室女服之，尤妙。（《千金方》）

（6）久患肺气，喘急至咳，甚者不过二剂，永瘥：杏仁（去皮尖）二两，童子小便浸，一日一换，夏月三四换，满半月取出，焙干研细。每服一枣大，薄荷一叶，蜜一鸡头大，水一钟，煎七分，食后温服。忌腥物。（《胜金方》）

（7）咳逆上气，不拘大人小儿：以杏仁三升，去皮尖，炒黄研膏，入蜜一升，杵熟。每食前含之，咽汁。（《千金方》）

（8）上气喘急：杏仁、桃仁各半两，去皮尖炒研，用水调生面和，丸梧子大。每服十丸，姜、蜜汤下，微利为度。（《圣济总录》）

（9）喘促浮肿，小便淋沥：用杏仁一两，去皮尖熬研，和米煮粥，空心吃二合妙。（《心镜》）

（10）头面风肿：杏仁捣膏，鸡子黄和杵，涂帛上，厚裹之。干则又涂，不过七八次愈也。（《千金方》）

（11）风虚头痛欲破者：杏仁去皮尖，晒干研末，水九升研滤汁，煎如麻腐状，取和羹粥食。七日后大汗出，诸风渐减。此法神妙，可深秘之。慎风、冷、猪、鸡、鱼、蒜、醋。（《千金方》）

（12）头面诸风，眼睛鼻塞，眼出冷泪：用杏仁三升研细，水煮四五沸，洗头。待冷汗尽，三度愈。（《千金方》）

（13）偏风不遂，失音不语：生吞杏仁七枚，不去皮尖，逐日加至七七枚，周而复始。食后仍饮竹沥，以瘥为度。（《外台秘要》）

（14）破伤风肿：杏仁杵膏厚涂上，然烛遥炙之。（《千金方》）

（15）金疮中风，角弓反张：用杏仁杵碎，蒸令气溜，绞脂服一小升，兼摩疮上良。（《必效方》）

（16）温病食劳：杏仁五两，酢二升，煎取一升，服之取汗瘥。（《类要》）

（17）心腹结气：杏仁、桂枝、橘皮、诃黎勒皮等分，为丸。每服三十丸，白汤下。无忌。（孟诜《食疗本草》）

（18）喉痹痰嗽：杏仁（去皮熬黄）三分，和桂末一分，研泥，裹含之，咽汁。（陈藏器《本草拾遗》）

（19）喉热生疮：方同上。

（20）卒失音声：方同上。（文潞公《药准》）

（21）肺病咯血：杏仁四十个，以黄蜡炒黄，研入青黛一钱，作饼。用柿饼一个，破开包药，湿纸裹煨熟食之，取效。（丹溪方）

（22）卒不小便：杏仁二七枚，去皮尖，炒黄研末，米饮服之。（《古今录验》方）

（23）血崩不止：诸药不效，服此立止。用甜杏仁上黄皮，烧存性，为末。每服三钱，空心热酒服。（《保寿堂方》）

（24）五痔下血：杏仁去皮尖及双仁者，水三升，研滤汁，煎减半，同米煮粥食之。（《食医心镜》）

（25）谷道蟹痛肿痒：杏仁杵膏，频频敷之。（《肘后备急方》）

（26）阴疮烂痛：杏仁烧黑研成膏，时时敷之。（《永类钤方》）

（27）产门虫疽，痛痒不可忍：用杏仁去皮烧存性，杵烂绵裹，纳入阴中，取效。（孟诜《食疗本草》）

（28）身面疣目：杏仁烧黑研膏，擦破，日日涂之。（《千金方》）

（29）面上皯疱：杏仁去皮，捣和鸡子白。夜涂之，旦以暖酒洗去。（孟

诶《食疗本草》）

（30）两颊赤痒，其状如痱，名头面风：以杏仁频频揩之，内服消风散。（《证治要诀》）

（31）耳卒聋闭：杏仁七枚，去皮拍碎，分作三分，以绵裹之，着盐如小豆许，以器盛于饭上蒸熟。令病人侧卧，以一裹捻油滴耳中，良久又以一裹滴之，取效。（《外台秘要》）

（32）耳出脓汁：杏仁炒黑，捣膏绵裹纳入，日三四易之妙。（《梅师方》）

（33）鼻中生疮：杏仁研末，乳汁和敷。（《千金方》）

（34）疳疮蚀鼻：杏仁烧，压取油敷之。（《千金方》）

（35）牙齿虫䘌：杏仁烧存性，研膏发裹，纳虫孔中。杀虫去风，其痛便止。重者不过再上。（《本草拾遗》）

（36）牙龈痒痛：杏仁一百枚，去皮，以盐方寸匕，水一升，煮令汁出，含漱吐之。三度愈。（《千金方》）

（37）风虫牙痛：杏仁，针刺于灯上烧烟，乘热搭病牙上，又复烧搭七次，绝不疼，病牙逐时断落也。（《普济方》）

（38）目中赤脉痒痛，时见黑花：用初生杏子仁一升，古五铢钱七文，入瓶内密封，埋门限下，一百日化为水，每夕点之。（《圣济总录》）

（39）胎赤眼疾：杏仁压油半鸡子壳，食盐一钱，入石器中，以柳枝一握紧束，研至色黑，以熟艾一团安碗内烧烘之，令气透火尽即成。每点少许入两眦，甚效。（《圣济总录》）

（40）目中翳遮，但瞳子不破者：用杏仁三升去皮，面裹作三包，煻火煨熟，去面研烂，压去油。每用一钱，入铜绿一钱，研匀点之。（同上）

（41）目生胬肉，或痒或痛，渐覆瞳人：用杏仁（去皮）二钱半，腻粉半钱，研匀，绵裹箸头点之。（同上）

（42）伤目生胬：《广利方》用生杏仁七枚，去皮细嚼，吐于掌中，乘热以绵裹箸头点胬肉上。不过四五度愈。《总录》用杏仁研膏，人乳化开，日点三次。

（43）小儿血眼：儿初生艰难，血瘀眦睚，遂溅渗其睛，不见瞳人。轻则外胞赤肿，上下弦烂：用杏仁二枚去皮尖，嚼，乳汁三五匙，入腻粉少许，蒸熟，绢包频点。重者加黄连、朴硝最良。(《全幼心鉴》)

（44）小儿脐烂成风：杏仁去皮研敷。(《子母秘录》)

（45）小儿咽肿：杏仁炒黑，研烂含咽。(《普济方》)

（46）针入肉内不出者：双杏仁捣烂，以车脂调贴，其针自出。(《瑞竹堂经验方》)

（47）箭镝在咽，或刀刃在咽膈诸隐处：杵杏仁敷之。(《肘后备急方》)

（48）狐尿疮痛：杏仁研烂，煮一两沸，及热浸之，冷即易。(《必效方》)

（49）狗咬伤疮：烂嚼杏仁涂之。(寇氏)

（50）食狗不消，心下坚胀，口干，发热妄语：杏仁一升去皮尖，水三升煎沸，去渣取汁分三服，下肉为度。(《梅师方》)

（51）解狼毒毒：杏仁捣烂，水和服之。(《千金方》)

（52）一切食停，气满膨胀：用红杏仁三百粒，巴豆二十粒同炒，色变去豆不用，研杏为末，橘皮汤调下。(《杨氏家藏方》)

（53）白癜风斑：杏仁连皮尖，每早嚼二七粒，揩令赤色。夜卧再用。(《圣济总录》)

（54）诸疮肿痛：杏仁去皮，研滤取膏，入轻粉、麻油调搽神效。不拘大人、小儿。(鲍氏)

（55）小儿头疮：杏仁烧研敷之。(《事林广记》)

（56）蛆虫入耳：杏仁捣泥，取油滴入。非出则死。(《扶寿精方》)

乌梅

一个乌梅似本形，蜘蛛结网打蜻蜓。

蜻蜓落了两片冀，堪笑乌梅咬铁钉。

——宋·释如净《颂古八首·一个乌梅似本形》

本品为蔷薇科植物梅 *Prunus mume* (Sieb.) Sieb.et Zucc. 的干燥近成熟果实。夏季果实近成熟时采收，低温烘干后闷至色变黑。

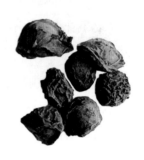

【炮制】除去杂质，洗净，干燥。

【性味与归经】酸、涩，平。归肝、脾、肺、大肠经。

【功能与主治】敛肺，涩肠，生津，安蛔。用于肺虚久咳，久泻久痢，虚热消渴，蛔厥呕吐腹痛。

【用量】6～12g。

【贮藏】置阴凉干燥处，防潮。

【附方】（1）痈疽疮肿，已溃未溃皆可用：盐白梅烧存性为末，入轻粉少许，香油调，涂四围。（王氏《易简方》）

（2）喉痹乳蛾：冰梅丸，用青梅二十枚（盐十二两，腌五日，取梅汁），入明矾三两，桔梗、白芷、防风各二两，猪牙皂角三十条，俱为细末，拌汁和梅入瓶收之。每用一枚，噙咽津液。凡中风痰厥，牙关不开，用此擦之尤佳。《总录》用白梅包生矾末作丸含咽，或纳吞之。

（3）消渴烦闷：乌梅肉二两，微炒为末。每服二钱，水二盏，煎一盏，去滓，入豉二百粒，煎至半盏，温服。（《简要济众方》）

（4）泄痢口渴：乌梅煎汤，日饮代茶。（《扶寿精方》）

（5）产后痢渴：乌梅肉二十个，麦门冬十二分，以水一升，煮七合，细呷之。（《必效方》）

（6）赤痢腹痛：《直指》用陈白梅同真茶、蜜水各半，煎饮之。《圣惠》用乌梅肉（炒）、黄连各四两，为末，炼蜜丸梧子大。每米饮服二十丸，日三服。

（7）便痢脓血：乌梅一两去核，烧过为末。每服二钱，米饮下，立止。（《圣济总录》）

（8）久痢不止，肠垢已出：《肘后》用乌梅肉二十个，水一盏，煎六分，食前分二服。《袖珍》用乌梅肉、白梅肉各七个捣烂，入乳香末少许，杵丸梧桐子大。每服二三十丸，茶汤下，日三。

（9）大便下血，及酒痢、久痢不止：用乌梅三两，烧存性为末，醋煮米糊和，丸梧子大。每空心米饮服二十丸，日三。（《济生方》）

（10）小便尿血：乌梅，烧存性研末，醋糊丸梧子大。每服四十丸，酒下。

（11）血崩不止：乌梅肉七枚，烧存性研末。米饮服之，日二。

（12）大便不通，气奔欲死者：乌梅十颗，汤浸去核，丸枣大。纳入下部，少时即通。（《食疗本草》）

（13）霍乱吐利：盐梅煎汤，细细饮之。（《如宜方》）

（14）蛔虫上行，出于口鼻：乌梅煎汤频饮，并含之，即安。（《食鉴本草》）

（15）水气满急：乌梅、大枣各三枚。水四升，煮二升，纳蜜和匀，含咽之。（《圣济总录》）

（16）梅核膈气：取半青半黄梅子，每个用盐一两腌一日夜，晒干，又浸又晒至水尽乃止。用青钱三个，夹二梅，麻线缚定，通装瓷罐内封埋地

下，百日取出。每用一枚，含之咽汁，入喉即消。收一年者治一人，二年者治二人，其妙绝伦。（《龚氏经验方》）

（17）心腹胀痛，短气欲绝者：乌梅二七枚，水五升，煮一沸，纳大钱二七枚，煮二升半，顿服之。（《肘后备急方》）

（18）劳疟劣弱：乌梅十四枚，豆豉二合，桃、柳枝各一虎口，甘草三寸，生姜一块，以童子小便二升，煎一半，温服即止。（《本草图经》）

（19）久咳不已：乌梅肉（微炒）、罂粟壳去筋膜蜜炒，等分为末。每服二钱，睡时蜜汤调下。

（20）痰厥头痛如破者：乌梅肉三十个，盐三撮，酒三升，煮一升，顿服，取吐即愈。（《肘后备急方》）

（21）伤寒头痛，壮热，胸中烦痛，四五日不解：乌梅十四枚，盐五合，水一升，煎半升，温服取吐，吐后避风良。（《梅师方》）

（22）折伤金疮：干梅烧存性，敷之，一宿瘥。（《千金方》）

（23）马汗入疮作痛：用乌梅连核捣烂，以头醋和敷。仍先刺疮，出去紫血，乃敷之系定。（《经验方》）

（24）猘犬伤毒：乌梅末，酒服二钱。（《千金方》）

（25）指头肿毒痛甚者：乌梅肉，和鱼鲊捣，封之妙。（李楼《怪证奇方》）

（26）伤寒𧏾疮，生下部者：乌梅肉三两炒为末，炼蜜丸梧子大，以石榴根皮煎汤，食前下三十九。（《太平圣惠方》）

（27）小儿头疮：乌梅烧末，生油调涂。（《圣济总录》）

（28）香口去臭：曝干梅脯，常时含之。（《毛诗注疏》）

（29）硫黄毒发，令人背膊疼闷，目暗漠漠：乌梅肉（焙）一两，沙糖半两，浆水一大盏，煎七分，呷之。（《圣济总录》）

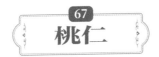

桃仁

程子精微谈谷种，谢公近似喻桃仁。

——宋·真德秀《咏仁》

本品为蔷薇科植物桃 *Prunus persica*(L.)Batsch 或山桃 *Prunus davidiana* (Carr.) Franch. 的干燥成熟种子。果实成熟后采收，除去果肉和核壳，取出种子，晒干。

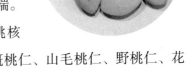

关键词：活血祛瘀，润肠通便，止咳平喘。

【释名】脱桃仁、大桃仁、山桃仁、桃核仁、单桃仁、毛桃仁、白桃仁、红桃仁、概桃仁、山毛桃仁、野桃仁、花桃仁、桃实。

【炮制】除去杂质，用时捣碎。

【性味与归经】苦、甘，平。归心、肝、大肠经。

【功能与主治】活血祛瘀，润肠通便，止咳平喘。用于经闭痛经，癥瘕痞块，肺痈肠痈，跌仆损伤，肠燥便秘，咳嗽气喘。

【用量】5 ～ 10g。

【注意】孕妇慎用。

【贮藏】置阴凉干燥处，防蛀。

【附方】（1）延年去风，令人光润：用桃仁五合去皮，用粳米饭浆同研，绞汁令尽，温温洗面极妙。（《千金翼方》）

（2）偏风不遂，及癖疾：用桃仁二千七百枚，去皮、尖、双仁，以好酒一斗三升，浸二十一日，取出晒干杵细，作丸如梧子大。每服二十丸，

以原酒吞之。(《外台秘要》)

（3）风劳毒肿挛痛，或牵引小腹及腰痛：桃仁一升，去皮尖，熬令黑烟出，热研如脂膏，以酒三升搅和服，暖卧取汗。不过三度瘥。(《食医心镜》)

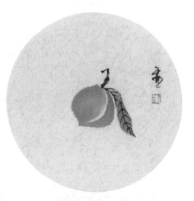

（4）疟疾寒热：桃仁一百枚去皮尖，乳钵内研成膏，不得犯生水，入黄丹三钱，丸梧子大。每服三丸，当发日面北温酒吞下。五月五日午时合之，忌鸡、犬、妇人。(见唐慎微《证类本草》)

（5）骨蒸作热：桃仁一百二十枚，留尖，去皮及双仁，杵为丸，平旦井花水顿服之。令尽量饮酒至醉，仍须任意吃水。隔日一剂。百日不得食肉。(《外台秘要》)

（6）上气咳嗽，胸满气喘：桃仁三两去皮尖，以水一大升研汁，和粳米二合煮粥食之。(《心镜》)

（7）卒得咳嗽：桃仁三升去皮杵，着器中密封，蒸熟晒干，绢袋盛，浸二斗酒中，七日可饮，日饮四五合。

（8）尸疰鬼疰，乃五尸之一，又挟鬼邪为祟。其病变动，有三十六种至九十九种。大略使人寒热淋沥，沉沉默默，不知所苦而无处不恶。累年积月，以至于死，死后复传旁人：急以桃仁五十枚研泥，水煮取四升，服之取吐。吐不尽，三四日再吐。(《肘后备急方》)

（9）传尸鬼气，咳嗽疭癖注气，血气不通，日渐消瘦：桃仁一两，去皮尖，杵碎，水一升半煮汁，入米作粥，空心食之。(《心镜》)

（10）鬼疰心痛：桃仁一合烂研，煎汤服之。(《肘后备急方》)

（11）卒然心痛：桃仁七枚，去皮尖研烂，水一合服之。(《肘后备急方》)

（12）人好魇寐：桃仁（熬去皮尖）三七枚，以小便服之。（《千金方》）下部虫蜃，病人齿龈无色，舌上白，喜睡，愦愦不知痛痒处，或下痢，乃下部生虫食肛也：桃仁十五枚，苦酒二升，盐一合，煮六合服之。（《肘后备急方》）

（13）崩中漏下不止者：桃核烧存性，研细，酒服方寸匕，日三。（《千金方》）

（14）产后百病：《千金》桃仁煎，治妇人产后百病诸气。取桃仁一千二百枚，去皮、尖、双仁，熬捣极细，以清酒一斗半，研如麦粥法，纳小项瓷瓶中，面封，入汤中煮一伏时。每服一匙，温酒和服，日再。（《本草图经》）

（15）产后身热如火，皮如粟粒者：桃仁研泥，同腊猪脂敷之，日日易之。（《千金方》）

（16）产后血闭：桃仁二十枚（去皮尖），藕一块，水煎服之良。（唐瑶《经验方》）

（17）产后阴肿：桃仁，烧研敷之。

（18）妇人阴痒：桃仁杵烂，绵裹塞之。（《肘后备急方》）

（19）男子阴肿作痒：用桃仁炒香为末，酒服方寸匕，日二。仍捣敷之。（《外台秘要》）

（20）小儿卵癞：方同上。

（21）小儿烂疮，初起肿浆似火疮：桃仁研烂敷之。（《秘录》）

（22）小儿聤耳：桃仁炒研绵裹，日日塞之。（《千金方》）

（23）风虫牙痛：针刺桃仁，灯上烧烟出吹灭，安痛齿上咬之。不过五六次愈。（《卫生家宝方》）

（24）唇干裂痛：桃仁捣和猪脂敷。（《海上方》）

（25）大便不快，里急后重：用桃仁三两（去皮），吴茱萸二两，食盐一两，同炒熟，去盐、茱，每嚼桃仁五七粒。（《圣济总录》）

（26）急劳咳嗽烦热：用桃仁三两（去皮尖），猪肝一枚，童子小便五升。同煮干，于木臼内捣烂，入蒸饼和，丸梧子大。每温水下三十丸。(《太平圣惠方》)

（27）冷劳减食，渐至黑瘦：用桃仁五百颗，吴茱萸三两，同入铁铛中，微火炒一炊久，将桃仁一颗去皮，看似微黄色即渐加火，待微烟出，即乘热收入新瓶内，厚纸封住，勿令泄气。每日空心取桃仁二十粒去皮嚼之，以温酒下。至重者服五百粒愈。(《太平圣惠方》)

（28）预辟瘴疠：桃仁一斤，吴茱萸、青盐各四两，同炒熟，以新瓶密封一七，取出拣去茱、盐，将桃仁去皮尖，每嚼一二十枚。山居尤宜之。(余居士《选奇方》)

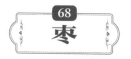

六月食郁及薁，七月亨葵及菽，八月剥枣，

十月获稻，为此春酒，以介眉寿。

——《诗经》

本品为鼠李科植物枣 *Ziziphus jujuba* Mill. 的干燥成熟果实，秋季果实成熟时采收，晒干。

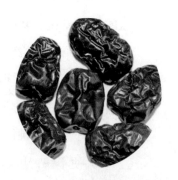

关键词：补中益气，养血安神。

【释名】干枣（《别录》）、美枣（《别录》）、良枣。

《别录》曰：八月采，曝干。

瑞曰：此即晒干大枣也。味最良美，故宜入药。今人亦有用胶枣之肥大者。

【炮制】饮片：除去杂质，洗净，晒干。用时破开或去核。

【性味与归经】甘，温。归脾、胃、心经。

【功能与主治】补中益气，养血安神。用于脾虚食少，乏力便溏，妇人脏躁。

【用量】6～15g。

【贮藏】置干燥处，防蛀。

【附方】（1）调和胃气：以干枣去核，缓火逼燥为末。量多少入少生姜末，白汤点服。调和胃气甚良。（《衍义》）

（2）反胃吐食：大枣一枚去核，用斑蝥一枚去头翅，入在内，煨熟去蝥，空心食之，白汤下良。

（3）小肠气痛：大枣一枚去核，用斑蝥一枚去头、足、翅，入枣内，纸包煨熟，去蝥食枣，以桂心、荜澄茄汤下。（《直指》）

（4）伤寒热病后，口干咽痛，喜唾：大枣二十枚，乌梅十枚，捣入蜜丸。含如杏核大，咽汁甚效。（《千金方》）

（5）妇人脏燥，悲伤欲哭，象若神灵，数欠者，大枣汤主之：大枣十枚，小麦一升，甘草二两，每服一两，水煎服之。亦补脾气。（《金匮要略》）

（6）妊娠腹痛：大红枣十四枚，烧焦为末，以小便服之。（《梅师方》）

（7）大便燥塞：大枣一枚去核，入轻粉半钱缚定，煨熟食之，仍以枣汤送下。（《直指》）

（8）烦闷不眠：大枣十四枚，葱白七茎，水三升，煮一升，顿服。（《千金方》）

（9）上气咳嗽，治伤中筋脉急，上气咳嗽者：用枣二十枚去核，以酥四两微火煎，入枣肉中泣尽酥，取收之。常含一枚，微微咽之取瘥。（《太

平圣惠方》)

（10）肺疽吐血，因啖辛辣，热物致伤者：用红枣（连核烧存性）、百药煎（煅过）等分为末。每服二钱，米饮下。(《三因极一病证方论》)

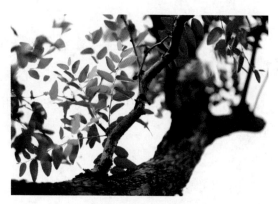

（11）耳聋鼻塞，不闻音声、香臭者：取大枣十五枚（去皮核），蓖麻子三百枚（去皮），和捣。绵裹塞耳、鼻，日一度。三十余日，闻声及香臭也。先治耳，后治鼻，不可并塞。（孟诜《食疗本草》)

（12）久服香身：用大枣肉和桂心、白瓜仁、松树皮为丸，久服之。(《食疗本草》)

（13）走马牙疳：新枣肉一枚，同黄柏烧焦为末，油和敷之。若加砒少许更妙。（王氏《博济》)

（14）诸疮久坏不愈者：枣膏三升，煎水频洗，取愈。(《千金方》)

（15）痔疮疼痛：大肥枣一枚剥去皮，取水银掌中，以唾研令极熟，敷枣瓤上，纳入下部良。(《外台秘要》)

（16）下部虫痒：蒸大枣取膏，以水银和捻，长三寸，以绵裹，夜纳下部中，明日虫皆出也。(《肘后备急方》)

（17）卒急心疼：《海上方》诀云，一个乌梅二个枣，七枚杏仁一处捣。男酒女醋送下之，不害心疼直到老。

（18）食椒闭气：京枣食之即解也。(《是斋百一选方》)

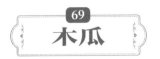

木瓜

投我以木瓜，报之以琼琚。

匪报也，永以为好也！

——《诗经》

本品为蔷薇科植物贴梗海棠 *Chaenomeles speciosa* (Sweet)Nakai 的干燥近成熟果实。夏、秋二季果实绿黄时采收，置沸水中烫至外皮灰白色，对半纵剖，晒干。

关键词：舒筋活络，和胃化湿。

【释名】楙（音茂）。

时珍曰：按，《尔雅》云：楙，木瓜。郭璞注云：木实如小瓜，酢而可食。则木瓜之名取此义也。或云：木瓜味酸，得木之正气故名。亦通。楙从林、矛，谐声也。

【炮制】饮片：洗净，润透或蒸透后切薄片，晒干。

【性味与归经】酸，温。归肝、脾经。

【功能与主治】舒筋活络，和胃化湿。用于湿痹拘挛，腰膝关节酸重疼痛，暑湿吐泻，转筋挛痛，脚气水肿。

【用量】6～9g。

【贮藏】置阴凉干燥处，防潮，防蛀。

【附方】（1）项强筋急不可转侧，肝、肾二脏受风也：用宣州木瓜二个（取盖去瓤），没药二两，乳香二钱半。二味入木瓜内缚定，饭上蒸三四次，烂研成膏。每用三钱，入生地黄汁半盏，无灰酒二盏，暖化温服。许叔微云：有人患此，自午后发，黄昏时定。予谓此必先从足起，足少阴之筋自足至项，筋者肝之合。今日中至黄昏，阳中之阴，肺也。自离至兑，阴旺阳弱之时。故《灵宝毕法》云：离至乾，肾气绝而肝气弱。肝、肾二脏受邪，故发于此时。予授此及都梁丸，服之而愈。(《普济本事方》)

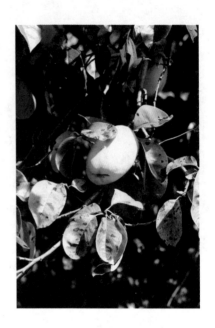

（2）脚气肿急：用木瓜切片，囊盛踏之。广德顾安中，患脚气筋急腿肿。因附舟以足阁一袋上，渐觉不痛。乃问舟子：袋中何物？曰：宣州木瓜也。及归，制木瓜袋用之，顿愈。(《名医录》)

（3）脚筋挛痛：用木瓜数枚，以酒、水各半，煮烂捣膏，乘热贴于痛处，以帛裹之。冷即换，日三五度。(《食疗本草》)

（4）脐下绞痛：木瓜三片，桑叶七片，大枣三枚，水三升，煮半升，顿服即愈。(《食疗》)

（5）小儿洞痢：木瓜捣汁，服之。(《千金方》)

（6）霍乱转筋：木瓜一两，酒一升，煎服。不饮酒者，煎汤服。仍煎汤，浸青布裹其足。(《太平圣惠方》)

（7）霍乱腹痛：木瓜五钱，桑叶三片，枣肉一枚。水煎服。(《太平圣惠方》)

（8）四蒸木瓜丸治肝、肾、脾三经气虚，为风寒暑湿相搏，流注经络。凡遇六气更变，七情不和，必至发动，或肿满，或顽痹，憎寒壮热，呕吐自汗，霍乱吐利：用宣州大木瓜四个，切盖剜空听用。一个入黄芪、续断末各半两于内；一个入苍术、橘皮末各半两于内；一个入乌药、黄松节末各半两于内（黄松节即茯神中心木也）；一个入威灵仙、苦葶苈末各半两于内。以原盖簪定，用酒浸透，入甑内蒸熟、晒，三浸、三蒸、三晒，捣末，以榆皮末、水和，糊丸如梧桐子大。每服五十丸，温酒、盐汤任下。(《御药院方》)

（9）肾脏虚冷，气攻腹胁，胀满疼痛：用大木瓜三十枚，去皮、核，剜空，以甘菊花末、青盐末各一斤填满，置笼内蒸熟，捣成膏，入新艾茸二斤搜和，丸如梧桐子大。每米饮下三十丸，日二。(《圣济总录》)

（10）发槁不泽：木瓜浸油，梳头。(《太平圣惠方》)

（11）反花痔疮：木瓜为末，以鳝鱼身上涎调，贴之，以纸护住。(《医林类证集要》)

（12）辟除壁虱：以木瓜切片，铺于席下。(《臞仙神隐书》)

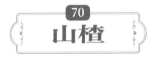

70 山楂

紫荆老树死中活，棠棣春花笑处开。

——宋·陈著《梅山弟家醉中·僵寒危病分泉台》

本品为蔷薇科植物山里红 *Crataegus pinnatifida* Bge. var. *major* N.E.Br. 或山楂 *Crataegus pinnatifida* Bge. 的干燥成熟果实。秋季果实成熟时采收，切片，干燥。

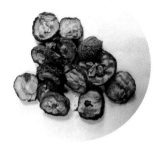

关键词：消食健胃，行气散瘀，化浊降脂。

【释名】赤爪子（侧巧切，《唐本》）、鼠楂（《唐本》）、猴楂（《危氏》）、茅楂（《日用》）、朹子（音求）、檕梅（音计，并《尔雅》）、羊梂（《唐本》）、棠梂子（《图经》）、山里果（《食鉴》）。

时珍曰：山楂，味似楂子，故亦名楂。世俗皆作查字，误矣。查，音槎，乃水中浮木，与楂何关？郭璞注《尔雅》云：朹，音求，树如梅。其子大如指头，赤色似小柰，可食，此即山楂也。世俗作梂字，亦误矣。梂乃栎实，于朹何关？楂、朹之名，见于《尔雅》。自晋、宋以来，不知其原，但用查、梂耳。此物生于山原茅林中，猴、鼠喜食之，故又有诸

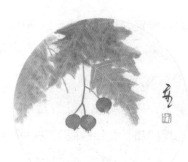

名也。《唐本草》赤爪木当作赤枣，盖枣、爪音讹也，楂状似赤枣故尔。范成大《虞衡志》有赤枣子。王璆《百一选方》云：山里红果，俗名酸枣，又名鼻涕团。正合此义矣。

【炮制】净山楂，除去杂质及脱落的核。

【性味与归经】酸、甘，微温。归脾、胃、肝经。

【功能与主治】消食健胃，行气散瘀，化浊降脂。用于肉食积滞，胃脘胀满，泻痢腹痛，瘀血经闭，产后瘀阻，心腹刺痛，胸痹心痛，疝气疼痛，高脂血症。焦山楂消食导滞作用增强，用于肉食积滞，泻痢不爽。

【用量】9 ～ 12g。

【贮藏】置通风干燥处，防蛀。

【附方】（1）偏坠疝气：山棠梂肉、茴香（炒）各一两，为末，糊丸梧桐子大。每服一百丸，空心白汤下。（《卫生易简方》）

（2）老人腰痛及腿痛：用棠梂子、鹿茸（炙）等分为末，蜜丸梧桐子大。每服百丸，日二服。肠风下血，用寒药、热药及脾弱药俱不效者，独用山里果（俗名酸枣，又名鼻涕团）干者，为末，艾汤调下，应手即愈。（《是斋百一选方》）

（3）痘疹不快：干山楂为末，汤点服之，立出红活。又法：猴楂五个，酒煎入水，温服即出。（危氏《世医得效方》）

（4）痘疮干黑危困者：用棠
梂子为末，紫草煎酒，调服一钱。
（《全幼心鉴》）

（5）食肉不消：山楂肉四两，
水煮食之，并饮其汁。（《简便方》）

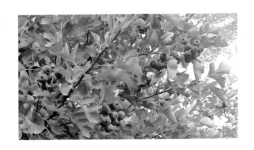

71 橘皮

教我煮橘皮，汤热过冰碗。

——宋·王之望《病后戏赠同官蒋子权》

本品为芸香科植物橘 *Citrus reticulata* Blanco
及其栽培变种的干燥成熟果皮。药材分为"陈
皮"和"广陈皮"。采摘成熟果实，剥取果皮，
晒干或低温干燥。

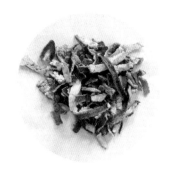

关键词：理气健脾，燥湿化痰。

【释名】红皮（《汤液》）、陈皮（《食疗》）。

弘景曰：橘皮疗气大胜。以东橘为好，西江者不如。须陈久者为良。

好古曰：橘皮以色红日久者为佳，故曰红皮、陈皮。去白者曰橘红也。

【性味与归经】苦、辛，温。归肺、脾经。

【功能与主治】理气健脾，燥湿化痰。用于脘腹胀满，食少吐泻，咳嗽
痰多。

【用量】3 ～ 10g。

【贮藏】置阴凉干燥处，防霉，防蛀。

【附方】（1）润下丸：治湿痰，因火泛上，停滞胸膈，咳唾稠黏。陈橘皮半斤（入砂锅内，下盐五钱，化水淹过，煮干），粉甘草二两（去皮，蜜炙），各取净末，蒸饼和丸梧桐子大。每服百丸，白汤下。（丹溪方）

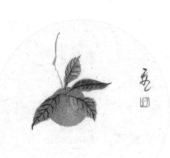

（2）宽中丸：治脾气不和，冷气客于中，壅遏不通，是为胀满。用橘皮四两，白术二两，为末，酒糊丸梧桐子大。每食前木香汤下三十丸，日三服。（是斋《指迷方》）

（3）橘皮汤：治男女伤寒并一切杂病呕哕，手足逆冷者。用橘皮四两，生姜一两，水二升，煎一升，徐徐呷之即止。（仲景方）

（4）嘈杂吐水：真橘皮去白为末，五更安五分于掌心舐之，即睡，三日必效。皮不真则不验。（《怪证奇方》）

（5）霍乱吐泻：不拘男女，但有一点胃气存者，服之再生。广陈皮（去白）五钱，真藿香五钱。水二盏，煎一盏，时时温服。出《百一选方》。《圣惠》用陈橘皮末二钱，汤点服（不省者灌之）；仍烧砖沃醋，布裹砖，安心下熨之，便活。

（6）反胃吐食：真橘皮，以日照西壁土炒香，为末。每服二钱，生姜三片，枣肉一枚，水二钟，煎一钟，温服。（《仁斋直指方》）

（7）卒然食噎：橘皮一两，汤浸去瓤，焙为末。以水一大盏，煎半盏，热服。（《食医心镜》）

（8）诸气呃噫：橘皮二两，去瓤，水一升，煎五合，顿服，或加枳壳尤良。（《孙尚药方》）

（9）痰膈气胀：陈皮三钱，水煎热服。（杨氏《简便方》）

（10）卒然失声：橘皮半两，水煎，徐呷。（《肘后备急方》）

（11）经年气嗽：橘皮、神曲、生姜（焙干）等分为末，蒸饼和丸梧桐子大。每服三五十丸，食后、夜卧各一服。有人患此服之，兼旧患膀胱气皆愈也。（寇氏《衍义》）

（12）化食消痰，胸中热气：用橘皮半两，微熬，为末。水煎代茶，细呷。（《心镜》）

（13）下焦冷气：干陈橘皮一斤，为末，蜜丸梧桐子大，每食前温酒下三十丸。（《食疗本草》）

（14）脚气冲心或心下结硬，腹中虚冷：陈皮一斤，和杏仁五两（去皮尖）熬，少加蜜，捣和丸如梧桐子大。每日食前，米饮下三十丸。（《食疗》）

（15）老人气秘：方同上。（《济生方》）

（16）大肠秘塞：陈皮连白，酒煮，焙，研末。每温酒服二钱，一方米饮下。（《普济方》）

（17）途中心痛：橘皮去白，煎汤饮之，甚良。（《谈野翁试验方》）

（18）食鱼蟹毒：方同上。（《肘后备急方》）

（19）风痰麻木，凡手及十指麻木，大风麻木，皆是湿痰死血：用橘红一斤，逆流水五碗，煮烂去渣，再煮至一碗，顿服取吐，乃吐痰圣药也。不吐，加瓜蒂末。（《摘玄方》）

（20）脾寒诸疟不拘老少孕妇，只两服便止：真橘皮（去白，切），生姜自然汁浸过一指，银器内重汤煮，焙干，研末。每服三钱，用隔年青州枣十个，水一盏，煎半盏，发前服，以枣下之。（《适用方》）

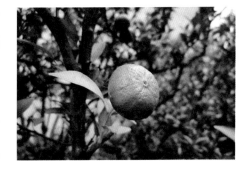

（21）小儿疳瘦，久服消食和气，长肌肉：用陈橘皮一两，黄连

（以米泔水浸一日）一两半，研末，入麝三分，用猪胆盛药，以浆水煮熟取出，用粟米饭和丸绿豆大。每服一二十丸，米饮下。（钱氏《小儿方》）

（22）产后尿闷不通者：陈皮一两，去白为末，每空心温酒服二钱，一服即通。此张不愚方也。（《妇人大全良方》）

（23）产后吹奶：陈皮一两，甘草一钱，水煎服，即散。

（24）妇人乳痈，未成者即散，已成者即溃，痛不可忍者即不疼，神验不可云喻也：用真陈橘皮，汤浸去白晒，面炒微黄，为末。每服二钱，麝香调酒下。初发者一服见效。名橘香散。（张氏方）

（25）聤耳出汁：陈皮（烧研）一钱，麝香少许，为末，日掺，名立效散。

（26）鱼骨鲠咽：橘皮，常含，咽汁即下。（《圣惠方》）

（27）嵌甲作痛，不能行履者：浓煎陈皮，汤浸良久，甲肉自离，轻手剪去，以虎骨末敷之即安。（《医林类证集要》）

72 橘红

窗怜返照缘书小，庭喜新霜为橘红。

——唐·陆龟蒙《和袭美初冬偶作寄南阳润卿次韵》

本品为芸香科植物橘 *Citrus reticulata* Blanco 及其栽培变种的干燥外层果皮。秋末冬初果实成熟后采收，用刀削下外果皮，晒干或阴干。

关键词：理气宽中，燥湿化痰。

【释名】化州橘红、芸皮、芸红。

【炮制】除去杂质，切碎。

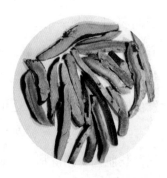

【性味与归经】味辛、苦，性温。归肺、脾经。

【功能与主治】理气宽中，燥湿化痰。用于咳嗽痰多，食积伤酒，呕恶痞闷。

【用量】3 ~ 10g。

【贮藏】置阴凉干燥处，防蛀。

【附方】（1）治嘈杂吐水：真橘皮（去白）为末，五更安五分于掌心舐之，即睡。（《怪证奇方》）

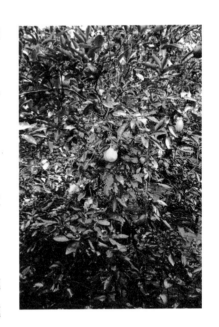

（2）治痰饮为患，或呕吐恶心，或头眩心悸，或中脘不快，或发为寒热，或因食生冷，脾胃不和：半夏（汤洗七次）、橘红各五两，白茯苓三两，甘草（炙）一两半。上细锉，每服四钱，用水一盏，生姜七片，乌梅一个，同煎六分，去滓热服，不拘时候。（摘录自《太平惠民和剂局方》二陈汤）

（3）治途中心痛：橘皮（去白），煎扬饮之，甚良。（《谈野翁试验方》）

（4）治风痰麻木：橘红一斤，逆流水五碗，煮烂去滓，再煮至一碗，顿服取吐。不吐加瓜蒂末。（《摘玄方》）

（5）治产后脾气不利，小便不通：橘红为末，每服二钱，空心，温酒下。（《妇人大全良方》）

（6）治乳痈，未结即散，已结即溃，极痛不可忍者：陈皮（汤浸去白，日干，面炒黄）为末，麝香研，酒调下二钱。（摘录自《太平圣惠方》橘香散）

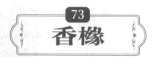

香橼

庭前树子比檐长，大者如拳九月黄。

书案堆柈三十颗，茶烟花气助清香。

——清·田雯《摘香橼》

本品为芸香科植物枸橼 *Citrus medica* L. 或香圆 *Citrus wilsonii* Tanaka 的干燥成熟果实。秋季果实成熟时采收，趁鲜切片，晒干或低温干燥。香圆亦可整个或对剖两半后，晒干或低温干燥。

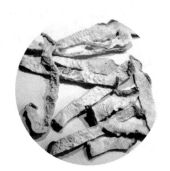

关键词：疏肝理气，宽中，化痰。

【释名】香橼（俗作圆）、佛手柑。

时珍曰：义未详。佛手，取象也。

【炮制】未切片者，打成小块；切片者润透，切丝，晾干。

【性味与归经】辛、苦、酸，温。归肝、脾、胃、肺经。

【功能与主治】疏肝理气，宽中，化痰。用于肝胃气滞，胸胁胀痛，脘腹痞满，呕吐噫气，痰多咳嗽。

【用量】3 ~ 10g。

【贮藏】置阴凉干燥处，防霉，防蛀。

【附方】（1）治鼓胀：陈香橼一枚（连瓤），大核桃仁二枚（连皮），缩砂仁二钱（去膜）。各煅存性为散，砂糖拌调。空心顿服。（摘录自《本经逢源》）

（2）治嗽：香橼（去核）薄切作细片，以时酒同入砂瓶内，煮令熟

烂，自昏至五更为度，用蜜拌匀。当睡中唤起，用匙挑服。（摘录自《养疴漫笔》）

（3）治气逆不进饮食或呕哕：陈极香橼二个，真川贝母三两（去心），当归一两五钱（炒黑），白通草（烘燥）一两，陈西瓜皮一两，甜桔梗三钱。共研细末，用白檀香劈碎煎浓汁泛为丸，如桐子大，每服三钱，开水送下。大虚者酌用。（摘录自《梅氏验方新编》香橼丸）

（4）鲜香橼一两个，切碎放在有盖的碗中，加入等量的麦芽糖，隔水蒸数小时，以香橼稀烂为度，每服一匙，早晚各一次，有化痰、行气、止咳、平喘之效。

（5）盐渍香橼：香缘切片，于通风处晾干，用适量食盐腌渍，放入玻璃瓶或瓷罐中备用。每用 10 ～ 20g，用开水冲至咸淡适宜时服用。有行气、止痛、健胃、化食作用。适用于胃痛、腹痛、气痛、食滞胃胀痛等症。

（6）鲜香橼 12 ～ 15g（干品 6g），开水冲泡代茶饮，可治肝痛、胃气痛。

（7）陈香橼 30g（焙干），花椒、小茴香各 12g，共研细末，每次服 3g，每日两次，温开水送服，治胃痛胸闷，消化不良。

（8）治三日疟：陈香橼一枚，去顶皮，入研细明雄黄，同内火中煅之，取出研极细。每服七分，干咽下，不用水。（摘录自《华陀神医秘传》）

（9）治头风：香橼不拘新旧一枚（切开），鸭蛋一枚（煮熟，切两半），塞入香橼内。每边包在太阳穴上，得热即愈。（摘录自《串雅外编》）

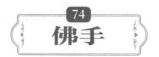

佛手

佛手驴脚生缘，浩浩丛林盛传。

直饶一穿穿却，未免十万八千。

——宋·释有权《颂古十一首·佛手驴脚生缘》

本品为芸香科植物佛手 *Citrus medica* L.var. *sarcodactylis* Swingle 的干燥果实。秋季果实尚未变黄或变黄时采收，纵切成薄片，晒干或低温干燥。

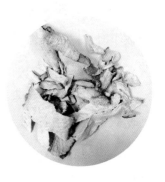

关键词：疏肝理气，和胃止痛，燥湿化痰。

【释名】香橼（俗作圆）、佛手柑。

时珍曰：义未详。佛手，取象也。

【性味与归经】辛、苦、酸，温。归肝、脾、胃、肺经。

【功能与主治】疏肝理气，和胃止痛，燥湿化痰。用于肝胃气滞，胸胁胀痛，胃脘痞满，食少呕吐，咳嗽痰多。

【用量】3～10g。

【贮藏】置阴凉干燥处，防霉，防蛀。

【附方】（1）治痰气咳嗽：陈佛手二至三钱，水煎饮。（摘录自《闽南民间草药》）

（2）治鼓胀发肿：香橼去瓤四两，人中白三两，共为末，空腹白汤下。（摘录自《岭南采药录》）

（3）治妇女白带：佛手五钱至一两，猪小肠一尺，水煎服。（摘录自《闽南民间草药》）

（4）治湿痰咳嗽：佛手、姜半夏各6g，砂糖等分，水煎服。（摘录自《全国中草药汇编》）

（5）治面寒痛，胃气痛：佛手柑新瓦焙，为末（黄色），烧酒送下，每服三钱。（摘录自《滇南本草》）

（6）治食欲不振：佛手、枳壳、生姜各3g，黄连0.9g，水煎服，每日1剂。（摘录自《全国中草药汇编》）

（7）治肝胃气痛：鲜佛手12～15g，开水冲泡，代茶饮；或佛手、延胡索各6g，水煎服。（摘录自《全国中草药汇编》）

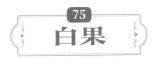

75 白果

霜黄鸭脚折琅玕，结实累累缀蜡丸。

好比仙家双桂树，一枝留向月中攀。

——明·杨慎《瑷庵饷白果》

本品为银杏科植物银杏 *Ginkgo biloba* L. 的干燥成熟种子。秋季种子成熟时采收，除去肉质外种皮，洗净，稍蒸或略煮后，烘干。

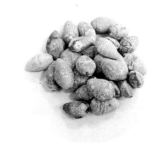

关键词：敛肺定喘，止带缩尿。

【释名】白果（《日用》）、鸭脚子。

时珍曰：原生江南，叶似鸭掌，因名鸭脚。宋初始入贡，改呼银杏，因其形似小杏而核色白也。今名白果。梅尧臣诗：

鸭脚类绿李，其名因叶高。欧阳
修诗：绛囊初入贡，银杏贵中州。
是矣。

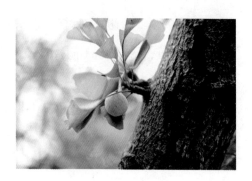

【炮制】（1）白果仁：取白果，
除去杂质及硬壳，用时捣碎。

（2）炒白果仁：取净白果仁，
照清炒法炒至有香气，用时捣碎。

【性味与归经】甘、苦、涩，平；有毒。归肺、肾经。

【功能与主治】敛肺定喘，止带缩尿。用于痰多喘咳，带下白浊，遗尿
尿频。

【用量】5 ～ 10g。

【注意】生食有毒。

【贮藏】置通风干燥处。

【附方】（1）寒嗽痰喘：白果七个，煨熟，以熟艾作七丸，每果入艾作
一丸，纸包再煨香，去艾吃。（《秘韫》方）

（2）哮喘痰嗽：鸭掌散，用银杏五个，麻黄二钱半，甘草（炙）二钱。
水一钟半，煎八分，卧时服。又金陵一铺治哮喘，白果定喘汤，服之无不
效者，其人以此起家。其方：用白果二十一个（炒黄），麻黄三钱，苏子二
钱，款冬花、法制半夏、桑白皮（蜜炙）各二钱，杏仁（去皮尖）、黄芩
（微炒）各一钱半，甘草一钱。水三钟，煎二钟，随时分作二服。不用姜。
（并《摄生方》）

（3）咳嗽失声：白果仁四两，白茯苓、桑白皮二两，乌豆半升（炒），
蜜半斤。煮熟晒干为末，以乳汁半碗拌湿，九蒸九晒，丸如绿豆大。每服
三五十丸，白汤下，神效。（余居士方）

（4）小便频数：白果十四枚，七生七煨，食之，取效，止。

（5）小便白浊：生白果仁十枚，擂水饮，日一服，取效，止。

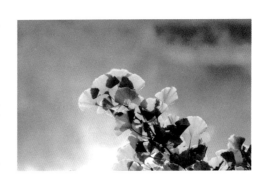

（6）赤白带下，下元虚惫：白果、莲肉、江米各五钱，胡椒一钱半，为末。用乌骨鸡一只，去肠盛药，瓦器煮烂，空心食之。(《李时珍濒湖集简方》)

（7）肠风下血：银杏煨熟，出火气，食之，米饮下。

（8）肠风脏毒：银杏四十九枚，去壳生研，入百药煎末和丸弹子大。每服二三丸，空心细嚼，米饮送下。(戴原礼《证治要诀》)

（9）牙齿虫蛋：生银杏，每食后嚼一二个，良。(《永类钤方》)

（10）手足皴裂：生白果嚼烂，夜夜涂之。

（11）鼻面酒齄：银杏、酒浮糟，同嚼烂，夜涂旦洗。(《医林类证集要》)

（12）头面癣疮：生白果仁切断，频擦取效。(邵氏《经验方》)

（13）下部疳疮：生白果杵，涂之。(赵原阳)

（14）阴虱作痒：阴毛际肉中生虫如虱，或红或白，痒不可忍者。白果仁，嚼细，频擦之，取效。(刘长春方)

（15）狗咬成疮：白果仁，嚼细涂之。

（16）乳痈溃烂：银杏半斤，以四两研，酒服之，以四两研，敷之。(《救急易方》)

（17）水疔暗疔：水疔色黄，麻木不痛；暗疔疮凸色红，使人昏狂。并先刺四畔，后用银杏去壳，浸油中年久者，捣敷之。(《普济方》)

76 龙眼肉

绛衣摇曳绽冰肌，依约华清出浴时。

何物鸦儿驱不去，前身恐是食酥儿。

——宋·李刘《龙眼》

本品为无患子科植物龙眼 *Dimocarpus longan* Lour. 的假种皮。夏、秋二季采收成熟果实，干燥，除去壳、核，晒至干爽不黏。

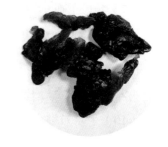

关键词：补益心脾，养血安神。

【释名】龙目（《吴普》）、圆眼（俗名）、益智（《本经》）、亚荔枝（《开宝》）、荔枝奴、骊珠、燕卵、蜜脾、鲛泪、川弹子（《南方草木状》）。

时珍曰：龙眼、龙目，象形也。《吴普本草》谓之龙目，又曰比目。曹宪《博雅》谓之益智。

弘景曰：广州有龙眼，非益智也，恐彼人别名耳。

志曰：甘味归脾，能益人智，故名益智，非今之益智子也。

颂曰：荔枝才过，龙眼即熟，故南人目为荔枝奴，又名木弹。晒干寄远，北人以为佳果，目为亚荔枝。

【性味与归经】甘，温。归心、脾经。

【功能与主治】补益心脾，养血安神。用于气血不足，心悸怔忡，健忘失眠，血虚萎黄。

【用量】9～15g。

【贮藏】置通风干燥处，防潮，防蛀。

【附方】（1）归脾汤：治思虑过度，劳伤心脾，健忘怔忡，虚烦不眠，自汗惊悸。用龙眼肉、酸枣仁（炒）、黄芪（炙）、白术（焙）、茯神各一两，木香、人参各半两，炙甘草二钱半，咬咀。每服五钱，姜三片，枣一枚，水二钟，煎一钟，温服。（《济生方》）

（2）治脾虚泄泻：龙眼干14粒，生姜3片，煎汤服。（摘录自《泉州本草》）

（3）治妇人产后浮肿：龙眼干、生姜、大枣，煎汤服。（摘录自《泉州本草》）

（4）温补脾胃，助精神：龙眼肉不拘多少，上好烧酒内浸百日，常饮数杯。（摘录自《万氏家抄方》）

（5）大补气血：以剥好龙眼肉一两，入白糖一钱，蒸之。（摘录自《随息居饮食谱》）

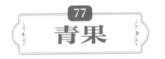

77 青果

南国青青果，涉冬知始摘。

——宋·梅尧臣《玉汝遗橄榄》

本品为橄榄科植物橄榄 *Canarium album* Raeusch. 的干燥成熟果实。秋季果实成熟时采收，干燥。

关键词：清热解毒，利咽化痰，生津止渴，除烦醒酒。

【释名】青果（《梅圣俞集》）、忠果（《记事珠》）、谏果（出《农书》）。

时珍曰：橄榄名义未详。此果虽熟，其色亦青，故俗呼青果。其有色黄者不堪，病物也。王祯云：其味苦涩，久之方回甘味。王元之作诗，比之忠言逆耳，世乱乃思之，故人名为谏果。

【炮制】饮片：除去杂质，洗净，干燥。用时打碎。

【性味与归经】甘、酸，平。归肺、胃经。

【功能与主治】清热解毒，利咽，生津。用于咽喉肿痛，咳嗽痰黏，烦热口渴，鱼蟹中毒。

【用量】5 ~ 10g。

【贮藏】置干燥处，防蛀。

【附方】（1）初生胎毒：小儿落地时，用橄榄一个（烧研），朱砂末五分和匀，嚼生脂麻一口，吐唾和药，绢包如枣核大，安儿口中，待咽一个时顷，方可与乳。此药取下肠胃秽毒，令儿少疾，及出痘稀少也。（孙氏《集效方》）

（2）唇裂生疮：橄榄炒研，猪脂和涂之。

（3）牙齿风疳，脓血有虫：用橄榄烧研，入麝香少许，贴之。（《太平圣惠方》）

（4）下部疳疮：橄榄烧存性，研末，油调敷之，或加孩儿茶等分。（《乾坤生意》）

（5）治时行风火喉痛，喉间红肿：鲜青果、鲜莱菔，水煎服。（摘录自《王氏医案》青龙白虎汤）

（6）治酒伤昏闷：橄榄肉十个，煎汤饮。（摘录自《本草汇言》）

（7）治心痛、胃脘痛：盐腌咸（橄）榄去核，以鲜明人中黄入满，用纸及泥包好煅透，滚水调下。（摘录自《本草求原》）

（8）治肠风下血：橄榄烧灰（存性）研末，每服二钱，米饮调下。（摘录自《本草求真》）

（9）治河豚鱼鳖诸毒，诸鱼骨哽：橄榄捣汁或煎浓汤饮，无橄榄以核研末或磨汁服。（摘录自《随息居饮食谱》）

（10）治咽喉肿痛，声嘶音哑，口舌干燥，吞咽不利：青果（去核）、桔梗、生寒水石、薄荷各1240g，青黛、硼砂各240g，甘草620g，冰片36g。共研末，为蜜丸。每服3g，口服2次。（摘录自《四川中药志》1982年）

（11）治孕妇胎动心烦，口渴咽干：青果适量，置猪肚内，炖熟，食肉

喝汤。（摘录自《四川中药志》1982 年）

（12）治野蕈毒：橄榄捣为泥，食之。（摘录自《顾体医话》）

（13）治痴癫或羊头风：橄榄十斤，敲损，入砂锅煮数滚，去核，入石臼捣烂，仍入原汤煎腻出汗，易水再煎，煎至无味去渣，以汁共归一锅，煎浓成膏，用白明矾八钱，研粉入膏搅和。每日早晚各取膏三钱，开水送服。或初起轻者，取橄榄咬损一头，蘸矾末入口嚼咽，至愈乃止。（摘录自《外科全生集》）

（14）治唇紧燥裂生疮：橄榄不拘多少，烧灰，上为细末，以猪脂和，涂患处。（摘录自《济生方》橄榄散）

（15）治牙龈溃烂，诸药不效者：用盐榄二三个，连皮带核，火中煅过存性，加冰片半分，搽之。（摘录自《幼幼集成》）

78 余甘子

愁苦人意未相谙，率以初尝废后甘。

王氏有诗旌橄榄，可怜遗咏在巴南。

——宋·程敦厚《余甘子》

本品系藏族习用药材。为大戟科植物余甘子 *Phyllanthus emblica* L. 的干燥成熟果实。冬季至次春果实成熟时采收，除去杂质，干燥。

关键词：清热凉血，消食健胃，生津止咳。

【释名】余甘子（《唐本》）、庵摩落迦果。

【性味与归经】甘、酸、涩，凉。归肺、胃经。

【功能与主治】清热凉血，消食健胃，生津止咳。用于血热血瘀，消化不良，腹胀，咳嗽，喉痛，口干。

【用量】3～9g，多入丸散服。

【贮藏】置阴凉干燥处。

【附方】（1）治感冒发热，咳嗽，咽喉痛，口干烦渴，维生素C缺乏症：鲜余甘子果十至三十个，水煎服。（摘录自广州部队后勤部卫生部《常用中草药手册》）

（2）治白喉：滇橄榄一斤，玄参、甘草各一两。冷开水泡至起霜花，取霜用棉纸铺开晒干后，加马尾龙胆粉二钱，冰片五分，炒白果仁粉五钱，吹喉用。（摘录自《昆明民间常用草药》）

（3）治哮喘：滇橄榄二十一个，先煮猪心肺，去浮沫再加橄榄煮熟连汤吃。（摘录自《昆明民间常用草药》）

（4）治河豚鱼中毒：滇橄榄生吃吞汁，并可治鱼骨梗喉。（摘录自《昆明民间常用草药》）

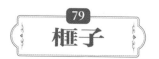

榧子

彼美玉山果，粲为金盘实。

瘴雾脱蛮溪，清樽奉佳客。

客行何以赠，一语当加璧。

祝君如此果，德膏以自泽。

——宋·苏轼《送郑户曹赋席上果得榧子》

本品为红豆杉科植物榧 *Torreya grandis* Fort. 的干燥成熟种子。秋季种子成熟时采收，除去肉质假种皮，洗净，晒干。

关键词：杀虫消积，润肺止咳，润燥通便。

【释名】柀子（音彼，《神农》）、赤果（《日用》）、玉榧（《日用》）、玉山果。

时珍曰：榧亦作棐，其木名文木，斐然章采，故谓之榧。信州玉山县者为佳。故苏东坡诗云：彼美玉山果，粲为金盘实。柀子见下。

瑞曰：土人呼为赤果，亦曰玉榧。

【炮制】饮片：去壳取仁，用时捣碎。

【性味与归经】甘，平。归肺、胃、大肠经。

【功能与主治】杀虫消积，润肺止咳，润燥通便。用于钩虫病、蛔虫病、绦虫病，虫积腹痛，小儿疳积，肺燥咳嗽，大便秘结。

【用量】9 ～ 15g。

【贮藏】置阴凉干燥处，防蛀。

【附方】（1）寸白虫：诜曰，日食榧子七颗，满七日，虫皆化为水也。《外台秘要》用榧子一百枚，去皮火燃，啖之，经宿虫消下也。胃弱者啖五十枚。

（2）好食茶叶面黄者：每日食榧子七枚，以愈为度。（杨起《简便方》）

（3）令发不落：榧子三个，胡桃二个，侧柏叶一两，捣浸雪水梳头，发永不落且润也。（《太平圣惠方》）

（4）猝吐血出：先食蒸饼两三个，以榧子为末，白汤服三钱，日三服。（《圣济总录》）

（5）尸咽痛痒，语言不出：榧实半两，芜荑一两，杏仁、桂各半两，为末，蜜丸弹子大，含咽。（《圣济总录》）

（6）治十二指肠钩虫、蛔虫、蛲虫等：榧子（切碎）30g，使君子仁（切细）30g，大蒜瓣（切细）30g。水煎去滓，每日3次，食前空腹时服。（摘录自《现代实用中药》）

80 枳椇子

啖之甘美如饴，八九月熟，谓之木蜜。

本从南方来，能败酒，若以为屋柱，

则一屋之酒皆薄。

——宋·苏颂《本草图经》

本品为鼠李科植物北枳椇 *Hovenia dulcis* Thunnb. 枳椇 *Hovenia acerba* Lindl. 和毛果枳椇 *Hovenia trichocarpa* Chun et Tsiang 的成熟种子，亦有用带花序轴的果实。

关键词：利水消肿，解酒毒。

【释名】蜜榤椥（音止矩）、蜜屈律（《广记》）、木蜜（《拾遗》）、木饧（同上）、木珊瑚（《广志》）、鸡距子（《苏文》）、鸡爪子（俗名），木名白石木（《唐注》）、金钩木（《地志》）、枅栱（音鸡拱）、交加枝。

时珍曰：枳椇，徐锴注《说文》作榤椥，又作枳枸，皆屈曲不伸之意。此树多枝而曲，其子亦卷曲，故以名之。曰蜜、曰饧，因其味也。曰珊瑚、曰鸡距、曰鸡爪，象其形也。曰交加、曰枅栱，言其实之纽屈也。枅栱，枋梁之名。按，《雷公炮炙》序云：弊箪淡卤，如酒沾交。注云：交加枝，即蜜榤椥也。又《诗话》云：子生枝端，横折歧出，状若枅栱，故土人谓之枅栱也。珍谓：枅栱及俗称鸡距，蜀人之称桔枸、棘枸，滇人之称鸡橘子，巴人之称金钩，广人之称结留子，散见书记者，皆枳椇、鸡距之字，方音转异尔。俗又讹鸡爪为曹公爪，或谓之梨枣树，或谓之癫汉指头，崔豹《古今注》一名树蜜，一名木石，皆一物也。

【性味与归经】味甘，性平。归胃经。

【功能与主治】解酒毒，止渴除烦，止呕，利大小便。主治醉酒，烦渴，呕吐，二便不利。

【用量】内服：煎汤，6～15g；或泡酒服。

【贮藏】置干燥容器内，置通风干燥处。

【附方】（1）治饮酒多，发积为酷热，蒸熏五脏，津液枯燥，血泣，小便并多，肌肉消烁，专嗜冷物寒浆：枳椇子二两，麝香一钱。为末，面糊丸，如梧子大。每服三十丸，空心，盐汤吞下。（摘录自《世医得效方》枳椇子丸）

（2）治酒色过度，成劳吐血：拐枣四两，红甘蔗一根，炖猪心、肺服。（摘录自《重庆草药》）

（3）治小儿惊风：枳椇果实一两，水煎服。（摘录自《湖南药物志》）

（4）治手足抽搐：枳椇果五钱，四匹瓦五钱，蛇莓五钱，水煎服。（摘录自《湖南药物志》）

（5）治小儿黄瘦：枳椇果实一两，水煎服。（摘录自《湖南药物志》）

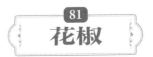

81 花椒

乍吃黄连心自苦，花椒麻住口难开。

——明·于谦《拟吴侬曲·忆郎忆得骨如柴》

本品为芸香科植物青椒 *Zanthoxylum schinifolium* Sieb.et Zucc. 或花椒 *Zanthoxylum bungeanum* Maxim. 的干燥成熟果皮。秋季采收成熟果实，晒干，除去种子和杂质。

关键词：温中止痛，杀虫止痒。

【释名】大椒（《尔雅》）、檓（毁）、花椒。

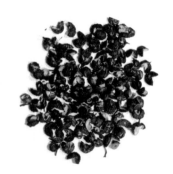

【炮制】（1）花椒：除去椒目、果柄等杂质。

（2）炒花椒：取净花椒，照清炒法炒至有香气。

【性味与归经】辛，温。归脾、胃、肾经。

【功能与主治】温中止痛，杀虫止痒。用于脘腹冷痛，呕吐泄泻，虫积腹痛；外治湿疹、阴痒。

【用量】3～6g。外用适量，煎汤熏洗。

【贮藏】置通风干燥处。

【附方】（1）心胸中大寒痛，呕不能饮食，腹中寒，上冲皮起，出现有头足，上下痛而不可触近：花椒二合（去汗），干姜四两，人参二两。上三味，以水四升，煮取二升，去滓，纳胶饴一升，微火煮取一升半，分温再服，如一炊顷，可饮粥二升，后更服，当一日食糜，温覆之。（摘录自《金匮要略》大建中汤）

（2）治冷虫心痛：川椒四两，炒出汗，酒一碗淋之，服酒。（《寿域神方》）

（3）治呃噫不止：川椒四两，炒研，面糊丸，梧子大，每服十九，醋汤下。（邵以正《经验方》）

（4）治夏伤湿冷，泄泻不止：川椒一两（去目并闭口者，慢火炒香熟为度），肉豆蔻（面裹，煨）半两。上为细末，粳米饭和丸黍米大。每服十粒，米饮下，无时。（摘录自《小儿卫生总微论方》川椒丸）

（5）治飧泄：苍术二两，川椒一两（去口，炒），上为细末，醋糊丸，如梧子大。每服二三十丸，食前温水下。恶痢久不愈者，弥佳。如小儿病，丸如黍米大。（摘录自《普济方》椒术丸）

（6）治齿痛：蜀椒醋煎含之。（摘录自《食疗本草》）

（7）治齿疼：川椒一两（去目），捣罗为末，以好白面丸如皂角子大，烧令热，于所痛处咬之。（摘录自《太平圣惠方》）

（8）治伤寒呕血，继而齿缝皆流血不止：开口川椒四十九粒，用醋同煎，临熟入白矾少许，漱口含在口中，少顷吐出，再啜漱而含。（摘录自《仁斋直指方》）

（9）治寒湿脚气：川椒二三升，稀布囊盛之，日以踏脚。（摘录自《妇人大全良方》）

（10）治肾风囊痒：川椒、苦杏仁，研膏，涂掌心，合阴囊而卧。（摘录自《仁斋直指方》）

（11）治妇人阴痒不可忍，非以热汤抱洗有不能已者：花椒、吴茱萸、蛇床子各一两，藜芦五钱，陈茶一撮，烧盐二两，水煎熏洗。（摘录自《医级》椒茱汤）

（12）治手脚心风毒肿：生（花）椒末、盐末等分，以醋和敷。（摘录自《补辑肘后方》）

（13）治久患口疮：蜀椒去闭口者，水洗，面拌，煮作粥，空腹吞之，以饭压下，重者可再服，以瘥为度。（摘录自《食疗本草》）

（14）治头上白秃：花椒末，猪脂调敷。（摘录自《普济方》）

（15）治手足皲裂：（花）椒四合，水煮之，去滓。渍之半食顷，出令燥，须臾复浸，干涂羊、猪髓脑。（摘录自《僧深集方》）

（16）治漆疮：汉椒汤洗之。（摘录自《谭氏小儿方》）

（17）治元脏伤惫，耳聋目睹：蜀椒（去目及闭口者，曝干，捣罗取红秤一斤，再捣为末），生地黄七斤（肥嫩者），上二味，先将地黄捣，绞自然汁，铜器中煎至一升许，住火，候稀稠得所，即和前椒末为丸，如梧桐子大。每日空心暖酒下三十丸。（摘录自《圣济总录》椒红丸）

（18）治好食生茶：（花）椒末不限多少，以糊丸如梧子大，茶下十丸。（摘录自《胜金方》）

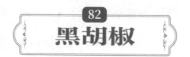

黑胡椒

如何元相国，胡椒积盈仓。

——明·王祎《杂诗·南园种藜苋》

本品为胡椒科植物胡椒 *Piper nigrum* L. 的干燥近成熟或成熟果实。秋末至次春果实呈暗绿色时采收，晒干，为黑胡椒；果实变红时采收，用水浸渍数日，擦去果肉，晒干，为白胡椒。

关键词：温中散寒，下气，消痰。

【释名】昧履支。

时珍曰：胡椒，因其辛辣似椒，故得椒名，实非椒也。

【炮制】《雷公炮炙论》：每修事，即于石槽中碾碎成粉用。《串雅内编》：去粗皮。现行：取原药材，除去杂质，筛去灰屑，用时粉碎成细粉。

【性味与归经】辛，热。归胃、大肠经。

【功能与主治】温中散寒，下气，消痰。用于胃寒呕吐，腹痛泄泻，食欲不振，癫痫痰多。

【用量】0.6～1.5g，研粉吞服。外用适量。

【贮藏】密闭，置阴凉干燥处。

【附方】（1）心腹冷痛：胡椒三七枚，清酒吞之，或云一岁一粒。（孟诜《食疗本草》）

（2）心下大痛：《寿域方》用椒四十九粒，乳香一钱，研匀。男用生姜、女用当归酒下。又方：用椒五分，没药三钱，研细。分二服，温酒下。又方：胡椒、绿豆各四十九粒研烂，酒下神效。

（3）霍乱吐泻：孙真人用胡椒三十粒，以饮吞之。《直指方》用胡椒四十九粒，绿豆一百四十九粒，研匀，木瓜汤服一钱。

（4）反胃吐食：戴原礼方用胡椒醋浸，晒干，如此七次，为末，酒糊丸梧桐子大。每服三四十丸，醋汤下。《圣惠方》用胡椒七钱半，煨姜一两，水煎，分二服。《是斋百一方》用胡椒、半夏（汤泡）等分为末，姜汁糊丸梧桐子大。每姜汤下三十丸。

（5）夏月冷泻及霍乱：用胡椒碾末，饭丸梧桐子大，每米饮下四十丸。（《卫生易简方》）

（6）赤白下痢：胡椒、绿豆各一岁一粒，为末，糊丸梧桐子大，红用生姜、白用米汤下。（《李时珍濒湖集简方》）

（7）大小便闭，关格不通，胀闷二三日则杀人：胡椒二十一粒，打碎，水一盏，煎六分，去滓，入芒硝半两，煎化服。（《圣济总录》）

（8）小儿虚胀：塌气丸，用胡椒一两，蝎尾半两，为末，面糊丸粟米大，每服五七丸，陈米饮下。一加莱菔子半两。（钱乙方）

（9）虚寒积癖在背膜之外，流于两胁，气逆喘急，久则营卫凝滞，溃为痈疽，多致不救：用胡椒二百五十粒，蝎尾四个，生木香二钱半，为末，粟米饭丸绿豆大。每服二十丸，橘皮汤下。名磨积丸。（《济生方》）

（10）房劳阴毒：胡椒七粒，葱心二寸半，麝香一分，捣烂，以黄蜡溶和，做成条子，插入阴内，少顷汗出即愈。（孙氏《集效方》）

（11）惊风内钓：胡椒、木鳖子仁等分为末，醋调黑豆末，和杵，丸绿豆大。每服三四十丸，荆芥汤下。（《太平圣惠方》）

（12）发散寒邪：胡椒、丁香各七粒，碾碎，以葱白捣膏，和涂两手心，合掌握定，夹于大腿内侧，温覆，取汗则愈。（《伤寒蕴要》）

（13）伤寒咳逆，日夜不止，寒气攻胃也：胡椒三十粒（打碎），麝香半钱，酒一钟，煎半钟，热服。（《太平圣惠方》）

（14）风虫牙痛：《卫生易简方》用胡椒、荜茇等分为末，蜡丸麻子大。每用一丸，塞蛀孔中。《韩氏医通》治风、虫、客寒，三般牙痛，呻吟不止。用胡椒九粒，绿豆十一粒，布裹捶碎，以丝绵包作一粒，患处咬定，涎出吐去，立愈。《普济方》用胡椒一钱半，以羊脂拌打四十丸，擦之追涎。

（15）阿伽陀丸：治妇人血崩。用胡椒、紫檀香、郁金、茜根、小柏皮等分为末，水丸梧桐子大。每服二十丸，阿胶汤下。时珍曰：按，《酉阳杂俎》胡椒出摩伽陀国。此方之名，因此而讹者也。

（16）沙石淋痛：胡椒、朴硝等分为末，每服用二钱，白汤下，日二。名二拗散。（《普济方》）

（17）蜈蚣咬伤：胡椒，嚼封之，即不痛。（《多能鄙事》）

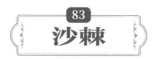

沙棘

实，气味酸、温，无毒，主治久痢不瘥及心腹胀满黄瘦，下寸白虫，单捣为末，酒调服之甚效。盐、醋藏者，食之生津液，醒酒止渴。

——明·李时珍《本草纲目》

本品系蒙古族、藏族习用药材。为胡颓子科植物沙棘 *Hippophae rhamnoides* L. 的干燥成熟果实。秋、冬二季果实成熟或冻硬时采收，除去杂质，干燥或蒸后干燥。

关键词：健脾消食，止咳祛痰，活血散瘀。

【释名】醋柳、黄酸刺、酸刺柳、黑刺、酸刺。

【炮制】除去杂质、晒干。

【性味与归经】酸、涩，温。归脾、胃、肺、心经。

【功能与主治】健脾消食，止咳祛痰，活血散瘀。用于脾虚食少，食积腹痛，咳嗽痰多，胸痹心痛，瘀血经闭，跌仆瘀肿。

【用量】3 ～ 10g。

【贮藏】置通风干燥处，防霉，防蛀。

【附方】（1）与芫荽子、藏木香、余甘子等同用，可用于脾气虚弱或脾胃气阴两伤，食少纳差，消化不良，脘腹胀痛，体倦乏力者。（摘录自《四部医典》）

（2）五味沙棘散：可配伍余甘子、白葡萄、甘草等，能止咳祛痰。（摘录自青海省用药标准）

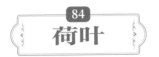

84 荷叶

荷叶罗裙一色裁，芙蓉向脸两边开。

——唐·王昌龄《采莲曲》

本品为睡莲科植物莲 *Nelumbo nucifera* Gaertn. 的干燥叶。夏、秋二季采收，晒至七八成干时，除去叶柄，折成半圆形或折扇形，干燥。

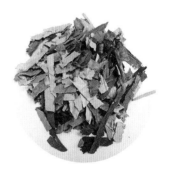

关键词：清暑化湿，升发清阳，凉血止血。

【释名】嫩者荷钱（象形），贴水者藕荷（生藕者），出水者芰荷（生花者），蒂名荷鼻。

【炮制】喷水，稍润，切丝，干燥。

【性味与归经】苦，平。归肝、脾、胃经。

【功能与主治】清暑化湿，升发清阳，凉血止血。用于暑热烦渴，暑湿泄泻，脾虚泄泻，血热吐衄，便血崩漏。荷叶炭收涩化瘀止血，用于出血症和产后血晕。

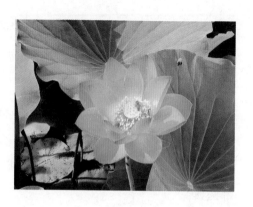

【用量】荷叶 3 ～ 10g，荷叶炭 3 ～ 6g。

【贮藏】置通风干燥处，防蛀。

【附方】（1）阳水浮肿：败荷叶，烧存性，研末，每服二钱，米饮调下，日三服。（《证治要诀》）

（2）脚膝浮肿：荷叶心、藁本等分，煎汤，淋洗之。（《永类钤方》）

（3）痘疮倒靥：紫背荷叶散，又名南金散，治风寒外袭倒靥势危者，万无一失。用霜后荷叶（贴水紫背者，炙干）、白僵蚕直者炒去丝，等分为末。每服半钱，用胡荽汤或温酒调下。（闻人规《痘疹论》）

（4）诸般痈肿，拔毒止痛：荷叶中心蒂如钱者，不拘多少，煎汤淋洗，拭干，以飞过寒水石，同腊猪脂涂之。又治痈肿，栋木饮方中亦用之。（《普济本事方》）

（5）打仆损伤，恶血攻心，闷乱疼痛者：以干荷叶五片，烧存性，为末。每服三钱，童子热尿一盏，食前调下，日三服，利下恶物为度。（《太平圣惠方》）

（6）产后心痛，恶血不尽也：荷叶炒香为末，每服方寸匕，沸汤或童子小便调下，或烧灰，或煎汁皆可。（《救急方》）

（7）胎衣不下：方同上。

（8）伤寒产后，血晕欲死：用荷叶、红花、姜黄等分，炒研末，童子小便调服二钱。（庞安常《伤寒总病论》）

（9）孕妇伤寒：大热烦渴，恐伤胎气。用嫩卷荷叶（焙）半两，蚌粉二钱半，为末，每服三钱，新汲水入蜜调服，并涂腹上。名罩胎散。（郑氏方）

（10）妊娠胎动，已见黄水者：干荷蒂一枚，炙，研为末，糯米淘汁一钟，调服即安。（唐氏《经验方》）

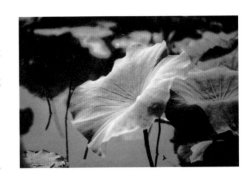

（11）吐血不止：嫩荷叶七个，擂水服之，甚佳。又方：干荷叶、生蒲黄等分为末，每服三钱，桑白皮煎汤调下。《肘后方》用经霜败荷烧存性，研末，新水服二钱。

（12）吐血咯血：《经验后方》荷叶焙干，为末。米汤调服二钱，一日二服，以知为度。《圣济总录》用败荷叶、蒲黄各一两，为末。每服二钱，麦门冬汤下。

（13）吐血衄血：阳乘于阴，血热妄行，宜服四生丸。陈日华云：屡用得效。用生荷叶、生艾叶、生柏叶、生地黄等分，捣烂，丸鸡子大。每服一丸，水三盏，煎一盏，去滓服。（《济生方》）

（14）崩中下血：荷叶（烧研）半两，蒲黄、黄芩各一两，为末，每空心酒服三钱。

（15）血痢不止：荷叶蒂，水煮汁，服之。（《普济方》）

（16）下痢赤白：荷叶烧研，每服二钱，红痢蜜、白痢沙糖汤下。

（17）脱肛不收：贴水荷叶焙研，酒服二钱，仍以荷叶盛末坐之。（《经验良方》）

（18）牙齿疼痛：青荷叶剪取钱蒂七个，以浓米醋一盏，煎半盏，去滓，熬成膏，时时抹之妙。（唐氏《经验方》）

（19）赤游火丹：新生荷叶，捣烂，入盐涂之。（《摘玄方》）

（20）漆疮作痒：干荷叶，煎汤，洗之，良。（《集验方》）

（21）遍身风疠：荷叶三十枚，石灰一斗，淋汁合煮，渍之，半日乃

出，数日一作，良。(《太平圣惠方》)

（22）偏头风痛：升麻、苍术各一两，荷叶一个，水二钟，煎一钟，食后温服；或烧荷叶一个，为末，以煎汁调服。(《简便方》)

（23）刀斧伤疮：荷叶烧研，搽之。(《李时珍濒湖集简方》)

（24）阴肿痛痒：荷叶、浮萍、蛇床等分，煎水，日洗之。(《医垒元戎》)

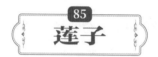

莲子

莲子已成荷叶老，清露洗、苹花汀草。

——宋·李清照《怨王孙·湖上风来波浩渺》

本品为睡莲科植物莲 *Nelumbo nucifera* Gaertn. 的干燥成熟种子。秋季果实成熟时采割莲房，取出果实，除去果皮，干燥。

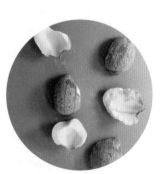

关键词：补脾止泻，止带，益肾涩精，养心安神。

【释名】藕实（《本经》）、茄（《尔雅》）、菂（音吸，同上）、石莲子（《别录》）、水芝（《本经》）、泽芝（《古今注》）。

【炮制】略浸，润透，切开，去心，干燥。

【性味与归经】甘、涩，平。归脾、肾、心经。

【功能与主治】补脾止泻，止带，益肾涩精，养心安神。用于脾虚泄泻，带下，遗精，心悸失眠。

【用量】6～15g。

【贮藏】置干燥处，防蛀。

【附方】（1）服食不饥：诜曰，石莲肉蒸熟去心，为末，炼蜜丸梧桐子大，日服三十丸，此仙家方也。

（2）清心宁神：宗奭曰，用莲蓬中干石莲子肉，于砂盆中擦去赤皮，留心，同为末，入龙脑，点汤服之。

（3）补中强志，益耳目聪明：用莲实半两去皮心，研末，水煮熟，以粳米三合作粥，入末搅匀食。（《太平圣惠方》）

（4）补虚益损：水芝丹。用莲实半升。酒浸二宿，以牙猪肚一个洗净，入莲在内，缝定煮熟，取出晒干为末，酒煮米糊丸梧桐子大。每服五十丸，食前温酒送下。（《医学发明》）

（5）小便频数，下焦真气虚弱者：用上方，醋糊丸服。

（6）白浊遗精：石莲肉、龙骨、益智仁等分为末，每服二钱，空心米饮下。《普济》用莲肉、白茯苓等分为末，白汤调服。

（7）心虚赤浊：莲子六一汤，用石莲肉六两，炙甘草一两，为末。每服一钱，灯心汤下。（《仁斋直指方》）

（8）久痢禁口：石莲肉炒为末，每服二钱，陈仓米汤调下，便觉思食，甚妙。加入香连丸，尤妙。（《丹溪心法》）

（9）脾泄肠滑：方同上。

（10）哕逆不止：石莲肉六枚，炒赤黄色，研末，冷熟水半盏和服，便止。（苏颂《本草图经》）

（11）产后咳逆、呕吐，心忡目晕：用石莲子两半，白茯苓一两，丁香五钱，为末，每米饮服二钱。（《良方补遗》）

（12）眼赤作痛：莲实（去皮研末）一盏，粳米半升，以水煮粥，常食。(《普济方》）

（13）小儿热渴：莲实二十枚（炒），浮萍二钱半，生姜少许，水煎，分三服。(《圣济总录》）

（14）反胃吐食：石莲肉为末，入少肉豆蔻末，米汤调服之。(《仁斋直指方》）

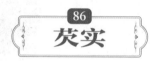

芡实

凉风芡实坼，久雨藕花肥。

——金·师拓《曲江秋望》

本品为睡莲科植物芡 *Euryale ferox* Salisb. 的干燥成熟种仁。秋末冬初采收成熟果实，除去果皮，取出种子，洗净，再除去硬壳（外种皮），晒干。

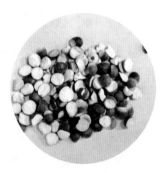

关键词：益肾固精，补脾止泻，除湿止带。

【释名】鸡头（《本经》）、雁喙（同）、雁头（《古今注》）、鸿头（韩退之）、鸡雍（《庄子》）、卯菱（《管子》）、芰子（音唯）、水流黄。

弘景曰：此即今芰子也。茎上花似鸡冠，故名鸡头。

颂曰：其苞形类鸡、雁头，故有诸名。

时珍曰：芡可济俭歉，故谓之芡。鸡雍见《庄子·徐无鬼篇》。卯菱见《管子·五行篇》。扬雄《方言》云：南楚谓之鸡头，幽燕谓之雁头，徐、青、淮、泗谓之芡子。其茎谓之芍，亦曰蒻。郑樵《通志》以钩芙为芡，误矣。钩芙，陆生草也，其茎可食。水流黄见下。

【炮制】芡实：除去杂质。

【性味与归经】甘、涩，平。归脾、肾经。

【功能与主治】益肾固精，补脾止泻，除湿止带。用于遗精滑精，遗尿尿频，脾虚久泻，白浊，带下。

【用量】9 ～ 15g。

【贮藏】置通风干燥处，防蛀。

【附方】（1）鸡头粥：益精气，强志意，利耳目。鸡头实三合（煮熟去壳），粳米一合煮粥，日日空心食。(《经验方》)

（2）四精丸：治思虑、色欲过度，损伤心气，小便数，遗精。用秋石、白茯苓、芡实、莲肉各二两，为末，蒸枣和丸梧桐子大。每服三十丸，空心盐汤送下。(《永类钤方》)

（3）分清丸：治浊病，用芡实粉、白茯苓粉，黄蜡化蜜和，丸梧桐子大，每服百丸，盐汤下。(《摘玄方》)

（4）治梦遗漏精：鸡头肉末、莲花蕊末（莲须）、龙骨（别研）、乌梅肉（焙干取末）各一两，上件煮山药糊为丸，如鸡头大。每服一粒，温酒、盐汤任下，空心。(摘录自《杨氏家藏方》玉锁丹)

（5）治精滑不禁：沙苑蒺藜（沙苑子）（炒）、芡实（蒸）、莲须各二两，龙骨（酥炙）、牡蛎（盐水煮一日一夜，煅粉）各一两。共为末，莲子粉糊为丸，盐汤下。(摘录自《医方集解》金锁固精丸)

（6）治老幼脾肾虚热及久痢：芡实、山药、茯苓、白术、莲肉（莲子）、薏苡仁、白扁豆各四两，人参一两。俱炒燥为末，白汤调服。(摘录自《方脉正宗》)

（7）治肾虚盗汗腰痛：秋石、莲肉（莲子）、茯苓、芡实俱二两。上四

味为末，枣肉十二两为丸，桐子大，每服五六十丸，温酒下。（摘录自《万氏家抄方》秋石四糖丸）

（8）治遗精白浊：取鸡头去外皮，取实连壳，杂捣令碎，晒干为末，复取糖樱子去外刺并其中子，洗净捣碎入甑中蒸令熟，却用所蒸汤淋三两过，取所淋糖樱汁，入银铫慢火熬成稀膏，用以和鸡头末，圆如梧桐子大，每服盐汤下五十丸。久服固真元，悦泽颜色。（摘录自《洪氏集验方》水陆二仙丹）

（9）治膏淋：生山药一两，生芡实六钱，生龙骨六钱（捣细），生牡蛎六钱（捣细），大生地（生地黄）六钱（切片），潞党参三钱，生杭芍（白芍）三钱，水煎服。（摘录自《医学衷中参西录》膏淋汤）

（10）治黄带下：山药一两（炒），芡实一两（炒），黄柏二钱（盐水炒），车前子一钱（酒炒），白果十枚（碎），水煎服。（摘录自《傅青主女科》易黄汤）

（11）治风湿足膝疼痛不能步履：山药、莲肉（莲子）（去心）、芡实（净肉）、茯苓（去皮）、苡仁（薏苡仁）（炒）、糖霜各一斤，粳米二升（炒）。上为末拌匀，用土茯苓煎汤常调服，不过半月即愈。取此药忌茶，以土茯苓汤当茶。（摘录自《万氏家传方》）

第五章

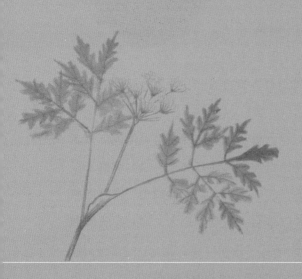

《本草纲目》
"谷部"中的"食药物质"

87 黑芝麻

胡麻灵药本仙芭，巧累浮屠斗佛家。

莫道此中无舍利，玲珑颗颗现光华。

——明·黎延祖《芝麻塔》

本品为脂麻科植物脂麻 *Sesamum indicum* L. 的干燥成熟种子。秋季果实成熟时采割植株，晒干，打下种子，除去杂质，再晒干。

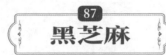

关键词：补肝肾，益精血，润肠燥。

【释名】巨胜（《本经》）、方茎（《别录》）、方金（《吴普》）、狗虱（《别录》）、油麻（《食疗》）、脂麻（《衍义》）。俗作芝麻，非。叶名青蘘音箱。茎名麻（音皆，亦作秸）。

时珍曰：按沈存中《梦溪笔谈》云：胡麻即今油麻，更无他说。古者中国只有大麻，其实为黂。汉使张骞始自大宛得油麻种来，故名胡麻，以别中国大麻也。寇宗奭衍义，亦据此释胡麻，故今并人油麻焉。巨胜即胡麻之角巨如方胜者，非二物也。方茎以茎名，狗虱以形名，油麻、脂麻谓其多脂油也。按张揖广雅：胡麻一名藤弘。弘亦巨也。别录一名鸿藏者，乃藤弘之误也。又杜宝拾遗记云：隋大业四年，改胡麻曰交麻。

【炮制】除去杂质，洗净，晒干。用时捣碎。

【性味与归经】甘，平。归肝、肾、大肠经。

【功能与主治】补肝肾，益精血，润肠燥。用于精血亏虚，头晕眼花，耳鸣耳聋，须发早白，病后脱发，肠燥便秘。

【用量】9～15g。

【贮藏】置通风干燥处，防蛀。

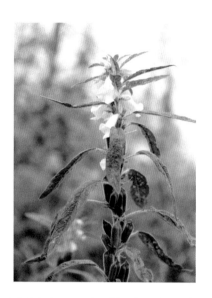

【附方】（1）发癥饮油：《外台》云，病发癥者，欲得饮油。用油一升，入香泽煎之。盛置病人头边，令气入口鼻，勿与饮之。疲极眠睡，虫当从口出。急以石灰粉手捉取抽尽，即是发也。初出，如不流水中浓菜形。又云：治胸喉间觉有癥虫上下，尝闻葱、豉食香，此乃发癥虫也。二日不食，开口而卧。以油煎葱、豉令香，置口边。虫当出，以物引去之，必愈。

（2）发瘕腰痛：《南史》云，宋明帝宫人腰痛牵心，发则气绝。徐文伯诊曰：发瘕也。以油灌之。吐物如发，引之长三尺，头已成蛇，能动摇，悬之滴尽，唯一发尔。

（3）吐解蛊毒：以清油多饮，取吐。（《岭南方》）

（4）解河豚毒：一时仓卒无药，急以清麻油多灌，取吐出毒物，即愈。（《卫生易简方》）

（5）解砒石毒：麻油一碗，灌之。（《卫生方》）

（6）大风热疾：《近效方》云，婆罗门僧疗大风疾，并热风手足不遂，压丹石热毒。用硝石一两，生乌麻油二大升，同纳铛中。以土墼盖口，纸泥固济，细火煎之。初煎气腥，药熟则香气发。更以生脂麻油二大升和合，微煎之。以意斟量得所，即内不津器中。凡大风人，用纸屋子坐病人，外面烧火发汗，日服一大合，壮者日二服。三七日，头面疱疮皆灭也。（《本草图经》）

（7）伤寒发黄：生乌麻油一盏，水半盏，鸡子白一枚，和搅服尽。（《外台秘要》）

（8）小儿发热：不拘风寒饮食时行痘疹，并宜用之，以葱涎入香油内，手指蘸油摩擦小儿五心、头面、项背诸处，最能解毒凉肌。（《仁斋直指方》）

（9）预解痘毒：《外台》云，时行暄暖，恐发痘疮。用生麻油一小盏，水一盏，旋旋倾下油内，柳枝搅稠如蜜。每服二三蚬壳，大人二合，卧时服之。三五服，大便快利，疮自不生矣。此扁鹊油剂法也。《直指》用麻油、童便各半盏，如上法服。

（10）小儿初生大小便不通：用真香油一两，皮硝少许，同煎滚。冷定，徐徐灌入口中，咽下即通。（《蔺氏经验方》）

（11）卒热心痛：生麻油一合，服之良。（《肘后备急方》）

（12）鼻衄不止：纸条蘸真麻油入鼻取嚏，即愈。有人一夕衄血盈盆，用此而效。（《普济方》）

（13）胎死腹中：清油和蜜等分，入汤顿服。（《普济方》）

（14）漏胎难产：因血干涩也。用清油半两，好蜜一两，同煎数十沸，温服，胎滑即下。他药无益，以此助血为效。（《胎产须知》）

（15）产肠不收：用油五斤，炼熟盆盛。令妇坐盆中，饭久。先用皂角（炙，去皮）研末，吹少许入鼻作嚏，立上。（《斗门》）

（16）痈疽发背，初作即服此，使毒气不内攻：以麻油一斤，银器煎二十沸，和醇醋二碗，分五次，一日服尽。（《仁斋直指方》）

（17）肿毒初起：麻油煎葱黑色，趁热通手旋涂，自消。（《是斋百一选方》）

（18）喉痹肿痛：生油一合，灌之，立愈。（《圣济总录》）

（19）丹石毒发，发热者：不得食热物，不用火为使。但着厚衣暖卧，取油一匙，含咽。戒怒二七日也。《枕中记》云：服丹石人，先宜以麻油一升，薤白三升（切），纳油中，微火煎黑，去滓。合酒每服三合，百日气血充盛也。

（20）身面疮疥：方同下。

（21）梅花秃癣：用清油一碗，以小竹子烧火入内煎沸，沥猪胆汁一个，和匀，剃头擦之，二三日即愈。勿令日晒。（《普济方》）

（22）赤秃发落：香油、水等分，以银钗搅和。日日擦之，发生乃止。（《普济方》）

（23）发落不生：生胡麻油涂之。（《普济方》）

（24）令发长黑：生麻油、桑叶煎过，去滓。沐发，令长数尺。（《普济方》）

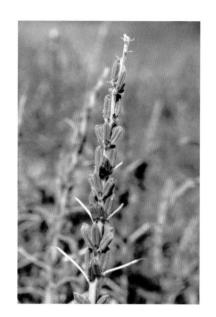

（25）滴耳治聋：生油日滴三五次，候耳中塞出，即愈。（《圣济总录》）

（26）蚰蜒入耳：刘禹锡《传信方》用油麻油作煎饼，枕卧，须臾自出。李元淳尚书在河阳日，蚰蜒入耳，无计可为。脑闷有声，至以头击门柱。奏状危困，因发御药疗之，不验。忽有人献此方，乃愈。（《本草图经》）

（27）蜘蛛咬毒：香油和盐，掺之。（《普济方》）

（28）冬月唇裂：香油频频抹之。（《物类相感志》）

（29）身面白癜：以酒服生胡麻油一合，一日三服，至五斗瘥。忌生冷、猪、鸡、鱼、蒜等百日。（《千金方》）

（30）小儿丹毒：生麻油涂之。（《千金方》）

（31）打仆伤肿：熟麻油和酒饮之，以火烧热地卧之，觉即疼肿俱消。松阳民相殴，用此法，经官验之，了无痕迹。（赵葵《行营杂录》）

（32）虎爪伤人：先吃清油一碗，仍以油淋洗疮口。（赵原阳《济急方》）

（33）毒蜂蜇伤：清油搽之，妙。（赵原阳《济急方》）

（34）毒蛇蜇伤：急饮好清油一二盏解毒，然后用药也。（《济急良方》）

88 火麻仁

时珍曰：大麻即今火麻，亦曰黄麻。处处种之，剥麻收子。

本品为桑科植物大麻 *Cannabis sativa* L. 的干燥成熟果实。秋季果实成熟时采收，除去杂质，晒干。

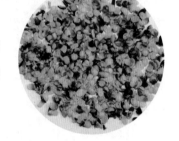

关键词：润肠通便。

【释名】火麻（《日用》）、黄麻（俗名）、汉麻（《尔雅》翼）。雄者名枲麻（《诗疏》）、牡麻（《诗疏》）；雌者名苴麻（《诗疏》）、荸麻（音字）。花名麻蕡（《本经》）、麻勃。

时珍曰：麻从两木在广下，象屋下治麻之形也。本音派，广音俨。余见下注。云汉麻者，以别胡麻也。

【炮制】除去杂质及果皮。

【性味与归经】甘，平。归脾、胃、大肠经。

【功能与主治】润肠通便。用于血虚津亏，肠燥便秘。

【用量】10～15g。

【贮藏】置阴凉干燥处，防热，防蛀。

【附方】（1）服食法：麻子仁一升，白羊脂七两，蜜蜡五两，白蜜一合，和杵蒸食之，不饥耐老。（《食疗》）

（2）耐老益气，久服不饥：麻子仁二升，大豆一升，熬香为末，蜜丸，日二服。（《药性论》）

（3）大麻仁酒，治骨髓风毒疼痛，不可运动：用大麻仁水浸，取沉者一大升曝干，于银器中旋旋慢炒香熟，入木臼中捣至万杵，待细如白粉即止，平分为十帖。每用一帖，取家酿无灰酒一大碗，同麻粉，用柳槌蘸入砂盆中擂之，滤去壳，煎至减半。空腹温服一帖。轻者四五帖见效，甚者不出十帖，必失所苦，效不可言。(《箧中方》)

（4）麻子仁粥，治风水腹大，腰脐重痛，不可转动：用冬麻子半斤，研碎，水滤取汁，入粳米二合，煮稀粥，下葱、椒、盐豉。空心食。(《食医心镜》)

（5）老人风痹：麻子煮粥，上法食之。

（6）五淋涩痛：麻子煮粥，如上法食之。（同上）

（7）大便不通：麻子煮粥，如上法服之。(《肘后备急方》)

（8）麻子仁丸治脾约，大便秘而小便数：麻子仁二升，芍药半斤，厚朴一尺，大黄、枳实各一斤，杏仁一升，熬研，炼蜜丸梧桐子大。每以浆水下十丸，日三服。不知再加。（张仲景方）

（9）产后秘塞：许学士云，产后汗多则大便秘，难于用药，惟麻子苏子粥最稳。不惟产后可服，凡老人诸虚风秘，皆得力也。用大麻子仁、紫苏子各二合，洗净研细，再以水研，滤取汁一盏，分二次煮粥啜之。(《普济本事方》)

（10）产后瘀血不尽：麻子仁五升，酒一升渍一夜，明旦去滓温服一升，先食服不瘥，夜再服一升，不吐不下。不得与男子通一月，将养如初产法。(《千金方》)

（11）胎损腹痛：冬麻子一升，杵碎熬香，水二升煮汁，分服。(《心镜》)

（12）妊娠心痛烦闷：麻子仁一合（研），水二盏，煎六分，去滓服。(《太平圣惠方》)

（13）月经不通，或两三月，或半年、一年者用麻子仁二升，桃仁二两，研匀，熟酒一升，浸一夜。日服一升。(《普济方》)

（14）呕逆不止：麻仁三合杵熬，水研取汁，着少盐，吃立效。李谏议常用，极妙。(《外台秘要》)

（15）虚劳内热，下焦虚热，骨节烦疼，肌肉急，小便不利，大便数，少气吸吸，口燥热淋：用大麻仁五合（研），水二升，煮减半，分服。四五

剂瘥。(《外台秘要》)

（16）补下治渴：麻子仁一升，水三升，煮四五沸去滓，冷服半升，日二。(《药性论》)

（17）消渴饮水，日至数斗，小便赤涩：用秋麻子仁一升，水三升，煮三四沸。饮汁，不过五升瘥。(《肘后备急方》)

（18）乳石发渴：大麻仁三合，水三升，煮二升，时时呷之。(《外台秘要》)

（19）饮酒咽烂，口舌生疮：大麻仁一升，黄芩二两，为末，蜜丸，含之。(《千金方》)

（20）脚气肿渴：大麻仁熬香，水研取一升，别以水三升，煮一升赤小豆，取一升汁，即内麻汁，更煎三五沸。食豆饮汁。(《外台秘要》)

（21）脚气腹痹：大麻仁一升（研碎），酒三升，渍三宿，温服大良。(《外台秘要》)

（22）血痢不止：《必效方》用麻子仁汁煮绿豆，空心食，极效。(《外台秘要》)

（23）小儿痢下赤白，体弱大困者：麻子仁三合，炒香研细末，每服一钱，浆水服，立效。(《子母秘录》)

（24）截肠怪病，大肠头出寸余，痛苦，干则自落，又出，名为截肠病，若肠尽即不治：但初觉截时，用器盛脂麻油坐浸之，饮大麻子汁数升，即愈也。(夏子益《奇疾方》)

（25）金疮瘀血在腹中：用大麻仁三升，葱白十四枚，捣熟，水九升，煮一升半，顿服。血出不尽，更服。(《千金方》)

（26）腹中虫病：大麻子仁三升，东行茱萸根八升，渍水。平旦服二升，至夜虫下。(《食疗》)

（27）小儿疳疮：嚼麻子敷之，日六七度。(《子母秘录》)

（28）小儿头疮：麻子五升，研细，水绞汁，和蜜敷之。(《千金方》)

（29）白秃无发：麻子三升，炒焦，研末，猪脂和涂，发生为度。(《普济方》)

（30）发落不生：麻子汁煮粥，频食之。（《圣济总录》）

（31）聤耳出脓：麻子一合，花胭脂一分。研匀，作梃子，绵裹塞之。（《太平圣惠方》）

（32）大风癞疾：大麻仁三升淘晒，以酒一斗浸一夜，研取白汁，滤入瓶中，重汤煮数沸收之。每饮一小盏，兼服茄根散、乳香丸，取效。（《太平圣惠方》）

（33）卒被毒箭：麻仁数升，杵汁饮。（《肘后备急方》）

（34）解射罔毒：大麻子汁，饮之良。（《千金方》）

（35）辟禳温疫：麻子仁、赤小豆各二七枚，除夜着井中，饮水良。（《龙鱼河图》）

（36）赤游丹毒：麻仁捣末，水和敷之。（《千金方》）

（37）湿癣肥疮：大麻诸敷之，五日瘥。（《千金方》）

（38）癙疽出汗，生手足肩背，累累如赤豆状：剥净，以大麻子炒研末，摩之。（《千金方》）

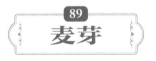

89 麦芽

麦芽争出土，花气欲排春。

——清·洪昇《喜雨·半岁伤枯旱》

本品为禾本科植物大麦 *Hordeum vulgare* L. 的成熟果实经发芽干燥的炮制加工品。将麦粒用水浸泡后，保持适宜温、湿度，待幼芽长至约 5mm 时，晒干或低温干燥。

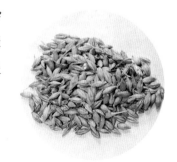

关键词：行气消食，健脾开胃，回乳消胀。

【释名】大麦蘖、麦蘖、大麦毛、大麦芽。

【炮制】麦芽：除去杂质。

【性味与归经】甘，平。归脾、胃经。

【功能与主治】行气消食，健脾开胃，回乳消胀。用于食积不消，脘腹胀痛，脾虚食少，乳汁郁积，乳房胀痛，妇女断乳，肝郁胁痛，肝胃气痛。生麦芽健脾和胃，疏肝行气，用于脾虚食少，乳汁郁积。炒麦芽行气消食回乳，用于食积不消，妇女断乳。焦麦芽消食化滞，用于食积不消，脘腹胀痛。

【用量】10～15g；回乳炒用60g。

【贮藏】置通风干燥处，防蛀。

【附方】（1）食饱烦胀，但欲卧者：大麦面熬微香，每白汤服方寸匕，佳。（《肘后备急方》）

（2）膜外水气：大麦面、甘遂末各半两，水和作饼，炙熟食，取利。（《圣济总录》）

（3）小儿伤乳，腹胀烦闷欲睡：大麦面生用，水调一钱服，白面微炒亦可。（《保幼大全》）

（4）蠼螋尿疮：大麦嚼敷之，日三上。（《伤寒类要》）

（5）肿毒已破：青大麦（去须，炒），暴花为末，敷之。成靥，揭去又敷。数次即愈。

（6）麦芒入目：大麦煮汁洗之，即出。（孙真人方）

（7）汤火伤灼：大麦炒黑，研末，油调搽之。

（8）被伤肠出：以大麦粥汁洗肠推入，但饮米糜，百日乃可。（《千金方》）

（9）卒患淋痛：大麦三两煎汤，入姜汁、蜂蜜，代茶饮。（《太平圣惠方》）

90 薏苡仁

伏波饭薏苡，御瘴传神良。

——宋·苏轼《薏苡》

本品为禾本科植物薏苡 *Coix lacryma-jobi* L. var. *mayuen*(Roman.) Stapf 的干燥成熟种仁。秋季果实成熟时采割植株，晒干，打下果实，再晒干，除去外壳、黄褐色种皮和杂质，收集种仁。

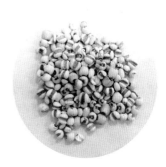

关键词：利水渗湿，健脾止泻，除痹，排脓，解毒散结。

【释名】解蠡（音礼，本经》）、芑实（音起，《别录》）、赣米（《别录》，音感，陶氏作䔲珠，雷氏作糯米）、回回米（《救荒本草》）、薏珠子（《图经》）。

时珍曰：薏苡名义未详。其叶似蠡实叶而解散，又似芑黍之苗，故有解蠡、芑实之名。赣米乃其坚硬者，有赣强之意。苗名屋菼。《救荒本草》云：回回米又呼西番蜀秫，俗名草珠儿。

【炮制】除去杂质。

【性味与归经】甘、淡，凉。归脾、胃、肺经。

【功能与主治】利水渗湿，健脾止泻，除痹，排脓，解毒散结。用于水肿，脚气，小便不利，脾虚泄泻，湿痹拘挛，肺痈，肠痈，赘疣，癌肿。

【用量】9 ～ 30g。

【注意】孕妇慎用。

【贮藏】置通风干燥处，防蛀。

【附方】（1）薏苡仁饭，治冷气：用薏苡仁舂熟，炊为饭食，气味欲如

麦饭乃佳，或煮粥亦好。（《广济方》）

（2）薏苡仁粥，治久风湿痹，补正气，利肠胃，消水肿，除胸中邪气，治筋脉拘挛：薏苡仁为末，同粳米煮粥，日日食之，良。（《食医心镜》）

（3）风湿身疼，日晡剧者：张仲景麻黄杏仁薏苡仁汤主之。麻黄三两，杏仁二十枚，甘草、薏苡仁各一两，以水四升，煮取二升，分再服。（《金匮要略》）

（4）水肿喘急：用郁李仁三两（研），以水滤汁，煮薏苡仁饭，日二食之。（《独行方》）

（5）沙石热淋，痛不可忍：用玉秫，即薏苡仁也，子、叶、根皆可用，水煎热饮。夏月冷饮，以通为度。（《杨氏经验方》）

（6）消渴饮水：薏苡仁煮粥饮，并煮粥食之。

（7）周痹缓急偏者：薏苡仁十五两，大附子十枚（炮），为末。每服方寸匕，日三。（张仲景方）

（8）肺痿，咳唾脓血：薏苡仁十两（杵破），水三升，煎一升，酒少许，服之。（《梅师方》）

（9）肺痈咳唾，心胸甲错者：以淳苦酒煮薏苡仁令浓，微温顿服。肺有血，当吐出愈。（《范汪方》）

（10）肺痈咯血：薏苡仁三合（捣烂），水二大盏，煎一盏，入酒少许，分二服。（《济生方》）

（11）喉卒痈肿：吞薏苡仁二枚，良。（《外台秘要》）

（12）痈疽不溃：薏苡仁一枚，吞之。（姚僧垣方）

（13）孕中有痈：薏苡仁煮汁，频频饮之。（《妇人良方补遗》）

（14）牙齿䘌痛：薏苡仁、桔梗生研末，点服，不拘大人、小儿。（《永类钤方》）

91 赤小豆

玲珑骰子安红豆，入骨相思知不知。

——唐·温庭筠《杨柳枝》

本品为豆科植物赤小豆 *Vigna umbellata* Ohwi et Ohashi 或赤豆 *Vigna angularis* Ohwi et Ohashi 的干燥成熟种子。秋季果实成熟而未开裂时拔取全株，晒干，打下种子，除去杂质，再晒干。

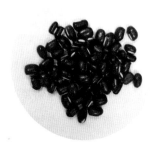

关键词：利水消肿，解毒排脓。

【释名】赤豆（恭）、红豆（俗）、荅（《广雅》），叶名藿。

时珍曰：案，《诗》云：黍稷稻粱，禾麻菽麦。此即八谷也。董仲舒注云：菽是大豆，有两种。小豆名荅，有三四种。王祯云：今之赤豆、白豆、绿豆、登豆，皆小豆也。此则入药用赤小者也。

【炮制】除去杂质，筛去灰屑。

【性味与归经】甘、酸，平。归心、小肠经。

【功能与主治】利水消肿，解毒排脓。用于水肿胀满，脚气浮肿，黄疸尿赤，风湿热痹，痈肿疮毒，肠痈腹痛。

【用量】9 ~ 30g。外用适量，研末调敷。

【贮藏】置干燥处，防蛀。

【附方】（1）水气肿胀：颂曰，用赤小豆五合，大蒜一颗，生姜五钱，商陆根一条，并碎破，同水煮烂，去药，空心食豆，旋旋啜汁令尽，肿立消也。韦宙《独行方》治水肿从脚起，入腹则杀人。赤小豆一斗，煮极烂，取汁五升，温渍足膝。若已入腹，但食小豆，勿杂食，亦愈。《梅师》治水肿，以东行花桑枝烧灰一升，淋汁，煮赤小豆一升，以代饭，良。

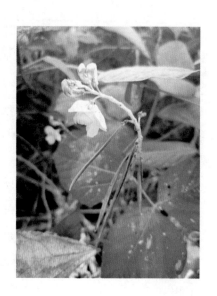

（2）水蛊腹大，动摇有声，皮肤黑者：用赤小豆三升，白茅根一握，水煮食豆，以消为度。（《肘后备急方》）

（3）辟禳瘟疫：《五行书》云，正月朔旦及十五日，以赤小豆二七枚，麻子七枚，投井中，辟瘟疫甚效。又正月七日，新布囊盛赤小豆置井中，三日取出，男吞七枚，女吞二七枚，竟年无病也。（《肘后备急方》）

（4）辟厌疾病：正月元旦，面东，以齑水吞赤小豆三七枚，一年无诸疾。又七月立秋日，面西，以井华水吞赤小豆七枚，一秋不犯痢疾。

（5）伤寒狐惑：张仲景曰，狐惑病，脉数，无热微烦，默默但欲卧，汗出。初得三四日，目赤如鸠眼；七八日，目四眦黄黑。若能食者，脓已成也。赤豆当归散主之。赤小豆三升（水浸令芽出），当归三两，为末，浆水服方寸匕，日三服。（《金匮要略》）

（6）下部卒痛，如鸟啄之状：用小豆、大豆各一升，蒸熟，作二囊，更互坐之，即止。（《肘后备急方》）

（7）水谷痢疾：小豆一合，熔蜡三两，顿服取效。（《必效方》）

（8）热毒下血，或因食热物发动：赤小豆末，水服方寸匕。（《梅师方》）

（9）肠痔下血：小豆二升，苦酒五升，煮熟日干，再浸至酒尽乃止，为末。酒服一钱，日三服。（《肘后备急方》）

（10）舌上出血，如簪孔：小豆一升，杵碎，水三升和，绞汁服。（《肘后备急方》）

（11）热淋血淋，不拘男女：用赤小豆三合，慢火炒为末，煨葱一茎，擂酒热调二钱服。（《修真秘旨》）

（12）重舌鹅口：赤小豆末，醋和涂之。（《普济方》）

（13）小儿不语：四五岁不语者，赤小豆末，酒和，敷舌下。（《千金方》）

（14）牙齿疼痛：红豆末，擦牙吐涎，及吹鼻中。一方入铜青少许，一方入花碱少许。（《卫生家宝方》）

（15）中酒呕逆：赤小豆煮汁，徐徐饮之。（《食鉴本草》）

（16）频致堕胎：赤小豆末，酒服方寸匕，日二服。（《千金方》）

（17）妊娠行经：方同上。

（18）妇人难产：《产宝》用赤小豆生吞七枚，佳。《集验》治难产日久气乏。用赤小豆一升，以水九升，煮取汁，入炙过黄明胶一两，同煎少时。一服五合，不过三四服，即产。胞衣不下：用赤小豆，男七枚，女二七枚，东流水吞服之。（《救急方》）

（19）产后目闭心闷：赤小豆生研，东流水服方寸匕，不瘥更服。（《肘后备急方》）

（20）产后闷满，不能食：用小豆三七枚，烧研，冷水顿服，佳。（《千金方》）

（21）乳汁不通：赤小豆煮汁饮之。（《产书》）

（22）妇人吹奶：赤小豆，酒研，温服，以滓敷之。（熊氏）

（23）妇人乳肿：小豆、莽草等分为末，苦酒和敷，佳。（《梅师方》）

（24）痈疽初作：赤小豆末，水和涂之，毒即消散，频用有效。（《小品方》）

（25）石痈诸痈：赤小豆五合，纳苦酒中五宿，炒研，以苦酒和涂即

消，加栝蒌根等分。(《范汪方》)

（26）痘后痈毒：赤小豆末，鸡子白调涂敷之。

（27）腮颊热肿：赤小豆末，和蜜涂之，一夜即消，或加芙蓉叶末尤妙。

（28）丹毒如火赤小豆末，和鸡子白，时时涂之不已，逐手即消。(《小品方》)

（29）风瘙瘾疹：赤小豆、荆芥穗等分为末，鸡子清调涂之。

（30）金疮烦满：赤小豆一升，苦酒浸一日，熬燥再浸，满三日，令黑色，为末。每服方寸匕，日三服。(《千金方》)

（31）六畜肉毒：小豆一升，烧研，水服三方寸匕，神良。(《千金方》)

92 白扁豆

学圃关心十亩闲，豆苗九月未凋残。

西风满架花开密，白露中宵堕叶寒。

老母闲居曾手植，先生晚食好加餐。

秋菘春韭山家味，多愧投身在玉盘。

——清·汪中《馈山长沈公家园扁豆》

本品为豆科植物扁豆 *Dolichos lablab* L. 的干燥成熟种子。秋、冬二季采收成熟果实，晒干，取出种子，再晒干。

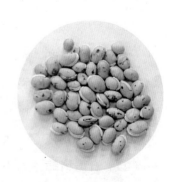

关键词：健脾化湿、和中消暑、补脾和中、化湿、消暑。

【释名】沿篱豆（俗）、蛾眉豆。

时珍曰：藊，本作扁，荚形扁也。沿篱，蔓延也。蛾眉，象豆脊白路之形也。

弘景曰：藊豆人家种之于篱垣，其荚蒸食甚美。

颂曰：蔓延而上，大叶细花，花有紫、白二色，荚生花下。其实有黑、白二种，白者温而黑者小冷，入药用白者。黑者名鹊豆，盖以其黑间有白道，如鹊羽也。

时珍曰：扁豆，二月下种，蔓生延缠。叶大如杯，团而有尖。

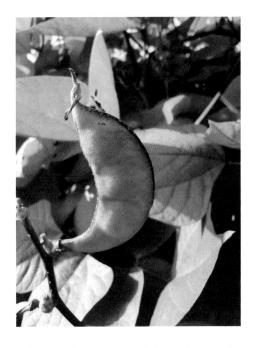

其花状如小蛾，有翅尾形。其荚凡十余样，或长或团，或如龙爪、虎爪，或如猪耳、刀镰，种种不同，皆累累成枝。白露后实更繁衍，嫩时可充蔬食茶料，老则收子煮食。子有黑、白、赤、斑四色。一种荚硬不堪食。惟豆子粗圆而色白者可入药，本草不分别，亦缺文也。

【炮制】《本草品汇精要》：去荚锉碎。《医宗粹言》：捣碎。现行：取原药材，除去杂质，洗净，干燥，用时捣碎。

【性味与归经】甘，微温。归脾、胃经。

【功能与主治】健脾化湿，和中消暑。用于脾胃虚弱，食欲不振，大便溏泄，白带过多，暑湿吐泻，胸闷腹胀。炒白扁豆健脾化湿，用于脾虚泄泻，白带过多。

【用量】9 ～ 15g。

【贮藏】置干燥处，防蛀。

【附方】（1）霍乱吐利：扁豆、香薷各一升，水六升，煮二升，分服。

《千金方》）

（2）霍乱转筋：白扁豆为末，醋和服。（《普济方》）

（3）消渴饮水：金豆丸，用白扁豆浸去皮，为末，以天花粉汁同蜜和丸梧子大，金箔为衣。每服二三十丸，天花粉汁下，日二服。忌炙煿酒色。次服滋肾药。（《仁存堂方》）

（4）赤白带下：白扁豆炒为末，用米饮，每服二钱。

（5）毒药堕胎：女人服草药堕胎腹痛者。生白扁豆去皮，为末，米饮服方寸匕，浓煎汁饮，亦可丸服。若胎气已伤未堕者，或口噤手强，自汗头低，似乎中风，九死一生。医多不识，作风治，必死无疑。

（6）中砒霜毒：白扁豆生研，水绞汁饮。（并《永类钤方》）

（7）六畜肉毒：白扁豆烧存性研，冷水服之，良。（《事林广记》）

（8）诸鸟肉毒：生扁豆末，冷水服之。（《事林广记》）

（9）恶疮痂痒作痛：以扁豆捣封，痂落即愈。（《肘后备急方》）

93 白扁豆花

乌棚花落欲凉生，索索秋风络纬鸣。

姹紫嫣红他阅世，云闲天淡此关情。

——清·乾隆《题钱维城山水花卉册·其十五·扁豆花》

本品为豆科植物扁豆 Dolichos lablab L. 的花。7～8月采收未完全开放的花，晒干或阴干。

关键词：解暑化湿，和中健脾。

【释名】沿篱豆（俗）、蛾眉豆。

【炮制】①扁豆花：取原药材，除去杂质及梗，筛去灰屑。②炒扁豆花：取净扁豆花，置热锅内，用文火炒至表面黄色，取出放凉。

【性味与归经】甘，平。归脾、胃经。

【功能与主治】解暑化湿，和中健脾。主治夏伤暑湿，发热，泄泻，痢疾，赤白带下，跌打伤肿。

【用量】3～9g。

【贮藏】置干燥处，防蛀。

【附方】（1）治暑温，发汗后，暑证

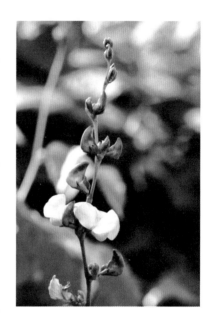

悉减，但头微胀，目不了了，余邪不解者：鲜荷叶边二钱，鲜银花二钱，西瓜翠衣二钱，鲜扁豆花一枝，丝瓜皮二钱，鲜竹叶心二钱。水二杯，煮取一杯。每日二服。凡暑伤肺经气分之轻证皆可用之。(《温病条辨》清络饮)

（2）治暑温，形似伤寒，右脉洪大，左手反小，面赤口渴，但汗不出者：香薷二钱，银花三钱，鲜扁豆花三钱，厚朴二钱，连翘二钱。水五杯，煮取二杯。先取一杯，得汗止后服；不汗再服；服尽不汗，再作服。(《温病条辨》新加香薷饮)

（3）治一切泄痢：白扁豆花正开者，择净勿洗，以滚汤瀹过，和小猪脊肉一条，葱一根，胡椒七粒，酱汁拌匀，就以瀹豆花汁和面，包作小馄饨，炙熟食之。(《纲目》引《必用食治方》)

（4）治伤暑腹泻：扁豆花 15g，香薷 9g，厚朴 6g，水煎服。(《福建药物志》)

（5）治妇人白崩：白扁豆花（紫者勿用）焙干为末。炒米煮饮入烧盐，

空心服。(《奇效良方》)

(6)治疟疾：扁豆花9朵，白糖9g。清晨用开水泡服。(《湖南药物志》)

(7)解食物中毒：(扁豆)鲜花或叶，捣绞汁，多量灌服。(《本草钩沉》)

【药论】论赤、白扁豆花功用异同。黄钰："扁豆花赤者入血分而宣瘀，白者入气分而行气，凡花皆散，故可清暑散邪，以治夏月泄痢等证也。"(《本草便读》)

94 刀豆

本品为豆科植物刀豆 *Canavalia gladiata* (Jacq.) DC. 的干燥成熟种子。秋季采收成熟果实，剥取种子，晒干。

【释名】挟剑豆。

时珍曰：以荚形命名也。案：段成式《酉阳杂俎》云：乐浪有挟剑豆，荚生横斜，如人挟剑，即此豆也。

【炮制】除去杂质，用时捣碎。

【性味与归经】甘，温。归胃、肾经。

【功能与主治】温中，下气，止呃，用于虚寒呃逆，呕吐。

【用量】6～9g。

【贮藏】置通风干燥处，防蛀。

【附方】(1)气滞呃逆，膈闷不舒：刀豆散，刀豆(取老而绽者，切，炒，研用)，每服2～3钱，开水送下。(摘录自《医级》卷八)

(2)伏阴病，吐利后，头汗出，微端，呃声连连者：参附汤，人参三钱，制附子三钱，刀豆子二钱(煅存性，研为末)。水三杯，煎参、附至一

杯,去滓,调刀豆子末,顿服。(摘录自《医寄伏阴论》卷上)

(3)加味和胃止痉汤:生瓦楞 30g,刀豆子 30g,赤芍 30g,白芍 30g,当归 12g,木瓜 12g,藕节 12g,旋覆花 10g(包煎),代赭石 10g(包煎),杏仁 10g,橘红 10g,红花 10g,香附 10g,玫瑰花 10g,砂仁 4.5g,生姜 4.5g。水煎服,每日 1 剂。(《千家妙方》卷上引关幼波方)

(4)胃脘疼痛,嗳气吞酸,舌苔白,脉弦或紧:溃疡汤,贼骨 12g,刀豆子 9g,高良姜 6g,砂仁 6g,白蔻仁 6g,香附 9g,乌药 9g,神曲 9g,丹参 15g,茯苓 12g,白芍 15g,甘草 9g。(摘录自《临证医案医方》)

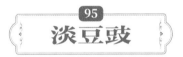

95 淡豆豉

吴楚家山一水分,金山僧饭饱知闻。

蓴丝煮菜无消息,监豉聊供旧使君。

——宋·王洋《以豆豉送竑父》

本品为豆科植物大豆 *Glycine max* (L.) Merr. 的成熟种子的发酵加工品。

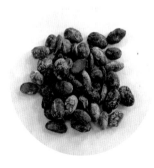

关键词:解表,除烦,宣发郁热。

【释名】时珍曰:按,刘熙《释名》云:豉,嗜也。调和五味,可甘嗜也。许慎《说文》谓豉为配盐幽菽者,乃咸豉也。

【性味与归经】苦、辛,凉。归肺、胃经。

【功能与主治】解表，除烦，宣发郁热。用于感冒，寒热头痛，烦躁胸闷，虚烦不眠。

【用量】6～12g。

【贮藏】置通风干燥处，防蛀。

【附方】（1）伤寒发汗：颂曰，葛洪《肘后方》云：伤寒有数种，庸人卒不能分别者，今取一药兼疗之。凡初觉头痛身热，脉洪，一二日，便以葱豉汤治之。用葱白一虎口，豉一升，绵裹，水三升，煮一升，顿服。不汗更作，加葛根三两；再不汗，加麻黄三两。《肘后》又法：用葱汤煮米粥，入盐豉食之，取汗。又法：用豉一升，小男溺三升，煎一升，分服取汗。

（2）伤寒不解，伤寒汗出不解，已三四日，胸中闷恶者：用豉一升，盐一合，水四升，煮一升半，分服取吐，此秘法也。（《梅师方》）

（3）辟除温疫：豉和白术浸酒，常服之。（《梅师方》）

（4）伤寒懊忱，吐下后心中懊忱，大下后身热不去，心中痛者，并用栀子豉汤吐之：肥栀子十四枚，水二盏，煮一盏，入豉半两，同煮至七分，去滓服。得吐，止后服。（《伤寒论》）

（5）伤寒余毒，伤寒后毒气攻手足，及身体虚肿：用豉五合微炒，以酒一升半，同煎五七沸，任性饮之。（《简要济众方》）

（6）伤寒目翳：烧豉二七枚，研末吹之。（《肘后备急方》）

（7）伤寒暴痢：《药性论》曰，以豉一升，薤白一握，水三升，煮薤熟，纳豉更煮，色黑去豉，分为二服。

（8）血痢不止：用豉、大蒜等分，杵丸梧子大，每服三十丸，盐汤下。（王氏《博济方》）

（9）血痢如刺：《药性论》曰，以豉一升，水渍相淹，煎两沸，绞汁顿服。不瘥再作。

（10）赤白重下：葛氏用豆豉熬小焦，捣服一合，日三，或炒焦，以水浸汁服，亦验。《外台》用豉心（炒为末）一升，分四服，酒下，入口即断也。

（11）脏毒下血：乌犀散用淡豉十文，大蒜二枚（煨），同捣丸梧子大，煎香菜汤服二十丸，日二服，安乃止，永绝根本，无所忌。庐州彭大祥云：此药甚妙，但大蒜九蒸乃佳，仍以冷齑水送下。昔朱元成言其侄及陆子楫提刑皆服此，数十年之疾，更不复作也。（《究原方》）

（12）小便血条：淡豆豉一撮，煎汤空腹饮，或入酒服。（危氏《世医得效方》）

（13）疟疾寒热：煮豉汤饮数升，得大吐即愈。（《肘后备急方》）

（14）小儿寒热，恶气中人：以湿豉研丸鸡子大，以摩腮上及手足心六七遍，又摩心、脐上，旋旋咒之了，破豉丸看有细毛，弃道中，即便瘥也。（《食医心镜》）

（15）盗汗不止：诜曰，以豉一升微炒香，清酒三升渍三日，取汁冷暖任服，不瘥更作，三两剂即止。

（16）风毒膝挛，骨节痛：用豉心五升，九蒸九曝，以酒一斗浸经宿，空心随性温饮。（《食医心镜》）

（17）手足不随：豉三升，水九升，煮三升，分三服。又法：豉一升微熬，囊贮渍三升酒中三宿。温服，常令微醉为佳。（《肘后备急方》）

（18）头风疼痛：豉汤洗头，避风取瘥。（孙真人方）

（19）卒不得语：煮豉汁，加入美酒，服之。（《肘后备急方》）

（20）喉痹不语：煮豉汁一升，服，覆取汗，仍着桂末于舌下，渐咽之。（《千金方》）

（21）咽生息肉：盐豉和捣涂之，先刺破出血乃用，神效。（《圣济总录》）

（22）口舌生疮，胸膈疼痛者：用焦豉末，含一宿即瘥。（《太平圣惠方》）

（23）舌上血出，如针孔者：豉三升，水三升，煮沸。服一升，日三

服。（葛氏方）

（24）堕胎血下烦满：用豉一升，水三升，煮三沸，调鹿角末服方寸匕。（《子母秘录》方）

（25）妊娠动胎：豉汁服妙，华佗方也。（《子母秘录》方）

（26）妇人难产，乃儿枕破与败血裹其子也，以胜金散逐其败血，即顺矣：用盐豉一两，以旧青布裹了，烧赤乳细，入麝香一钱，为末。取秤锤烧红淬酒，调服一大盏。（郭稽中方）

（27）小儿胎毒：淡豉煎浓汁，与三五口，其毒自下，又能助脾气，消乳食。（《太平圣惠方》）

（28）小儿呃乳：用咸豉七个（去皮），腻粉一钱，同研，丸黍米大。每服三五丸，藿香汤下。（《全幼心鉴》）

（29）小儿丹毒，作疮出水：豉炒烟尽为末，油调敷之。（姚和众方）

（30）小儿头疮：以黄泥裹，煨熟取研，以莼菜油调敷之。（《胜金方》）

（31）发背痈肿，已溃、未溃：用香豉三升，入少水捣成泥，照肿处大小作饼，厚三分。疮有孔，勿覆孔上。铺豉饼，以艾列于上灸之。但使温温，勿令破肉。如热痛，即急易之，患当减，快一日二次灸之。如先有孔，以汁出为妙。（《千金方》）

（32）一切恶疮：熬豉为末，敷之，不过三四次。（出杨氏《产乳》）

（33）阴茎生疮，痛烂者：以豉一分，蚯蚓湿泥二分，水研和涂上，干即易之。禁热食、酒、蒜、芥菜。（《药性论》）

（34）蠼螋尿疮：杵豉敷之，良。（《千金方》）

（35）虫刺蜇人：豉心嚼敷，少顷见豉中有毛即瘥，不见再敷，昼夜勿绝，见毛为度。（《外台秘要》）

（36）蹉跌破伤筋骨：用豉三升，水三升，渍浓汁饮之，止心闷。（《千金方》）

（37）殴伤瘀聚，腹中闷满：豉一升，水三升，煮三沸，分服，不瘥再作。（《千金方》）

（38）解蜀椒毒：豉汁饮之。（《千金方》）

（39）中牛马毒：豉汁，和人乳频服之，效。（《卫生易简方》）

（40）小蛤蟆毒：小蛤蟆有毒，食之令人小便秘涩，脐下闷痛，有至死者。以生豉一合，投新汲水半碗，浸浓汁，顿饮之，即愈。（《茅亭客话》）

（41）中酒成病：豉、葱白各半升，水二升，煮一升，顿服。（《千金方》）

（42）服药过剂，闷乱者：豉汁饮之。（《千金方》）

（43）杂物眯目不出：用豉三七枚，浸水洗目，视之即出。（《总录方》）

（44）刺在肉中：嚼豉涂之。（《千金方》）

（45）小儿病淋：方见蒸饼发明下。

（46）肿从脚起：豉汁饮之，以滓敷之。（《肘后备急方》）

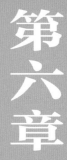

第六章

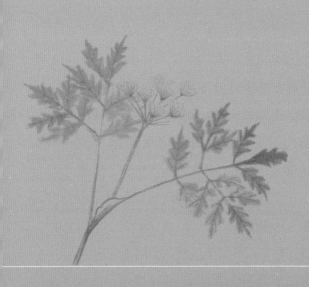

《本草纲目》
虫鳞介禽兽部的"食药物质"

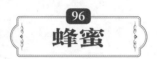

衔蜂蜜熟香粘白，梁燕巢成湿补红。

——明·唐寅《落花诗》

本品为蜜蜂科昆虫中华蜜蜂 *Apis cerana* Fabricius 或意大利蜂 *Apis mellifera* Linnaeus 所酿的蜜。春至秋季采收，滤过。

关键词：补中，润燥，止痛，解毒；外用生肌敛疮。

【释名】蜂糖（俗名）、生岩石者名石蜜（《本经》）、石饴（《本经》）、岩蜜。

时珍曰：蜜以密成，故谓之蜜。《本经》原作石蜜，盖以生岩石者为良耳，而诸家反致疑辩。今直题曰蜂蜜，正名也。

【炮制】（1）蜂蜜：《儒门事亲》：拣去蜜滓。《普济方》：绢滤去滓。现行：取原蜂蜜，置锅内，文火加热至沸，趁热过滤，去泡沫、杂质及死蜂。

（2）炼蜜：《本草经集注》：皆先火上煎，掠去其沫，令色微黄。《千金翼方》：煎令沫尽。现行：取净蜂蜜置锅内，用文火熬炼至颜色稍深、黏度增强时取出，放凉。

【性味与归经】甘，平。归肺、脾、大肠经。

【功能与主治】补中，润燥，止痛，解毒；外用生肌敛疮。用于脘腹虚痛，肺燥干咳，肠燥便秘，解乌头类药毒；外治疮疡不敛，水火烫伤。

【用量】15～30g。

【贮藏】置阴凉处。

【附方】（1）大便不通：张仲景《伤寒论》云，阳明病，自汗，小便反利，大便硬者，津液内竭也，蜜煎导之。用蜜二合，铜器中微火煎之，候凝如饴状，至可丸，乘热捻作挺，令头锐，大如指，长寸半许。候冷即硬，纳便道中，少顷即通也。一法：加皂角、细辛（为末）少许，尤速。

（2）噎不下食：取崖蜜含，微微咽下。（《贞元集要广利方》）

（3）产后口渴：用炼过蜜，不计多少，熟水调服，即止。（《产书》）

（4）难产横生：蜂蜜、真麻油各半碗，煎减半服，立下。（《海上方》）

（5）天行疱疮：比岁有病天行斑疮，头面及身，须臾周匝，状如火疮，皆戴白浆，随决随生。不即疗，数日必死。瘥后疮瘢黯色，一岁方灭，此恶毒之气。世人云：建武中，南阳击虏所得，仍呼为虏疮。诸医参详疗之，取好蜜通摩疮上，以蜜煎升麻数匕，拭之。（《肘后备急方》）

（6）痘疹作痒：难忍，抓成疮及疱，欲落不落。百花膏：用上等石蜜，不拘多少，汤和，时时以翎刷之。其疮易落，自无瘢痕。（《全幼心鉴》）

（7）瘾疹瘙痒：白蜜不以多少，好酒调下，有效。（《太平圣惠方》）

（8）五色丹毒：蜜和干姜末敷之。（《肘后备急方》）

（9）口中生疮：蜜浸大青叶含之。（《药性论》）

（10）阴头生疮：以蜜煎甘草，涂之瘥。（《外台秘要》）

（11）肛门生疮：肛门主肺，肺热即肛塞肿缩生疮。白蜜一升，猪胆汁一枚相和。微火煎令可丸，丸三寸长作挺，涂油纳下部，卧令后重，须臾通泄。（《梅师方》）

（12）热油烧痛：以白蜜涂之。（《梅师方》）

（13）疔肿恶毒：用生蜜与隔年葱研膏，先刺破涂之。如人行五里许，则疔出，后以热醋汤洗去。（《济急仙方》）

（14）大风癞疮：取白蜜一斤，生姜二斤（捣取汁）。先秤铜铛斤两，下姜汁于蜜中消之，又秤之，令知斤两。即下蜜于铛中，微火煎令姜汁尽，秤蜜斤两在，即药已成矣。患三十年癞者，平旦服枣许大一丸，一日三服，温酒下。忌生冷、醋、滑、臭物。功用甚多，不能一一具之。（《食疗方》）

（15）面上黵点：取白蜜和茯苓末涂之，七日便瘥也。（《孙真人食忌》）

（16）目生珠管：以生蜜涂目，仰卧半日，乃可洗之。日一次。（《肘后备急方》）

（17）误吞铜钱：炼蜜服二升，可出矣。（葛氏方）

（18）诸鱼骨鲠：以好蜜稍稍服之令下。（葛氏方）

（19）拔白生黑，治年少发白：拔去白发，以白蜜涂毛孔中，即生黑发。不生，取梧桐子捣汁涂上，必生黑者。（《梅师方》）

97 乌梢蛇

枯树槎，乌梢蛇，墨老鸦。

——唐·裴说《怀素台歌》

本品为游蛇科动物乌梢蛇 *Zaocys dhumnades* （Cantor）的干燥体。多于夏、秋二季捕捉，剖开腹部或先剥皮留头尾，除去内脏，盘成圆盘状，干燥。

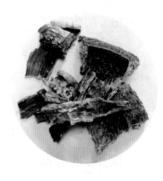

关键词：祛风，通络，止痉。

【释名】黑花蛇（《纲目》）。

【炮制】去头及鳞片，切寸段。

【性味与归经】甘，平。归肝经。

【功能与主治】祛风，通络，止痉。用于风湿顽痹，麻木拘挛，中风口眼歪斜，半身不遂，抽搐痉挛，破伤风，麻风，疥癣。

【用量】6～12g。

【贮藏】置干燥处，防霉，防蛀。

【附方】（1）大风：《朝野金载》云，商州有人患大风，家人恶之，山中为起茅屋。有乌蛇堕酒罂中，病人不知，饮酒渐瘥。罂底见有蛇骨，始知其由。《治例》：治大风。用乌蛇三条蒸熟，取肉焙研末，蒸饼丸米粒大，以喂乌鸡。待尽杀鸡烹熟，取肉焙研末，酒服一钱。或蒸饼丸服，不过三五鸡即愈。《秘韫》：用大乌蛇一条，打死盛之，待烂，以水二碗浸七日，去皮骨，入糙米一升，浸一日晒干。用白鸡一只，饿一日，以米饲之。待毛羽脱去，杀鸡煮熟食，以酒下之。吃尽，以热汤一盆，浸洗大半日，其病自愈。

（2）紫白癜风：乌蛇肉（酒炙）六两，枳壳（麸炒）、羌活、牛膝、天麻各三两，熟地黄四两，白蒺藜（炒）、五加皮、防风、桂心各二两，锉片。以绢袋盛，于无灰酒二斗中浸之，密封七日。每日三度，温服一小盏。忌鸡、鹅、鱼肉、发物。（《太平圣惠方》）

（3）面疮𪒟疱：乌蛇肉二两，烧灰，腊猪脂调敷。（《太平圣惠方》）

（4）婴儿撮口不能乳者：乌蛇（酒浸，去皮骨，炙）半两，麝香一分，为末。每用半分，荆芥煎汤调灌之。（《太平圣惠方》）

（5）破伤中风：项强身直，定命散主之。用白花蛇、乌蛇（并取项后二寸，酒洗润取肉）、蜈蚣一条（全者，并酒炙），上为末，每服三钱，温酒调服。（《普济方》）

（6）治风痹，手足缓弱，不能伸举：乌蛇三两（酒浸，炙微黄，去皮骨），天南星一两（炮裂），干蝎（全蝎）一两（微炒），白附子一两（炮裂），羌活一两，白僵蚕一两（微炒），麻黄二两（去根节），防风三分（去芦头），桂心（肉桂）一两。上药，捣细罗为末，炼蜜和捣三二百杵，丸如梧桐子大。每服，不计时侯，以热豆淋酒下十丸。（摘录自《太平圣惠方》乌蛇丸）

（7）治身体顽麻风：乌蛇二两（酒浸，去皮骨，炙令微黄），防风一两（去芦头），细辛一两，白花蛇（蕲蛇）二两（酒浸，去皮骨，炙令微黄），天麻一两，独活一两，肉桂一两（去皱皮），枳壳一两（麸炒微黄，去瓤），

苦参一两（锉）。上药，捣罗为末，炼蜜和捣三二百杵，丸如梧桐子大，每服食前以温酒下廿丸。（摘录自《太平圣惠方》乌蛇丸）

（8）治骨、关节结核：乌梢蛇，去头、皮、内脏，焙干研粉，过120目筛，装入0号胶囊备用。第一周早晚各服两个胶囊；第二周早中晚各服两个；第三周早晚各服三个，中午两个；第四周早中晚各服三个；第五周早中晚各服四个。（摘录自《全展选编·外科》）

（9）治干疥瘙痒久不瘥：黄芪二两（锉），乌蛇四两（酒浸，去皮骨，炙令黄），川乌头三两（炮裂，去皮、脐），附子二两（炮裂，去皮、脐），茵芋二两，石南（石楠叶）一两，秦艽二两（去苗）。上七味，捣罗为末，炼蜜和捣三二百杵，丸如梧桐子大。每服三十丸，食后以荆芥汤下，以瘥为度。（黄芪丸）

（10）治一切干湿癣：乌蛇（酒浸，去皮骨，炙）一两，干荷叶半两，枳壳（去瓤，麸炒）三分。上三味，捣罗为散。每服一钱匕，空心蜜酒调下，日、晚再服。（三味乌蛇散）

（11）治破伤风，项颈紧硬，身体强直：乌蛇、白花蛇（蕲蛇）各二寸（项后取，先酒浸，去骨，并酒炙），蜈蚣一条（全者）。上三味，为细散。每服一钱至三钱匕，煎酒小沸，调服。（定命散）

（12）治病后或产后虚弱，贫血，神经痛，下肢麻痹，痿弱，步履困难等：乌梢蛇1～2条，浸泡于高粱烧酒内10～15天。每服5～10mL，每日2次。（摘录自《食物中药与便方》）

（13）治燥麻风，遍身如癣，其痒不可忍，后变成大风：元米一斗，乌蛇二条（去头尾，酒煮，去骨，焙干为末）。蛇、酒、米一同拌匀，搭饭成浆，四五日后将小瓶盛贮，十日后开，空心服，服时用砂罐连糟蒸热，随意食之。（摘录自《秘传大麻风方》一扫光酒）

（14）治麻风：乌蛇一条（去皮、骨，酒蒸），地骨皮（去土、骨）、山栀（栀子）、白芷、草乌、白附子、胡椒各等分。为细末，入枫子油二两五钱拌匀，如无油，入枫子肉（大风子）五两，和为丸。每服三四十丸，温酒送下，空心、食前、临卧，日进三服。（摘录自《秘传大麻风方》乌蛇丸）

（15）治虚弱儿童，颈间淋巴有小核，常易伤风咳嗽：乌梢蛇肉（去头、皮）焙燥研细末，炼蜜为丸。每服 3g，每日 2～3 次。（摘录自《食物中药与便方》)

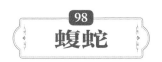

撑崖拄谷蝮蛇愁，入箐攀天猿掉头。

鬼门关外莫言远，五十三驿是皇州。

——宋·黄庭坚《竹枝词二首·撑崖拄谷蝮蛇愁》

本品为蝰科动物蝮蛇 *Agkistrodon halys* (pallas) 除去内脏的全体。

关键词：祛风，通络，止痉。

【释名】反鼻蛇。

时珍曰：按，王介甫《字说》云：蝮，触之则复。其害人也，人亦复之，故谓之蝮。

【炮制】春夏间捕捉。捕得后剖腹除去内脏，盘成圆盘形，烘干。亦可鲜用。

【性味与归经】甘，温，有毒。归肝经。

【功能与主治】祛风通络，止痛，解毒。主治风湿痹痛，麻风，瘰疬，疮疖，疥癣，痔疾，肿瘤。

【用量】（1）内服：浸酒，每条蝮蛇用 60 度白酒 1000mL 浸 3 个月，每次饮 5～10mL，日饮 1～2 次；或烧存性，研成细粉，每次 0.5～1.5g，日服 2 次。

（2）外用：适量，油浸、酒渍或烧存性，研末调敷。

【禁忌】阴虚血亏者慎用，孕妇禁服。

【附方】（1）白癞：大蝮蛇一条，勿令伤，以酒一斗渍之，糠火温令稍热。取蛇一寸，和腊月猪脂捣敷。（《肘后备急方》）

（2）治大风及诸恶风，恶疮瘰疬，皮肤顽痹，半身枯死，皮肤手足脏腑间重疾并主之：蝮蛇一枚，活着器中，以醇酒一斗投之，埋于马溺处，周年以后开取，酒味犹存，蛇已消化。不过服一升已来，当觉举身习习，服讫，服他药不复得力。亦有小毒，不可顿服。（摘录自《本草拾遗》）

（3）治破伤风牙关紧急，口噤不开，口面歪斜，肢体弛缓：土虺蛇一条（去头、尾、肠、皮、骨，醋炙），地龙五条（醋炙），天南星一枚（重三分者，炮）。上为末，醋煮面和丸，如绿豆大。每服三至五丸，生姜酒下，稀葱粥投，汗出瘥。（摘录自《普济方》天南星丸）

（4）治一般肿毒，创伤溃烂久远等症：蝮蛇，去其首尾，剖腹除肠，锉，浸油中，五十日后，微蒸取用，外涂。（摘录自《外科调宝记》蝮蛇油）

（5）治瘰疬瘩背：蝮蛇一条，香油一斤。先将香油放入瓷罐内，而后把蝮蛇放入浸泡，封口，埋地下，百日后取出，晒半干，捣成膏状物，敷患处。（摘录自《吉林中草药》）

（6）治胃痉挛：蝮蛇，酒浸一年以上，每食前饮一杯，一日三次，连续二十日有效。（摘录自《动植物民间药》）

99 牡蛎

周垣缀牡蛎，甃坛斲方石。

——明·李之世《题熙东佺园馆》

本品为牡蛎科动物长牡蛎 *Ostrea gigas* Thunberg、大连湾牡蛎 *Ostrea talienwhanensis* Crosse 或近江牡蛎 *Ostrea rivularis* Gould 的贝壳。全年均可捕捞，去肉，洗净，晒干。

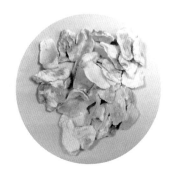

关键词：重镇安神，潜阳补阴，软坚散结。

【释名】 牡蛤（《别录》）、蛎蛤（《本经》）、古贲（《异物志》）、蠔。

弘景曰：道家方以左顾是雄，故名牡蛎，右顾则牝蛎也。或以尖头为左顾，未详孰是。

藏器曰：天生万物皆有牡牝。惟蛎是咸水结成，块然不动，阴阳之道，何从而生？经言，牡者，应是雄耳。

宗奭曰：《本经》不言左顾，止从陶说。而段成式亦云：牡蛎言牡，非谓雄也。且如牡丹，岂有牝丹乎？此物无目，更何顾盼？

时珍曰：蛤蚌之属，皆有胎生、卵生。独此化生，纯雄无雌，故得牡名。曰蛎曰蠔，言其粗大也。

【炮制】 洗净，干燥，碾碎。

【性味与归经】 咸，微寒。归肝、胆、肾经。

【功能与主治】 重镇安神，潜阳补阴，软坚散结。用于惊悸失眠，眩晕耳鸣，瘰疬痰核，癥瘕痞块。煅牡蛎收敛固涩，制酸止痛。用于自汗盗汗，遗精滑精，崩漏带下，胃痛吞酸。

【用量】9～30g，先煎。

【贮藏】置干燥处。

【附方】（1）心脾气痛，气实有痰者：牡蛎煅粉，酒服二钱。（《丹溪心法》）

（2）疟疾寒热：牡蛎粉、杜仲等分为末，蜜丸梧子大。每服五十丸，温水下。（《普济方》）

（3）气虚盗汗：上方为末，每酒服方寸匕。（《千金方》）

（4）虚劳盗汗：牡蛎粉、麻黄根、黄芪等分为末，每服二钱，水一盏，煎七分，温服，日一。（《普济本事方》）

（5）产后盗汗：牡蛎粉、麦麸（炒黄）等分。每服一钱，用猪肉汁调下。（《经验方》）

（6）消渴饮水：腊日或端午日，用黄泥固济牡蛎，煅赤研末。每服一钱，用活鲫鱼煎汤调下。只二三服愈。（《经验方》）

（7）百合变渴：伤寒传成百合病，如寒无寒，如热无热，欲卧不卧，欲行不行，欲食不食，口苦，小便赤色，得药则吐利，变成渴疾，久不瘥者。用牡蛎（熬）二两，瓜蒌根二两，为细末。每服方寸匕，用米饮调下，日三服取效。（张仲景《金匮玉函方》）

（8）病后常衄，小劳即作：牡蛎十分，石膏五分，为末。酒服方寸匕（亦可蜜丸），日三服。（《肘后备急方》）

（9）小便淋闭，服血药不效者：用牡蛎粉、黄柏（炒）等分为末，每服一钱，小茴香汤下，取效。（《医学集成》）

（10）小便数多：牡蛎五两，烧灰，小便三升，煎二升，分三服，神效。（《乾坤生意》）

（11）梦遗便溏：牡蛎粉，醋糊丸梧子大，每服三十丸，米饮下，日二

服。（丹溪方）

（12）水病囊肿：牡蛎（煅）粉二两，干姜（炮）一两，研末，冷水调糊扫上，须臾囊热如火，干则再上，小便利即愈。一方，用葱汁、白面同调。小儿不用干姜。（初虞世《古今录验养生必用方》）

（13）月水不止：牡蛎煅研，米醋搜成团，再煅研末。以米醋调艾叶末熬膏，丸梧子大。每醋艾汤下四五十丸。（《普济方》）

（14）金疮出血：牡蛎粉敷之。（《肘后备急方》）

（15）破伤湿气，口噤强直：用牡蛎粉，酒服二钱，仍外敷之，取效。（《三因极一病证方论》）

（16）发背初起：古贲粉灰，以鸡子白和，涂四围，频上取效。（《千金方》）

（17）痈肿未成，用此拔毒：水调牡蛎粉末涂之，干更上。（姚僧垣《集验方》论）

（18）男女瘰疬：《经验》用牡蛎（煅，研）末四两，玄参末三两，面糊丸梧子大。每服三十丸，酒下，日三服。服尽除根。初虞世云：瘰疬不拘已破未破，用牡蛎四两，甘草一两，为末。每食后，用腊茶汤调服一钱，其效如神。

（19）甲疽溃痛：胬肉裹趾甲，脓血不瘥者，用牡蛎头厚处，生研为末，每服二钱，红花煎酒调下，日三服。仍用敷之，取效。（《胜金方》）

（20）面色黧黑：牡蛎粉研末，蜜丸梧子大，每服三十丸，白汤下，日一服，并炙其肉食之。（《普济方》）

100 鸡内金

急认浮沉水内金，若能烹炼鬼神钦。

——宋·张继先《金丹诗四十八首·急认浮沉水内金》

本品为雉科动物家鸡 *Callus gallus domesticus* Brisson 的干燥沙囊内壁。杀鸡后，取出鸡肫，立即剥下内壁，洗净，干燥。

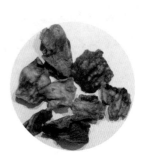

关键词：健胃消食，涩精止遗，通淋化石。

【释名】鸡黄皮、鸡食皮、鸡嗉子。

【炮制】洗净，干燥。

（1）炒鸡内金：取净鸡内金，照清炒或烫法，炒至鼓起。

（2）醋鸡内金：取净鸡内金，照清炒法，炒至鼓起，喷醋，取出，干燥。每100kg鸡内金用醋15kg。

【性味与归经】甘，平。归脾、胃、小肠、膀胱经。

【功能与主治】健胃消食，涩精止遗，通淋化石。用于食积不消，呕吐泻痢，小儿疳积，遗尿，遗精，石淋涩痛，胆胀胁痛。

【用量】3～10g。

【贮藏】置干燥处，防蛀。

【附方】（1）小便遗失：用鸡膍胵一具，并肠烧存性，酒服。男用雌，女用雄。（《集验方》）

（2）小便淋沥痛不可忍：鸡肫内黄皮五钱，阴干烧存性，作一服，白汤下，立愈。（《医林类证集要》）

（3）膈消饮水：鸡内金（洗、晒干）、瓜蒌根（炒）各五两，为末，糊丸梧桐子大。每服三十丸，温水下，日三。（《圣济总录》）

（4）反胃吐食：鸡膍胵一具，烧存性，酒调服。男用雌，女用雄。(《千金方》)

（5）消导酒积：鸡膍胵、干葛为末，等分，面糊丸梧桐子大。每服五十丸，酒下。(《袖珍方》)

（6）噤口痢疾：鸡内金焙研，乳汁服之。

（7）小儿疟疾：用鸡膍胵黄皮烧存性，乳服。男用雌，女用雄。(《千金方》)

（8）喉闭乳蛾：鸡肫黄皮勿洗，阴干烧末，用竹管吹之即破，愈。(《青囊》方)

（9）一切口疮：鸡内金烧灰敷之，立效。(《活幼新书》)

（10）鹅口白疮：烧鸡肫黄皮为末，乳服半钱。(《子母秘录》)

（11）走马牙疳：《经验》用鸡肫黄皮（不落水者）五枚，枯矾五钱，研搽立愈。《心鉴》用鸡肫黄皮，灯上烧存性，入枯矾、黄柏末等分，麝香少许。先以米泔洗漱，后贴之。

（12）阴头疳蚀：鸡内金（不落水）拭净，新瓦焙脆，出火毒，为细末。先以米泔水洗疮，乃搽之。亦治口疳。(《经验方》)

（13）谷道生疮久不愈：用鸡膍胵烧存性为末，干贴之，如神。(《圣济总录》)

（14）脚胫生疮：雄鸡肫内皮，洗净贴之。一日一易，十日愈。(《小山奇方》)

（15）疮口不合：鸡膍胵皮，日贴之。

（16）发背初起：用鸡肫黄皮（不落水者）阴干，临时温水润开贴之，随干随润，不过三五个，即消。(《杨氏经验方》)

（17）发背已溃：用鸡肫黄皮，同绵絮焙末搽之，即愈。

（18）金腮疮蚀：初生如米豆，久则穿蚀。用鸡内金（焙）、郁金等分为末，盐浆漱了贴之，忌米食。(《圣济总录》)

（19）小儿疣目：鸡肫黄皮擦之，自落。(《集要》)

（20）鸡骨哽咽：活鸡一只打死，取出鸡内金洗净，灯草裹，于火上烧，存性。竹筒吹入咽内，即消，不可见肉。（《摄生众妙方》）

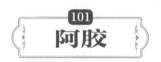

阿胶

阿胶在末派，罔象游上源。

——唐·元稹《赛神》

本品为马科动物驴 *Equus asinus* L. 的干燥皮或鲜皮经煎煮、浓缩制成的固体胶。

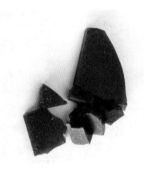

【释名】傅致胶（《本经》）。

弘景曰：出东阿，故名阿胶。时珍曰：阿井，在今山东兖州府阳谷县东北六十里，即古之东阿县也。有官舍禁之。郦道元《水经注》云：东阿有井大如轮，深六七丈，岁常煮胶以贡天府者，即此也。其井乃济水所注，取井水煮胶，用搅浊水则清。故人服之，下膈疏痰止吐。盖济水清而重，其性趋下，故治瘀浊及逆上之痰也。

关键词：补血滋阴，润燥，止血。

【炮制】捣成碎块。

【性味与归经】甘，平。归肺、肝、肾经。

【功能与主治】补血滋阴，润燥，止血。用于血虚萎黄，眩晕心悸，肌痿无力，心烦不眠，虚风内动，肺燥咳嗽，劳嗽咯血，吐血尿血，便血崩漏，妊娠胎漏。

【用量】3～9g，烊化兑服。

【贮藏】密闭。

【附方】（1）瘫缓偏风：治瘫缓风及诸风，手脚不遂，腰脚无力者。驴皮胶微炙熟，先煮葱豉粥一升，别贮。又以水一升，煮香豉二合，去滓入胶，更煮七沸，胶烊如饧，顿服之。及暖，吃葱豉粥。如此三四剂即止。若冷吃粥，令人呕逆。（《广济方》）

（2）肺风喘促：涎潮眼窜。用透明阿胶，切，炒，以紫苏、乌梅肉（焙研）等分，水煎服之。（《仁斋直指方》）

（3）老人虚秘：阿胶（炒）二钱，葱白三根。水煎化，入蜜二匙，温服。胞转淋闷：阿胶三两，水二升，煮七合，温服。（《千金方》）

（4）赤白痢疾：黄连阿胶丸，治肠胃气虚，冷热不调，下痢赤白，里急后重，腹痛口渴，小便不利。用阿胶（炒过，水化成膏）一两，黄连三两，茯苓二两，为末，捣丸梧子大。每服五十丸，粟米汤下，日三。（《太平惠民和剂局方》）

（5）吐血不止：《千金翼》用阿胶（炒）二两，蒲黄六合，生地黄三升，水五升，煮三升，分三服。《经验》：治大人、小儿吐血。用阿胶（炒）、蛤粉各一两，辰砂少许，为末，藕节捣汁，入蜜调服。肺损呕血并开胃：用阿胶（炒）三钱，木香一钱，糯米一合半，为末。每服一钱，百沸汤点服，日一。（《普济方》）

（6）大衄不止，口耳俱出：用阿胶（炙）半两，蒲黄一两。每服二钱，水一盏，入生地黄汁一合，煎至六分，温服。急以帛系两乳。（《太平圣惠方》）

（7）月水不调：阿胶一钱，蛤粉炒成珠，研末，热酒服即安。一方入辰砂末半钱。月水不止：阿胶炒焦为末，酒服二钱。（《秘韫》）

（8）妊娠尿血：阿胶炒黄为末，食前粥饮下二钱。（《太平圣惠方》）

（9）妊娠血痢：阿胶二两，酒一升半，煮一升，顿服。（《杨氏产乳》）

（10）妊娠下血不止：阿胶三两，炙为末，酒一升半煎化，一服即愈。又方：用阿胶末二两，生地黄半斤，捣汁，入清酒三升，绞汁分三服。(《梅师方》)

（11）妊娠胎动：《删繁》用阿胶（炙、研）二两，香豉一升，葱一升，水三升，煮二物取一升，入胶化服。《产宝》胶艾汤：用阿胶（炒）二两，熟艾叶二两，葱白一升，水四升，煮一升半，分温两服。

（12）产后虚闷：阿胶（炒）、枳壳（炒）各一两，滑石二钱半。为末，蜜丸梧桐子大。每服五十丸，温水下。未通，再服。(《太平惠民和剂局方》)

（13）久嗽经年：阿胶（炒）、人参各二两，为末。每用三钱，豉汤一盏，葱白少许，煎服，日三次。(《圣济总录》)

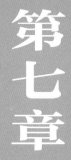

第七章

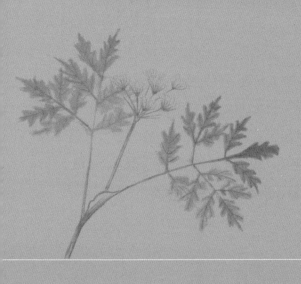

《本草纲目拾遗》中的
"食药物质"

党参

谽谺土门口，突兀太行顶。

岂惟团紫云，实自俯倒景。

——宋·苏轼《紫团参寄王定国》

本品为桔梗科植物党参 *Codonopsis pilosula* (Franch.) Nannf.、素花党参 *Codonopsis pilosula* Nannf. var. *modesta* (Nannf.) L.T.Shen 或川党参 *Codonopsis tangshen* Oliv. 的干燥根。秋季采挖，洗净，晒干。

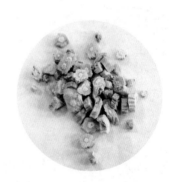

关键词：健脾益肺，养血生津。

【释名】防风党参、黄参、防党参、上党参、狮头参、中灵草、黄党。

【炮制】党参片：除去杂质，洗净，润透，切厚片，干燥。

【性味与归经】甘，平。归脾、肺经。

【功能与主治】健脾益肺，养血生津。用于脾肺气虚，食少倦怠，咳嗽虚喘，气血不足，面色萎黄，心悸气短，津伤口渴，内热消渴。

【用量】9～30g。

【注意】不宜与藜芦同用。

【贮藏】置通风干燥处，防蛀。

【附方】（1）清肺气，补元气，开声音，助筋力：党参一斤（软甜者，切片），南沙参半斤（切片），龙眼肉四两。水煎浓汁，滴水成珠，用磁器盛贮，每用一酒杯，空心滚水冲服，冲入煎药亦可。（摘录自《得配本草》上党参膏）

（2）治泻痢与产育气虚脱肛：党参（去芦，米炒）二钱，炙黄芪、白术（净炒）、肉豆蔻霜、茯苓各一钱五分，山药（炒）二钱，升麻（蜜炙）六分，炙甘草七分。加生姜二片煎，或加制附子五分。（摘录自《不知医必要》参芪白术汤）

（3）治服寒凉峻剂，以致损伤脾胃，口舌生疮：党参（焙）、黄芪（炙）各二钱，茯苓一钱，甘草（生）五分，白芍七分。白水煎，温服。（摘录自《喉科紫珍集》参芪安胃散）

（4）治小儿口疮：党参30g，黄柏15g，共为细末，吹撒患处。（摘录自《青海省中医验方汇编》）

（5）抑制或杀灭麻风杆菌：党参、重楼（蚤休）、刺包头根皮（楤木根皮）各等量。将党参、重楼研成细粉，再将刺包头根皮加水适量煎煮3次，将3次煎液浓缩成一定量（能浸湿党参、重楼细粉）的药液，加蜂蜜适量，再将重楼、党参细粉倒入捣匀做丸，每丸重9g，亦可做成膏剂。日服3次，每次1丸，开水送服。（摘录自北京中医学院《新医疗法资料汇编》）

（6）治小儿自汗症：每日用党参30g、黄芪30g，水煎成50mL，分3次服，1岁以内减半。[摘录自《江苏中医》1988(9):25]

（7）治脱肛：党参30g，升麻9g，甘草6g。水煎2次，早晚各1次。（摘录自《全国中草药汇编》）

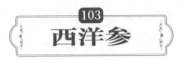

西洋参

性凉而补，凡欲用人参而不受人参之温者，

皆可以此代之。能补助气分，并能补益血分。

——张锡纯《医学衷中参西录》

本品为五加科植物西洋参 *Panax quinquefolium* L. 的干燥根。均系栽培品，秋季采挖，洗净，晒干或低温干燥。

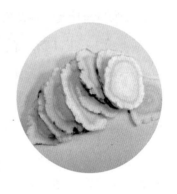

关键词：补气养阴，清热生津。

【别名】花旗参。

【炮制】去芦，润透，切薄片，干燥，或用时捣碎。

【性味与归经】甘、微苦，凉。归心、肺、肾经。

【功能与主治】补气养阴，清热生津。用于气虚阴亏，虚热烦倦，咳喘痰血，内热消渴，口燥咽干。

【用量】3～6g，另煎兑服。

【注意】不宜与藜芦同用。

【贮藏】置阴凉干燥处，密闭，防蛀。

【附方】（1）治肠红：西洋参蒸桂圆服之。（摘录自《类聚要方》）

（2）单味方主治肿瘤（如鼻咽癌）：患者在接受放疗和化疗过程中出现咽干、恶心、消瘦、白细胞下降等不良反应，每天取西洋参3～9g，水煎服。在放疗前2周开始服用，直到放疗结束。方中西洋参益气养阴生津。[摘录自《上海中医药杂志》1979(4):29]

（3）单味方主治肺虚咳嗽、口咽干燥、潮热盗汗、肾虚头晕、肝虚贫血、中气不足、脾胃虚弱等：取西洋参 500g，研为细粉，装入硬胶囊中，制成 1000 粒，每粒 0.5g。每次服 2 粒，每天 2 次。服药期间忌食萝卜。方中西洋参补益扶正，滋阴生津。（广东省药品标准）

（4）洋参麦冬茶：西洋参 3g，麦冬 10g。沸水浸泡，代茶饮。本方用西洋参益气、养阴生津，以麦冬增强养阴生津之功。用于热病气阴两伤，烦热口渴；或老人气阴虚少，咽干口燥，津液不足，舌干少苔。

（5）洋参川贝梨：雪梨 1 个，西洋参、川贝（川贝母）各 3g。将梨削去带柄的部分，挖去梨核，放入西洋参、川贝，盖上带柄的梨，用牙签插定，加水、冰糖适量，放碗中蒸熟，分两次食。本方用雪梨、川贝清热润燥、化痰，西洋参养阴清火。用于阴虚肺热，咳嗽痰黏，咽干口渴。

（6）治肺气阴虚有痰热所致的久咳，痰中带血，咽干燥，乏力，亦治支气管扩张、肺结核具该证者：西洋参 3 ～ 6g，北沙参 9 ～ 12g，川贝母 9g，白及 12 ～ 15g。上 4 味共水煎，1 剂煎 2 次，分 2 次饭后半小时服。（摘录自《补品补药与补益良方》二参化痰止血汤）

（7）治阴虚内热之口干舌燥，声音嘶哑，久咳，潮热，失眠等：西洋参 15g，生鱼 1 条，约 250g，红枣 6 枚（去核），同放入炖盅内，加入八成满滚水，加盖，隔水炖 3 小时，调味吃用。[摘录自《中医中药与临床研究》1986(4):60]

（8）治夏伤暑热，舌燥喉干，主生津润燥，敛气消烦：洋参一钱，麦冬三钱，北五味（五味子）九粒，当茶饮。（摘录自《喉科金钥》生脉散）

（9）治小儿夏季热：西洋参 10g，麦冬 10g，橄榄 1 枚（打碎）。大田蛙 1 只，去肠杂，纳入上三味，水煎服。[摘录自《大众中医药》1990(3):7]

（10）治原因不明长期低热：西洋参 3g，地骨皮 6g，粉甘皮 6g，同煎饮服。每剂浓煎 2 次，每日 1 剂，以热退为止。[摘录自《中西医结合杂志》1990,10(1):14]

（11）治顽固性盗汗：稆豆衣 30g，西洋参 3g，分别煎煮，合兑服，每

日 1 剂。[摘录自《中西医结合杂志》1990,10(1):14]

（12）治心气阴虚，兼瘀血之心悸、胸痛、气短、口干等症；亦治冠心病属气阴两虚有瘀者：西洋参 30g，灵芝 60 ～ 90g，三七 30g，丹参 45g。上 4 味，洗净干燥，共为细末，密贮瓶中。每次 3g，每日 2 次，温开水送下。（摘录自《补品补药与补益良方》洋参灵芝三七散）

（13）治过度体力劳伤，疲乏难复：仙鹤草 30g，红枣 7 枚，浓煎，另煎西洋参 3g，合兑服。[摘录自《中西医结合杂志》1990,10(1):14]

（14）治食欲不振，体倦神疲：西洋参 10g，白术 10g，云苓（茯苓）10g，水煎服。[摘录自《大众中医药》1990(3):7]

104 胖大海

出安南大洞山，产至阴之地，其性纯阴，故能治六经之火。土人名曰安

南子，又名大洞果。形似干青果，皮色黑黄，起皱纹。

——清·赵学敏《本草纲目拾遗》

本品为梧桐科植物胖大海 *Sterculia lychnophora* Hance 的干燥成熟种子。

关键词：清热润肺，利咽开音，润肠通便。

【释名】大海、大海子、大洞果、大发。

【炮制】除去杂质，筛去泥沙即可。不能用水洗。

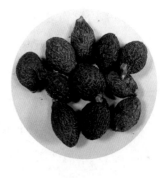

【性味与归经】甘，寒。归肺、大肠经。

【功能与主治】清热润肺，利咽开音，润肠通便。用于肺热声哑，干咳

无痰，咽喉干痛，热结便闭，头痛目赤。

【用量】2～3枚，沸水泡服或煎服。

【贮藏】置干燥处，防霉，防蛀。

【附方】（1）治肺热音哑：胖大海3枚，金银花、麦冬各6g，蝉蜕3g，水煎服。（摘录自《全国中草药汇编》）

（2）治慢性咽炎：胖大海3g，杭菊花、生甘草各9g，水煎服。（摘录自《全国中草药汇编》）

105 化橘红

窗怜返照缘书小，庭喜新霜为橘红。

——唐·陆龟蒙《和袭美初冬偶作寄南阳润卿次韵》

本品为芸香科植物化州柚 *Citrus grandis* 'Tomentosa' 或柚 *Citrus grandis* (L.)Osbeck 的未成熟或近成熟的干燥外层果皮。前者习称"毛橘红"，后者习称"光七爪""光五爪"。夏季果实未成熟时采收，置沸水中略烫后，将果皮割成 5 或 7 瓣，除去果瓤和部分中果皮，压制成形，干燥。

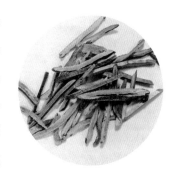

关键词：理气宽中，燥湿化痰。

【释名】《岭南杂记》：化州仙橘，相传仙人罗辨种橘于石龙之腹，至今犹存，惟此一株，在苏泽堂者为最，清风楼次之，红树又次之。其实非橘，皮厚肉酸，不中食。其皮厘为五片七片，不可成双，每片真者可值一金。

每年所结，循例具文，报明上台，届期督抚差亲随跟同采摘批制，官斯土者，亦不多得。彼土人云，凡近州始闻谁楼更鼓者，其皮亦佳，故化皮赝者多，真者甚难得。

关涵《岭南随笔》：化州署橘树，一月生一子，以其皮入药，痰立解。后为风折，即其地补种，气味便殊。今称化州橘红者，皆以增城香柚皮伪代之，能化物而不能自化。

《粤语》：化州有橘一株，在署中，月生一子，以其皮为橘红，瀹汤饮之，痰立消，曩亦进御。今为大风所拔，新种一株，味不及。化州故多橘红，售于岭内，而产署中者独异。

《本草乘雅》云：橘柚专精者实，实复专精者皮。皮布细窍，宛如人肤，即脉络、肉理、筋膜、子核，各有属焉，故力能转入为升，转升为合，即转合为开也。

【炮制】除去杂质，洗净，闷润，切丝或块，晒干。

【性味与归经】辛、苦，温。归肺、脾经。

【功能与主治】理气宽中，燥湿化痰。用于咳嗽痰多，食积伤酒，呕恶痞闷。

【用量】3～6g。

【贮藏】置阴凉干燥处，防蛀。

【附方】（1）解蟹毒（《慈惠编》：食蟹中毒，橘红煎汤服）。

（2）辰砂五香丸：治翻胃、噎膈、呕吐。

（3）张氏《秘效方》：用血竭、乳香、没药、辰砂各一钱五分，元胡一钱，化州橘红一钱，共为末，每三分酒服。

（4）羊癫疯：《良方集要》雄黄、天竺黄、川贝母各五钱，真琥珀一钱，麝香一钱，陈胆星一两，以上各另研；全蝎十四个（去足酒洗），远志肉甘草汁制、钩藤、防风、化州橘红、姜衣、羌活、茯苓、天麻、石菖蒲各五钱，以上不可见火，晒干；蝉蜕三十个，白附子六钱。共为末，炼蜜为丸，如龙眼大，每服一丸，开水下。

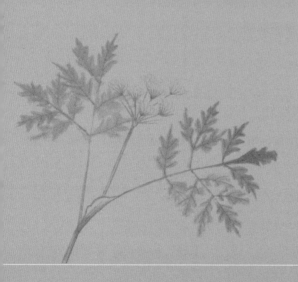

食药本草

SHI
YAO
BEN
CAO

第八章

其他典籍中的
"食药物质"

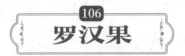

罗汉果

团团硕果自流黄，罗汉芳名托上方。

寄语山僧留待客，多些滋味煮成汤。

——宋·林用中《赋罗汉果》

本品为葫芦科植物罗汉 *Siraitia grosvenorii* (Swingle) C.Jeffrey ex A.M.Lu et Z.Y.Zhang 的干燥果实。秋季果实由嫩绿色变深绿色时采收，晾数天后，低温干燥。

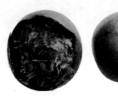

关键词：清热润肺，利咽开音，滑肠通便。

【释名】神仙果。

【炮制】低温干燥。

【性味与归经】甘，凉。归肺、大肠经。

【功能与主治】清热润肺，利咽开音，滑肠通便。用于肺热燥咳，咽痛失音，肠燥便秘。

【用量】9～15g。

【贮藏】置干燥处，防霉，防蛀。

【附方】（1）治喉痛失音：罗汉果1个，切片，水煎，待冷后，频频饮服。（摘录自《食物中药与便方》）

（2）治肺燥咳嗽痰多，咽干口燥：罗汉果半个，陈皮6g，猪肉100g。先将陈皮浸，刮去白，然后与罗汉果、瘦肉共煮汤，熟后去罗汉果、陈皮，饮汤食肉。（摘录自《新中医》）

（3）治急慢性支气管炎、扁桃体炎、咽喉炎、便秘：罗汉果15～30g，开水泡，当茶饮。（摘录自《全国中草药汇编》）

（4）治百日咳：罗汉果一个，柿饼五钱。水煎服。（福建验方）

第九章

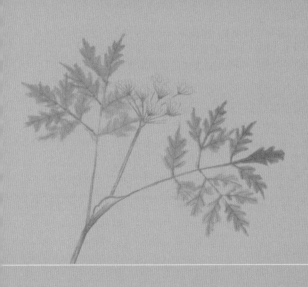

《温病条辨》中的
"食药物质"

　　《温病条辨》是清代医家吴鞠通多年温病学术研究和临床总结的力作，也是中医温病学术理论的奠基著作之一。《温病条辨》的学术思想不仅在感染性疾病方面具有非常重要的指导价值，而且对临床各科也有普遍的借鉴意义，此书记载的很多经典名方传承久远，当今临床应用颇多。尤其值得注意的是，《温病条辨》中出现了"食药物质"56种，我们对《温病条辨》中涉及"食药物质"的方剂予以整理，见表3。

表3　《温病条辨》中的"食药物质"

编号	名称	出现频次	"食药物质"方剂例
1	甘草	106	①太阴温病：脉浮洪，舌黄，渴甚，大汗，面赤，恶热者，辛凉重剂白虎汤主之。生石膏（研，一两），知母（五钱），生甘草（三钱），白粳米（一合）。（《温病条辨》P34） ②太阴风温：但咳，身不甚热，微渴者，辛凉轻剂桑菊饮主之。杏仁（二钱），连翘（一钱五分），薄荷（八分），桑叶（二钱五分），菊花（一钱），苦梗（二钱），甘草（八分），苇根（二钱）。（《温病条辨》P33）
2	黄芪（黄耆）	4	①气虚下陷，门户不藏，加减补中益气汤主之。人参（二钱），黄芪（二钱），广皮（一钱），炙甘草（一钱），归身（二钱），炒白芍（三钱），防风（五分），升麻（三分）。（《温病条辨P127》） ②太阳中暍：发热恶寒，身重而疼痛，其脉弦细芤迟，小便已，洒洒然毛耸，手足逆冷，小有劳，身即热，口开，前板齿燥，若发其汗，则恶寒甚，加温针，则发热甚，数下，则淋甚，可与东垣清暑益气汤。黄芪（一钱），黄柏（一钱），麦冬（二钱），青皮（一钱），白术（一钱五分），升麻（三分），当归（七分），炙草（一钱），神曲（一钱），人参（一钱），泽泻（一钱），五味子（八分），陈皮（一钱），苍术（一钱五分），葛根（三分），生姜（二片），大枣（二枚），水五杯，煮取二杯，渣再煎一杯，分温三服。（《温病条辨》P47）
3	桔梗	9	①温病咽喉肿痛：普济消毒饮去升麻柴胡黄芩黄连方。连翘（一两），薄荷（三钱），马勃（四钱），牛蒡子（六钱），芥穗（三钱），僵蚕（五钱），元参（一两），银花（一两），板蓝根（五钱），苦梗（一两），甘草（五钱），上共为粗末，每服六钱，重者八钱。（《温病条辨》P43） ②温病少阴咽痛：不瘥者，与桔梗汤。甘草（二两），桔梗（二两），上一味，以水三升，煮取一升半，去渣，分温再服。（《温病条辨》P140）
4	黄精	0	

续表

编号	名称	出现频次	"食药物质"方剂例
5	肉苁蓉	4	①噤口痢：胃关不开，由于肾关不开者，肉苁蓉汤主之。肉苁蓉（泡淡，一两），附子（二钱），人参（二钱），干姜炭（二钱），当归（二钱），白芍（肉桂汤浸炒，三钱）。（《温病条辨》P171） ②保三月殒胎三四次者：通补奇经丸方。鹿茸（八两，力不能者以嫩毛角代之），紫石英（生研级细，二两），龟板（炙，四两），枸杞子（四两），当归（炒黑，四两），肉苁蓉（六两），小茴香（炒黑，四两），鹿角胶（六两），沙苑蒺藜（二两），补骨脂（四两），人参（力绵者以九制洋参代之，人参用二两，洋参用四两），杜仲（二两）。上为极细末，炼蜜为丸，小梧子大，每服二钱，添加至三钱。大便溏者加莲子、芡实、牡蛎各四两，以蒺藜、洋参熬膏法丸。淋带者加桑螵蛸、菟丝子各四两。癥瘕久聚，少腹痛者，去补骨、蒺藜、杜仲，加肉桂、丁香各二两。（《温病条辨》P202）
6	天麻	0	
7	白茅根（白茅）	1	辛凉平剂银翘散方……衄者：去芥穗、豆豉，加白茅根三钱、侧柏炭三钱、栀子炭三钱。（《温病条辨》P31）
8	当归	32	①中焦疟，寒热久不止，气虚留邪，补中益气汤主之。炙黄芪（一钱五分），人参（一钱），炙甘草（一钱），白术（炒，一钱），广皮（五分），当归（五分），升麻（炙，三分），柴胡（炙，三分），生姜（三片），大枣（去核，二枚），水五杯，煮取二杯，渣再煮一杯，分温三服。（《温病条辨》P119） ②疟邪热气，内陷变痢，久延时日，脾胃气衰，面浮腹膨，里急肛坠，中虚伏邪，加减小柴胡汤主之。柴胡（三钱），黄芩（二钱），人参（一钱），丹皮（一钱），白芍（炒，二钱），当归（土炒，一钱五分），谷芽（一钱五分），山楂（炒，一钱五分），水八杯，煮取三杯，分三次温服。（《温病条辨》P126）
9	白芷	8	①三焦湿郁，升降失司，脘连腹胀，大便不爽，加减正气散主之。藿香梗（二钱），厚朴（二钱），杏仁（二钱），茯苓皮（二钱），广皮（一钱），神曲（一钱五分），麦芽（一钱五分），绵茵陈（二钱），大腹皮（一钱），水五杯，煮二杯，再服。（《温病条辨》P106） ②酒客久痢，饮食不减，茵陈白芷汤主之。绵茵陈、白芷、北秦皮、茯苓皮、黄柏、藿香。（《温病条辨》P165）
10	山柰	0	
11	高良姜	0	

续表

编号	名称	出现频次	"食药物质"方剂例
12	草果（豆蔻）	38	①足太阴寒湿，四肢乍冷，自利，目黄，舌白滑，甚则灰，神倦不语，邪阻脾窍，舌謇语重，四苓加木瓜草果厚朴汤主之。生于白术（三钱），猪苓（一钱五分），泽泻（一钱五分），赤苓块（五钱），木瓜（一钱），厚朴（一钱），草果（八分），半夏（三钱），水八杯，煮取八分三杯，分三次服。阳素虚者，加附子（二钱）。(《温病条辨》P96) ②足太阴寒湿，舌灰滑，中焦滞痞，草果茵陈汤主之。草果（一钱），茵陈（三钱），茯苓皮（三钱），厚朴（二钱），广皮（一钱五分），猪苓（二钱），大腹皮（二钱），泽泻（一钱五分），水五杯，煮取二杯，分二次服。(《温病条辨》P96)
13	砂仁（缩砂密）	2	噤口痢，呕恶不饥，积少痛缓，形衰脉弦，舌白不渴，加味参苓白术散主之。人参（二钱），白术（炒焦，一钱五分），茯苓（一钱五分），扁豆（炒，二钱），薏仁（一钱五分），桔梗（一钱），砂仁（炒，七分），炮姜（一钱），肉豆蔻（一钱），炙甘草（五分），共为极细末，每服一钱五分，香粳米汤调服，日二次。(《温病条辨》P170)
14	益智仁（益智子）	0	
15	荜茇	0	
16	肉豆蔻	1	噤口痢，呕恶不饥，积少痛缓，形衰脉弦，舌白不渴，加味参苓白术散主之。人参（二钱），白术（炒焦，一钱五分），茯苓（一钱五分），扁豆（炒，二钱），薏仁（一钱五分），桔梗（一钱），砂仁（炒，七分），炮姜（一钱），肉豆蔻（一钱），炙甘草（五分），共为极细末，每服一钱五分，香粳米汤调服，日二次。(《温病条辨》P170)
17	姜黄	5	①燥气延入下焦，搏于血分，而成癥者，无论男妇，化癥回生丹主之。人参（六两），安南桂（二两），两头尖（二两），麝香（二两），片子姜黄（二两），公丁香（三两），川椒炭（二两），虻虫（二两），京三棱（二两），蒲黄炭（一两），藏红花（二两），苏术（三两），桃仁（三两），苏子霜（二两），五灵脂（二两），降真香（二两），干漆（二两），当归尾（四两），没药（二两），白芍（四两），杏仁（三两），香附米（二两），吴茱萸（二两），元胡索（二两），水蛭（二两），阿魏（二两），小茴香炭（三两），川芎（二两），乳香（二两），良姜（二两），艾炭（二两），益母膏（八两），熟地黄（四两），鳖甲胶（一斤），大黄（八两，共为细末，以高米醋一斤半，熬浓，晒干为末，再加醋熬，如是三次，晒干，末之)，共为细末，以鳖甲、益母、大黄三胶和匀，再加炼蜜为丸，重一钱五分，蜡皮封护。同时温开水和，空心服；瘀甚之证，黄酒下。(《温病条辨》P67) ②久痢伤及厥阴，上犯阳明，气上撞心，饥不欲食，干呕腹痛，乌梅圆主之。乌梅、细辛、干姜、黄连、当归、附子、蜀椒(炒焦去汗)、桂枝、人参、黄柏。(《温病条辨》P168)

续表

编号	名称	出现频次	"食药物质"方剂例
18	藿香	12	①秽湿着里，舌黄脘闷，气机不宣，久则酿热，三加减正气散主之。藿香（连梗叶，三钱），茯苓皮（三钱），厚朴（二钱），广皮（一钱五分），杏仁（三钱），滑石（五钱），水五杯，煮二杯，再服。（《温病条辨》P107）②秽湿着里，脘闷便泄，五加减正气散主之。藿香梗（二钱），广皮（一钱五分），茯苓块（三钱），厚朴（二钱），大腹皮（一钱五分），谷芽（一钱），苍术（二钱），水五杯，煮二杯，日再服。（《温病条辨》P108）
19	香薷	10	手太阴暑温，但汗不出者，新加香薷饮主之。香薷（二钱），银花（三钱），鲜扁豆花（三钱），厚朴（二钱），连翘（二钱），水五杯，煮取二杯。先服一杯，得汗止后服；不汗再服；服尽不汗，再作服。（《温病条辨》P46）
20	薄荷	9	①太阴风温，但咳，身不甚热，微渴者，辛凉轻剂桑菊饮主之。杏仁（二钱），连翘（一钱五分），薄荷（八分），桑叶（二钱五分），菊花（一钱），苦梗（二钱），甘草（八分），苇根（二钱），水二杯，煮取一杯，日二服。（《温病条辨》P33）②燥气化火，清窍不利者，翘荷汤主之。薄荷（一钱五分），连翘（一钱五分），生甘草（一钱），黑栀皮（一钱五分），桔梗（二钱），绿豆皮（二钱），水二杯，煮取一杯，顿服之。日服二剂，甚者日三。（《温病条辨》P59）
21	紫苏（苏）	2	
22	紫苏（籽）（苏）	2	
23	菊花（菊）	3	太阴风湿：但咳，身不甚热，微渴者，辛凉轻剂桑菊饮主之。咳，热伤肺络也。身不甚热，病不重也。渴而微，热不甚也。恐病轻药重，故另立轻剂方。辛凉轻剂桑菊饮方：杏仁（二钱），连翘（一钱五分），薄荷（八分），桑叶（二钱五分），菊花（一钱），苦梗（二钱），甘草（八分），苇根（二钱），水二杯，煮取一杯，日二服。（《温病条辨》P33）
24	西红花（番红花）	0	
25	小蓟（大蓟、小蓟）	0	
26	鲜芦（芦）	0	

续表

编号	名称	出现频次	"食药物质"方剂例
27	淡竹叶	1	吸受秽湿，三焦分布，热蒸头胀，身痛呕逆，小便不通，神识昏迷，舌白，渴不多饮，先宜芳香，通神利窍，安宫牛黄丸；继用淡渗分消浊湿，茯苓皮汤。茯苓皮（五钱），生薏仁（五钱），猪苓（三钱），大腹皮（三钱），白通草（三钱），淡竹叶（三钱），水八杯，煮取三杯，分三次服。（《温病条辨》P105）
28	决明子（决明）	0	
29	覆盆子	0	
30	葛根（葛）	13	太阳中暍：发热恶寒，身重而疼痛，清暑益气汤主之。黄芪（一钱），黄柏（一钱），麦冬（二钱），青皮（一钱），白术（一钱五分），升麻（三分），当归（七分），炙草（一钱），神曲（一钱），人参（一钱），泽泻（一钱），五味子（八分），陈皮（一钱），苍术（一钱五分），葛根（三分），生姜（二片），大枣（二枚），水五杯，煮取二杯，渣再煎一杯，分温三服。（《温病条辨》P47）
31	玉竹（女萎）	7	①燥伤肺胃阴分，或热或咳者，沙参麦冬汤主之。沙参（三钱），玉竹（二钱），生甘草（一钱），冬桑叶（一钱五分），麦冬（三钱），生扁豆（一钱五分），花粉（一钱五分），水五杯，煮取二杯，日再服。（《温病条辨》P59）②阳明温病，下后汗出，当复其阴，益胃汤主之。沙参（三钱），麦冬（五钱），冰糖（一钱），细生地（五钱），玉竹（炒香，一钱五分），水五杯，煮取二杯，分二次服，渣再煮一杯服。（《温病条辨》P80）
32	金银花（忍冬）	0	
33	昆布	0	
34	铁皮石斛（石斛）	0	
35	地黄	0	
36	麦冬	0	
37	天冬	0	
38	黑芝麻（胡麻）	1	诸气膹郁，诸痿喘呕之因于燥者，喻氏清燥救肺汤主之。石膏（二钱五分），甘草（一钱），霜桑叶（三钱），人参（七分），杏仁（泥，七分），胡麻仁（炒研，一钱），阿胶（八分），麦冬（不去心）二钱，枇杷叶（去净毛，炙，六分），水一碗，煮六分，频频二三次温服。（《温病条辨》P60）

续表

编号	名称	出现频次	"食药物质"方剂例
39	火麻仁（大麻）	1	疟伤胃阴，不饥不饱，不便，潮热，得食则烦热愈加，津液不复者，麦冬麻仁汤主之。麦冬（连心，五钱），火麻仁（四钱），生白芍（四钱），何首乌（三钱），乌梅肉（二钱），知母（二钱），水八杯，煮取三杯，分三次温服。（《温病条辨》P117）
40	麦芽（大麦）	2	三焦湿郁，升降失司，脘连腹胀，大便不爽，一加减正气散主之。藿香梗（二钱），厚朴（二钱），杏仁（二钱），茯苓皮（二钱），广皮（一钱），神曲（一钱五分），麦芽（一钱五分），绵茵陈（二钱），大腹皮（一钱），水五杯，煮二杯，再服。（《温病条辨》P106）
41	薏苡仁（薏苡）	5	①湿郁三焦，脘闷，便溏，身痛，舌白，脉象模糊，二加减正气散主之。藿香梗（三钱），广皮（一钱），厚朴（三钱），茯苓皮（三钱），木防己（三钱），大豆黄卷（二钱），川通草（一钱五分），薏苡仁（三钱），水八杯，煮三杯，三次服。（《温病条辨》P107） ②湿聚热蒸，蕴于经络，寒战热炽，骨骱烦疼，舌色灰滞，面目痿黄，病名湿痹，宣痹汤主之。防己（五钱），杏仁（五钱），滑石（五钱），连翘（三钱），山栀（三钱），薏苡（五钱），半夏（醋炒，三钱），晚蚕砂（三钱），赤小豆皮（三钱，赤小豆乃五谷中之赤小豆，味酸肉赤，凉水浸取皮用，非药肆中之赤小豆，药肆中之赤豆乃广中野豆，赤皮带黑肉黄，不入药者也），水八杯，煮取三杯，分温三服。（《温病条辨》P110）
42	赤小豆	10	①痰涎壅盛：瓜蒂散方（酸苦法）。甜瓜蒂（一钱），赤小豆（研，二钱），山栀子（二钱），水二杯，煮取一杯，先服半杯，得吐止后服，不吐再服。虚者加人参芦（一钱五分）。（《温病条辨》P36） ②湿温邪入心包，神昏肢逆，清宫汤去莲心、麦冬，加银花、赤小豆皮，煎送至宝丹或紫雪丹亦可。清宫汤去莲心麦冬加银花赤小豆皮方：犀角（一钱），连翘心（三钱），元参心（二钱），竹叶心（二钱），银花（二钱），赤小豆皮（三钱）。（《温病条辨》P55）
43	白扁豆（藊豆）	0	
44	白扁豆花（藊豆）	10	①手太阴暑温，但汗不出者，新加香薷饮主之。新加香薷饮方（辛温复辛凉法）：香薷（二钱），银花（三钱），鲜扁豆花（三钱），厚朴（二钱），连翘（二钱），水五杯，煮取二杯。先服一杯，得汗止后服；不汗再服；服尽不汗，再作服。（《温病条辨》P46） ②手太阴暑温，发汗后，暑证悉减，但头微胀，目不了了，余邪不解者，清络饮主之。鲜荷叶边（二钱），鲜银花（二钱），西瓜翠衣（二钱），鲜扁豆花（一枝），丝瓜皮（二钱），鲜竹叶心（二钱），水二杯，煮取一杯，日二服。（《温病条辨》P48）
45	刀豆	0	

编号	名称	出现频次	"食药物质"方剂例
46	淡豆豉（大豆豉）	1	①太阴病得之二三日：舌微黄，寸脉盛，心烦懊侬，起卧不安，欲呕不得呕，无中焦证，栀子豉汤主之。栀子豉汤方（酸苦法）：栀子（搞碎，五枚），香豆豉（六钱），水四杯，先煮栀子数沸，后纳香豉，煮取二杯，先温服一杯，得吐止后服。(《温病条辨》P36) ②太阴风温、温热、温疫、冬温，初起恶风寒者，桂枝汤主之；但热不恶寒而渴者，辛凉平剂银翘散主之。温毒、暑温、湿温、温疟，不在此例。辛凉平剂银翘散方：连翘（一两），银花（一两），苦桔梗（六钱），薄荷（六钱），竹叶（四钱），生甘草（五钱），芥穗（四钱），淡豆豉（五钱），牛蒡子（六钱）。上杵为散，每服六钱，鲜苇根汤煎，香气大出，即取服，勿过煎。肺药取轻清，过煎则味厚而入中焦矣。病重者，约二时一服，日三服，夜一服；轻者三时一服，日二服，夜一服；病不解者，作再服。(《温病条辨》P31)
47	薤白（薤）	2	胸痹心中痞，留气结在胸，胸满，胁下逆抢心，枳实薤白汤主之。(《温病条辨》P157)
48	黄芥（芥）	10	①太阴风温、温热、温疫、冬温，初起恶风寒者，桂枝汤主之；但热不恶寒而渴者，辛凉平剂银翘散主之。辛凉平剂银翘散方：连翘（一两），银花（一两），苦桔梗（六钱），薄荷（六钱），竹叶（四钱），生甘草（五钱），芥穗（四钱），淡豆豉（五钱），牛蒡子（六钱）。上杵为散，每服六钱，鲜苇根汤煎，香气大出，即取服，勿过煎。肺药取轻清，过煎则味厚而入中焦矣。病重者，约二时一服，日三服，夜一服；轻者三时一服，日二服，夜一服；病不解者，作再服。(《温病条辨》P31) ②温毒咽痛喉肿，耳前耳后肿，颊肿，面正赤，或喉不痛，但外肿，甚则耳聋，俗名大头瘟、虾蟆瘟者，普济消毒饮去柴胡、升麻主之，初起一二日，再去芩、连，三四日加之佳。普济消毒饮去升麻柴胡黄芩黄连方：连翘（一两），薄荷（三钱），马勃（四钱），牛蒡子（六钱），芥穗（三钱），僵蚕（五钱），元参（一两），银花（一两），板蓝根（五钱），苦梗（一两），甘草（五钱），上共为粗末，每服六钱，重者八钱。鲜苇根汤煎，去渣服，约二时一服，重者一时许一服。(《温病条辨》P43)
49	莱菔子（莱菔）	0	
50	姜（生姜）	163	①两太阴暑温，咳而且嗽，咳声重浊，痰多不甚渴，渴不多饮者，小半夏加茯苓汤再加厚朴、杏仁主之。小半夏加茯苓汤再加厚朴杏仁方：半夏（八钱），茯苓块（六钱），厚朴（三钱），生姜（五钱），杏仁（三钱），甘澜水八杯，煮取三杯，温服，日三。(《温病条辨》P48) ②寒湿伤阳，形寒脉缓，舌淡，或白滑不渴，经络拘束，桂枝姜附汤主之。桂枝（六钱），干姜（三钱），白术(生)三钱，熟附子（三钱），水五杯，煮取二杯，渣再煮一杯服。(《温病条辨》P56)

续表

编号	名称	出现频次	"食药物质"方剂例
51	八角茴香（茴香）	0	
52	小茴香（莳萝）	0	
53	马齿苋	0	
54	菊苣（苦菜）	0	
55	蒲公英	0	
56	鱼腥草（蕺）	0	
57	山药（薯蓣）	4	①老年久痢，脾阳受伤，食滑便溏，肾阳亦衰，双补汤主之。人参、山药、茯苓、莲子、芡实、补骨脂、苁蓉、萸肉、五味子、巴戟天、菟丝子、覆盆子。（《温病条辨》P165）②久痢伤阴，口渴舌干，微热微咳，人参乌梅汤主之。人参、莲子(炒)、炙甘草、乌梅、木瓜、山药，按此方于救阴之中，仍然兼护脾胃。若液亏甚而土无他病者，则去山药、莲子，加生地、麦冬，又一法也。（《温病条辨》P167）
58	百合	0	
59	灵芝（芝）	0	
60	杏仁（杏）	102	①湿温病证：三仁汤方，杏仁（五钱），飞滑石（六钱），白通草（二钱），白蔻仁（二钱），竹叶（二钱），厚朴（二钱），生薏仁（六钱），半夏（五钱），甘澜水八碗，煮取三碗，每服一碗，日三服。（《温病条辨》P54）②手太阴暑温，但咳无痰，咳声清高者，清络饮加甘草、桔梗、甜杏仁、麦冬、知母主之。清络饮加甘桔甜杏仁麦冬汤方，即于清络饮内，加甘草（一钱），桔梗（二钱），甜杏仁（二钱），麦冬（三钱）。（《温病条辨》P48）
61	乌梅（梅）	29	①背寒，胸中痞结，疟来日晏，邪渐入阴，草果知母汤主之。草果（一钱五分），知母（二钱），半夏（三钱），厚朴（二钱），黄芩（一钱五分），乌梅（一钱五分），花粉（一钱五分），姜汁（五匙，冲），水五杯，煮取二杯，分二次温服。（《温病条辨》P116）②疟伤胃阴，不饥不饱，不便，潮热，得食则烦热愈加，津液不复者，麦冬麻仁汤主之。麦冬（连心，五钱），火麻仁（四钱），生白芍（四钱），何首乌（三钱），乌梅肉（二钱），知母（二钱），水八杯，煮取三杯，分三次温服。（《温病条辨》P117）

编号	名称	出现频次	"食药物质"方剂例
62	桃仁（桃）	20	①太阴湿温喘促者，千金苇茎汤加杏仁、滑石主之。苇茎（五钱），薏苡仁（五钱），桃仁（二钱），冬瓜仁（二钱），滑石（三钱），杏仁（三钱），水八杯，煮取三杯，分三次服。（《温病条辨》P56） ②阳明湿温，气壅为哕者，新制橘皮竹茹汤主之。橘皮（三钱），竹茹（三钱），柿蒂（七枚），姜汁三茶匙（冲），水五杯，煮取二杯，分二次温服；不知，再作服。有痰火者，加竹沥、瓜蒌霜。有瘀血者，加桃仁。（《温病条辨》P106）
63	枣	47	①燥伤本脏，头微痛，恶寒，咳嗽稀痰，鼻塞，嗌塞，脉弦，无汗，杏苏散主之。苏叶、半夏、茯苓、前胡、苦桔梗、枳壳、甘草、生姜、大枣（去核）、橘皮、杏仁。（《温病条辨》P64） ②燥金司令，头痛，身寒热，胸胁痛，甚则疝瘕痛者，桂枝柴胡各半汤加吴萸楝子茴香木香汤主之。桂枝、吴茱萸、黄芩、柴胡、人参、广木香、生姜、白芍、大枣（去核）、川楝子、小茴香、半夏、炙甘草。（《温病条辨》P65）
64	木瓜	7	①足太阴寒湿：四肢乍冷，自利，目黄，舌白滑，甚则灰，神倦不语，邪阻脾窍，舌蹇语重，四苓加木瓜草果厚朴汤主之。生于白术（三钱），猪苓（一钱五分），泽泻（一钱五分），赤苓块（五钱），木瓜（一钱），厚朴（一钱），草果（八分），半夏（三钱），水八杯，煮取八分三杯，分三次服。阳素虚者，加附子（二钱）。（《温病条辨》P96） ②久痢伤阴，口渴舌干，微热微咳，人参乌梅汤主之。人参、莲子（炒）、炙甘草、乌梅、木瓜、山药，按此方于救阴之中，仍然兼护脾胃。（《温病条辨》P167）
65	山楂	4	①疟邪热气，内陷变痢，久延时日，脾胃气衰，面浮腹膨，里急肛坠，中虚伏邪，加减小柴胡汤主之。柴胡（三钱），黄芩（二钱），人参（一钱），丹皮（一钱），白芍（炒，二钱），当归（土炒，一钱五分），谷芽（一钱五分），山楂（炒，一钱五分）。水八杯，煮取三杯，分三次温服。（《温病条辨》P126） ②素积劳倦，再感湿温，误用发表，身面俱黄，不饥溺赤，连翘赤豆饮煎送保和丸。保和丸方（苦辛温平法）：山楂、神曲、茯苓、陈皮、卜子、连翘、半夏。（《温病条辨》P115）
66	橘皮（橘）	17	①阳明湿温，气壅为哕者：新制橘皮竹茹汤主之。橘皮（三钱），竹茹（三钱），柿蒂（七枚），姜汁三茶匙（冲），水五杯，煮取二杯，分二次温服；不知，再作服。有痰火者，加竹沥、瓜蒌霜。有瘀血者，加桃仁。（《温病条辨》P106） ②饮家阴吹，脉弦而迟，橘半桂苓枳姜汤主之。半夏（二两），小枳实（一两），橘皮（六钱），桂枝（一两），茯苓块（六钱），生姜（六钱）。（《温病条辨》P156）

续表

编号	名称	出现频次	"食药物质"方剂例
67	橘红（橘）	13	①暑邪误治，胃口伤残，延及中下，气塞填胸，燥乱口渴，邪结内踞，清浊交混者，来复丹主之。太阴元精石（一两），舶上硫黄（一两），硝石（一两，同硫黄为末，微火炒结沙子大），橘红（二钱），青皮（去白，二钱），五灵脂（二钱，澄去沙，炒令烟尽）。(《温病条辨》P147) ②暑温伏暑，三焦均受，舌灰白，胸痞闷，潮热呕恶，烦渴自利，汗出溺短者，杏仁滑石汤主之。杏仁（三钱），滑石（三钱），黄芩（二钱），橘红（一钱五分），黄连（一钱），郁金（二钱），通草（一钱），厚朴（二钱），半夏（三钱），水八杯，煮取三杯，分三次服。(《温病条辨》P93)
68	香橼（枸橼）	0	
69	佛手（枸橼）	0	
70	白果（银杏）	0	
71	龙眼肉（龙眼）	0	
72	青果（橄榄）	0	
73	余甘子（庵摩勒）	0	
74	榧子（榧实）	0	
75	枳椇子（枳椇）	0	
76	花椒	0	
77	黑胡椒（胡椒）	0	
78	沙棘（醋林子）	0	

续表

编号	名称	出现频次	"食药物质"方剂例
79	荷叶（莲藕）	4	①头微胀，目不了了：清络饮方（辛凉芳方香法），鲜荷叶边（二钱），鲜银花（二钱），西瓜翠衣（二钱），鲜扁豆花（一枝），丝瓜皮（二钱），鲜竹叶心（二钱），水二杯，煮取一杯，日二服。凡暑伤肺经气分之轻证皆可用之。（《温病条辨》P48） ②热多昏狂，谵语烦渴，舌赤中黄，脉弱而数，名曰心疟，加减银翘散主之。连翘（十分），银花（八分），元参（五分），麦冬（五分，不去心），犀角（五分），竹叶（三分），共为粗末，每服五钱，煎成去渣，点荷叶汁二三茶匙。日三服。（《温病条辨》P58）
80	莲子（莲藕）	12	①湿温邪入心包，神昏肢逆，清宫汤去莲心、麦冬，加银花、赤小豆皮，煎送至宝丹或紫雪丹亦可。清宫汤去莲心麦冬加银花赤小豆皮方：犀角（一钱），连翘心（三钱），元参心（二钱），竹叶心（二钱），银花（二钱），赤小豆三钱。（《温病条辨》P55） ②久痢伤阴，口渴舌干，微热微咳，人参乌梅汤主之。人参、莲子(炒)、炙甘草、乌梅、木瓜、山药，按此于于救阴之中，仍然兼护脾胃。若液亏甚而土无他病者，则去山药、莲子，加生地、麦冬，又一法也。（《温病条辨》P167）
81	芡实	9	老年久痢，脾阳受伤，食滑便溏，肾阳亦衰，双补汤主之。人参、山药、茯苓、莲子、芡实、补骨脂、苁蓉、萸肉、五味子、巴戟天、菟丝子、覆盆子。（《温病条辨》P165）
82	肉桂（桂）	5	①疟邪久羁，因疟成劳，谓之劳疟；络虚而痛，阳虚而胀，胁有疟母，邪留正伤，加味异功汤主之。人参（三钱），当归（一钱五分），肉桂（一钱五分），炙甘草（二钱），茯苓（三钱），于术（炒焦，三钱），生姜（三钱），大枣（去核，二枚），广皮（二钱），水五杯，煮成两杯，渣再煮一杯，分三次服。（《温病条辨》P162） ②噤口痢：胃关不开，由于肾关不开者，肉苁蓉汤主之。肉苁蓉（泡淡，一两），附子（二钱），人参（二钱），干姜炭（二钱），当归（二钱），白芍（肉桂汤浸炒，三钱）。（《温病条辨》P171）
83	丁香	8	①燥气延入下焦，搏于血分，而成癥者，无论男妇，化癥回生丹主之。人参（六两），安南桂（二两），两头尖（二两），麝香（二两），片子姜黄（二两），公丁香（三两），川椒炭（二两），虻虫（二两），京三棱（二两），蒲黄炭（一两），藏红花（二两），苏术（三两），桃仁（三两），苏子霜（二两），五灵脂（二两），降真香（二两），干漆（二两），当归尾（四两），没药（二两），白芍（四两），杏仁（三两），香附米（二两），吴茱萸（二两），元胡索（二两），水蛭（二两），阿魏（二两），小茴香炭（三两），川芎（二两），乳香（二两），良姜（二两），艾炭（二两），益母膏（八两），熟地黄（四两），鳖甲胶（一斤），大黄（八两，共为细末，以高米醋一斤半，熬浓，晒干为末，再加醋熬，如是三次，晒干，末之），共为细末，以鳖甲、益母、大黄三胶和匀，再加炼蜜为丸，重一钱五分，蜡皮封护。同时温开水和，空心服；瘀甚之证，黄酒下。（《温病条辨》P68）

续表

编号	名称	出现频次	"食药物质"方剂例
			②立生丹（治伤暑、霍乱、痧证、疟痢、泄泻、心痛、胃痛、腹痛、吞吐酸水及一切阴寒之证、结胸、小儿寒痉），母丁香（一两二钱），沉香（四钱），茅苍术（一两二钱），明雄黄（一两二钱），上为细末，用蟾酥八钱，铜锅内加火酒一小杯，化开，入前药末，丸绿豆大。每服二丸，小儿一丸，温水送下。又下死胎如神。凡被蝎、蜂蜇者，调涂立效，惟孕妇忌之。（《温病条辨》P103）
84	杜仲叶（杜仲）	6	①病久阴阳两伤，少腹肛坠，腰胯脊髀酸痛，由脏腑伤及奇经，参茸汤主之。人参、鹿茸、附子、当归（炒）、茴香（炒）、菟丝子、杜仲。（《温病条辨》P168） ②五六月堕胎者：用杜仲续断丸。（《温病条辨》P201）
85	槐花（槐）	1	湿久伤阳，痿弱不振，肢体麻痹，痔疮下血，术附姜苓汤主之。按痔疮有寒湿、热湿之分，下血亦有寒湿、热湿之分，本论不及备载，但载寒湿痔疮下血者，以世医但知有热湿痔疮下血，悉以槐花、地榆从事，并不知有寒湿之因，畏姜、附如虎，故因下焦寒湿而类及之，方则两补脾肾两阳也。（《温病条辨》P152）
86	槐米（槐）	0	
87	桑叶（桑）	15	①秋感燥气，右脉数大，伤手太阴气分者：桑杏汤主之。桑叶（一钱），杏仁（一钱五分），沙参（一钱），象贝（一钱），香豉（一钱），栀皮（一钱），梨皮（一钱），水二杯，煮取一杯，顿服之，重者再作服。（《温病条辨》P59） ②燥伤肺胃阴分，或热或咳者：沙参麦冬汤主之。沙参（三钱），玉竹（二钱），生甘草（一钱），冬桑叶（一钱五分），麦冬（三钱），生扁豆（一钱五分），花粉（一钱五分），水五杯，煮取二杯，日再服。（《温病条辨》P59）
88	桑椹（桑）	0	
89	代代花（枳）	54	①阳明温病，下利谵语，阳明脉实，或滑疾者：小承气汤主之。大黄（五钱），厚朴（二钱），枳实（一钱），水八杯，煮取三杯，先服一杯，得宿粪，止后服，不知再服。（《温病条辨》P77） ②温病三焦俱急，大热大渴，舌燥，脉不浮而躁甚，舌色金黄，痰涎垂甚，不可单行承气者：承气合小陷胸汤主之。生大黄（五钱），厚朴（二钱），枳实（二钱），半夏（三钱），瓜蒌（三钱），黄连（二钱），水八杯，煮取三杯，先服一杯，不下，再服一杯，得快利，止后服，不便再服。（《温病条辨》P78）

编号	名称	出现频次	"食药物质"方剂例
90	栀子（卮子）	30	①热郁胸膈：栀子豉汤方（酸苦法），栀子（搞碎，五枚），香豆豉（六钱），水四杯，先煮栀子数沸，后纳香豉，煮取二杯，先温服一杯，得吐止后服。（《温病条辨》P36） ②太阴病得之二三日，心烦不安，痰涎壅盛，胸中痞塞欲呕者，无中焦证，瓜蒂散主之，虚者加参、芦。甜瓜蒂（一钱），赤小豆（研，二钱），山栀子（二钱），水二杯，煮取一杯，先服半杯，得吐止后服，不吐再服。虚者加人参芦（一钱五分）。（《温病条辨》P36）
91	酸枣仁（酸枣）	2	虚烦不眠者，酸枣仁汤以和其阴，方用枣仁二升，知母、茯苓、川芎各二两，甘草一两，以水八升，煮酸枣仁得六升，内诸药，煮取三升，分温三服。（《温病条辨》P134）
92	山茱萸	0	
93	郁李仁（郁李）	0	
94	枸杞子（枸杞，地骨皮）	9	①燥久伤及肝肾之阴，上盛下虚，昼凉夜热，或干咳，或不咳，甚则痉厥者，专翕大生膏亦主之。人参（二斤，无力者以制洋参代之），茯苓（二斤），龟板（另熬胶，一斤），乌骨鸡（一对），鳖甲（一斤，另熬胶），牡蛎（一斤），鲍鱼（二斤），海参（二斤），白芍（二斤），五味子（半斤），麦冬（二斤，不去心），羊腰子（八对），猪脊髓（一斤），鸡子黄（二十圆），阿胶（二斤），莲子（二斤），芡实（三斤），熟地黄（三斤），沙苑蒺藜（一斤），白蜜（一斤），枸杞子（炒黑，一斤）。（《温病条辨》P172） ②燥伤肺胃阴分，或热或咳者，沙参麦冬汤主之。沙参（三钱），玉竹（二钱），生甘草（一钱），冬桑叶（一钱五分），麦冬（三钱），生扁豆（一钱五分），花粉（一钱五分），水五杯，煮取二杯，日再服。久热久咳者，加地骨皮（三钱）。（《温病条辨》P59）
95	茯苓	78	①肺疟：舌白渴饮，咳嗽频仍，寒从背起，伏暑所致，杏仁汤主之。杏仁（三钱），黄芩（一钱五分），连翘（一钱五分），滑石（三钱），桑叶（一钱五分），茯苓块（二钱），白蔻皮（八分），梨皮（二钱），水三杯，煮取二杯。（《温病条辨》P58） ②燥气久伏下焦，不与血搏，老年八脉空虚，不可与化癥回生丹，复亨丹主之。倭硫黄（十分，按：倭硫黄者，石硫黄也，水土硫黄，断不可用），鹿茸（酒炙，八分），枸杞子（六分），人参（四分），云茯苓（八分），淡苁蓉（八分），安南桂（四分），全当归（酒浸，六分），小茴香（六分，酒浸，与当归同炒黑），川椒炭（三分），草薢（六分），炙龟板（四分），益母膏和为丸，小梧桐子大。每服二钱，日再服；冬日渐加至三钱，开水下。（《温病条辨》P69）

续表

编号	名称	出现频次	"食药物质"方剂例
96	蜂蜜	0	
97	乌梢蛇（乌蛇）	0	
98	蝮蛇	0	
99	牡蛎	12	①疟伤胃阳，气逆不降，热劫胃液，不饥不饱，不食不便，渴不欲饮，味变酸浊，加减人参泻心汤主之。人参（二钱），黄连（一钱五分），枳实（一钱），干姜（一钱五分），生姜（二钱），牡蛎（二钱），水五杯，煮取二杯，分二次温服。（《温病条辨》P116） ②热邪久羁，吸烁真阴，或因误表，或因妄攻，神倦瘛疭，脉气虚弱，舌绛苔少，时时欲脱者，大定风珠主之。生白芍（六钱），阿胶（三钱），生龟板（四钱），干地黄（六钱），麻仁（二钱），五味子（二钱），生牡蛎（四钱），麦冬（连心，六钱），炙甘草（四钱），鸡子黄（生，二枚），鳖甲（生，四钱），水八杯，煮取三杯，去滓，再入鸡子黄，搅令相得，分三次服。（《温病条辨》P136）
100	鸡内金（鸡）	2	由黄疸而肿胀者，苦辛淡法，二金汤方主之。鸡内金（五钱），海金沙（五钱），厚朴（三钱），大腹皮（三钱），猪苓（三钱），白通草（二钱），水八杯，煮取三杯，分三次温服。（《温病条辨》P113）
101	阿胶	27	①诸气膹郁，诸痿喘呕之因于燥者，喻氏清燥救肺汤主之。石膏（二钱五分），甘草（一钱），霜桑叶（三钱），人参（七分），杏仁（泥，七分），胡麻仁（炒研，一钱），阿胶（八分），麦冬（不去心，二钱），枇杷叶（去净毛，炙，六分），水一碗，煮六分，频频二三次温服。（《温病条辨》P60） ②春温内陷下痢，最易厥脱，加减黄连阿胶汤主之。黄连（三钱），阿胶（三钱），黄芩（二钱），炒生地（四钱），生白芍（五钱），炙甘草（一钱五分），水八杯，煮取三杯，分三次温服。（《温病条辨》P126）
102	党参	0	
103	西洋参	0	
104	胖大海	0	
105	化橘红	0	
106	罗汉果	0	

主要参考文献

[1] 国家卫生健康委关于印发《按照传统既是食品又是中药材的物质目录管理规定》的通知 [J]. 中华人民共和国国家卫生健康委员会公报，2021(11)：7–9.

[2] 孙思邈. 备急千金要方. 李景荣校释 [M]. 北京：人民卫生出版社，2014.

[3] 苏圆锦，奚佳玉，史奇，等. 药食同源中药党参的研究进展 [J]. 中草药，2023，54(8)：2607–2617.

[4] 汪学猛，白泽方，李慧. 药食同源桔梗的保健食品研究进展 [J]. 现代盐化工，2023，50(1)：33–35.

[5] 王梦婕，魏平，杨思晔，等. 药食同源中药多糖防治糖尿病多组学与交叉组学机制初探 [J]. 中药药理与临床，2023，39(8)：2–11.

[6] 史艳财，韦霄. 大健康背景下广西药食同源产业创新发展战略研究 [J]. 广西科学院学报，2023，39(1)：1–10.

[7] 王永刚，吴灏，李沛波，等. 化橘红药食同源考证 [J]. 药学研究，2022，41(11)：747–750.

[8] 何宁. 淮南子集释 [M]. 北京：中华书局，1998.

[9] 周礼·仪礼 [M]. 崔高维校点. 沈阳：辽宁教育出版社，1997.

[10] 郭璞.山海经传（校点本）：卷五 [M].北京：中华书局，1984.

[11] 黄帝内经素问 [M].北京：人民卫生出版社，2005.

[12] 吴普.神农本草经 [M].孙星衍，孙冯翼撰.戴铭，黄梓健，余知影，等点校.南宁：广西科学技术出版社，2016.

[13] 陶弘景.本草经集注（辑校本）[M].尚志钧，尚元胜辑校.北京：人民卫生出版社，1994.

[14] 刘进有.《名医别录》中的食用作物述论 [J].农业考古，2019(6)：180–186.

[15] 杨上善.黄帝内经太素 [M].萧延平校正.北京：科学技术文献出版社，2013.

[16] 孙晓生.《食疗本草》的学术成就及现代应用 [J].新中医，2011，43(5)：129–131.

[17] 范宁，奚茜，林殷.宋代含药食方临床应用情况的分析与探讨 [J].环球中医药，2016，9(4)：435–438.

[18] 甄雪燕.元代宫廷饮食谱——《饮膳正要》[J].中国卫生人才，2021(6)：72–73.

[19] 付皓田.《饮膳正要》体现的饮食文化交融 [J].民族艺林，2022(4)：53–58.

[20] 李时珍.本草纲目（校点本上、下册)[M].北京：人民卫生出版社，2004.

[21] 贾春伶，王锦燕，赵奎君，等.《本草纲目》草部药食同源药用植物的记载及启示 [J].中国现代中药，2020，22(11)：1769–1777.

[22] 贾春伶，王锦燕，赵奎君，等.《本草纲目》木部药食同源药用植物的记载及其启示 [J].中国现代中药，2021，23(6)：1094–1102.

[23] 赵学敏.本草纲目拾遗 [M].北京：人民卫生出版社，1957.

[24] 民国中医：抗争图存自强发展 [N]. 中国中医药报，2015-05-15(3).

[25] 予辑 . 药食同源原料目录 (2017 版)[J]. 口腔护理用品工业，2017，27(6)：24-28.

[26] 王剑，梅全喜 . 论李时珍《本草纲目》的伟大贡献及学术价值——纪念李时珍诞辰 500 周年 [J]. 中国现代中药，2018，20(5)：495-501,509.

[27] 吴瑭 . 温病条辨 [M]. 北京：人民卫生出版社，2012.

[28] 国家药典委员会 . 中华人民共和国药典 [M]. 北京：中国医药科技出版社，2015.

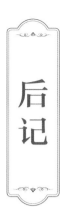

后记

　　"民以食为天，食以知味，知味善草木之宜，而不知凶德之所为也"。在中国传统文化语境下，"饮食"与"食物"扮演了诸多重要角色。我们耳熟能详的"神农尝百草"，甚至不是寻找药物的行为，而是为了生存寻求食物，以"令民知所避就"。"避就"则意味着人们开始明晰何物在何时能够食用，且能发挥一些独到作用。如此，药食同源或药食两用即现雏形。中国传统文化遵循整体观，并以辩证逻辑为思维方法。因此，食即药，药即食，食、药互通互用现象贯穿整个中医发展史，这体现的是中国先民的哲学智慧。

　　隋唐以来，诸多本草著作皆对食疗本草和食物本草青睐有加，单论治疗功效的种类就有成百上千之多。及至明清，有关食疗与食物的著作更是层出不穷。如明人所作《食物本草》，收载一千六百余种，李时珍《本草纲目》亦将食物类药物分为草部、谷部、菜部、果部、木部共 5 部三百余种，还列有饮食禁忌等内容。然古今有别，现代人对食药特性的认知有了更为谨慎和细致的科学依据。故本书由《本草纲目》等中医药典籍和《中华人民共和国药典》入手，编写出 106 种"食药物质"简介，并收录中医典籍中的一些"食药物质"相关方剂，以期对广大民众的养生健康提供一定的指导。

健康是人类全面发展的必然要求，是经济社会发展的基础条件，是民族昌盛和国家富强的重要标志，也是广大人民群众的共同追求。今天医疗卫生领域的高频词"健康中国"，它的建设目标不是治病，不是药物治疗，而是维护、维持健康。对"食药物质"的新认知和深挖掘，无疑是发挥中医药在预防保健中的作用，满足群众基本的健康保健需求，更在一定程度上普及中医药文化价值，加速知识向实践转化，让知识真正服务于公众，共同促进知识向社会价值转化。

本书所有图片均由编委会成员拍摄，所有手绘插图均由上海中医药大学于业礼老师绘制。

由于时间仓促，编者水平有限，难免挂一而漏万，望广大读者及专家学者不吝赐教。

本书的出版得到宁夏医科大学、国家中医药管理局高水平重点学科温病学学科的大力支持。衷心感谢曾经多方指导、关心、支持、鼓励、帮助、协作编者工作的专家、学者，感谢所有参加收集整理资料的老师与同学。

本书编委会

2024 年 10 月于宁夏银川